M. Schoppmeyer

Innere Medizin

Marianne Schoppmeyer

Innere Medizin

Kurzlehrbuch für Pflegeberufe

5. Auflage

ELSEVIER

Zuschriften an:
Elsevier GmbH, Urban & Fischer Verlag, Hackerbrücke 6, 80335 München
E-Mail: pflege@elsevier.de

Wichtiger Hinweis für den Benutzer
Die Erkenntnisse in der Pflege und Medizin unterliegen laufendem Wandel durch Forschung und klinische Erfahrungen. Herausgeber und Autoren dieses Werkes haben große Sorgfalt darauf verwendet, dass die in diesem Werk gemachten therapeutischen Angaben (insbesondere hinsichtlich Indikation, Dosierung und unerwünschter Wirkungen) dem derzeitigen Wissensstand entsprechen. Das entbindet den Nutzer dieses Werkes aber nicht von der Verpflichtung, anhand weiterer schriftlicher Informationsquellen zu überprüfen, ob die dort gemachten Angaben von denen in diesem Werk abweichen und seine Verordnung in eigener Verantwortung zu treffen.
Für die Vollständigkeit und Auswahl der aufgeführten Medikamente übernimmt der Verlag keine Gewähr.
Geschützte Warennamen (Warenzeichen) werden in der Regel besonders kenntlich gemacht (®). Aus dem Fehlen eines solchen Hinweises kann jedoch nicht automatisch geschlossen werden, dass es sich um einen freien Warennamen handelt.

Bibliografische Information der Deutschen Nationalbibliothek
Die Deutsche Nationalbibliothek verzeichnet diese Publikation in der Deutschen Nationalbibliografie; detaillierte bibliografische Daten sind im Internet über http://www.d-nb.de/ abrufbar.

5. Auflage 2011

Der Urban & Fischer Verlag ist ein Imprint der Elsevier GmbH.

17 18 19 20 5 4 3 2

Um den Textfluss nicht zu stören, wurde bei Patienten und Berufsbezeichnungen die grammatikalisch maskuline Form gewählt. Selbstverständlich sind in diesen Fällen immer Frauen und Männer gemeint.

Planung und Lektorat: Martina Lauster, München
Projektmanagement und Lektorat: Karin Kühnel, München
Redaktion: Marianne Schoppmeyer, Nordhorn
Herstellung: Kerstin Wilk, Leipzig
Satz: abavo GmbH, Buchloe/Deutschland; TnQ, Chennai/Indien
Druck und Bindung: Drukarnia Dimograf, Bielsko-Biała/Polen
Umschlaggestaltung: SpieszDesign, Neu-Ulm
Titelfotografie: Fotolia RF(40)

Ist bereits unter ISBN 978-3-437-26463-4 erschienen.
ISBN Print 978-3-437-26464-1
ISBN e-Book 978-3-437-18840-4

Aktuelle Informationen finden Sie im Internet unter **www.elsevier.de** und **www.elsevier.com**

Vorwort

Die Innere Medizin ist sicherlich eines der wichtigsten und größten Teilgebiete der Medizin und kann ausführlich nur in umfangreichen Lehrbüchern dargestellt werden. Vor der Abschlussprüfung in der Gesundheits- und Krankenpflege wird die Zeit jedoch leider häufig knapp. Dieses Kurzlehrbuch soll allen Auszubildenden in der Gesundheits- und Krankenpflege helfen, die Vorbereitungszeit möglichst effektiv zu nutzen.

Die inhaltlichen Schwerpunkte des Buches richten sich nach der aktuellen Ausbildungs- und Prüfungsverordnung, alle Kapitel wurden erneut gründlich überarbeitet und aktualisiert. Neu eingefügt ist das Kapitel Geriatrie, das in der Medizin zunehmend Bedeutung gewinnt. Die internistischen Krankheitsbilder sind mit Ursache, Diagnostik und Therapie in einer knappen und übersichtlichen Form dargestellt. Über Stichworte in der Randleiste können die wesentlichen Fakten rasch wiederholt werden. Übungsfragen am Ende einzelner Abschnitte helfen, Gelerntes aktiv wiederzugeben und sich so selbst zu prüfen. Darüber hinaus stellen Pflegehinweise zu einzelnen Krankheitsbildern den Bezug zur Pflegepraxis her.

Ein besonderer Dank gilt meinem Ehemann Konrad sowie meinen Kindern Simon, Lukas, Antonia und Georg, ohne deren Geduld und Unterstützung ich dieses Buch sicherlich nicht hätte schreiben können.

Allen zukünftigen Gesundheits- und Krankenpflegerinnen wünsche ich, dass das Arbeiten mit diesem Buch – trotz Prüfungsstress – Freude an der Inneren Medizin weckt und erhält und für die anstehenden Abschlussprüfungen die Sicherheit gibt, die für ein gutes Gelingen notwendig ist.

Nordhorn, im Juni 2011
Dr. Marianne Schoppmeyer

Abkürzungen

®	Handelsname
x.x	Verweis (siehe)
↔	Normal
↑	Erhöht
↓	Verringert
→	daraus folgt
A. (Aa.)	Arteria(e)
ACE	Angiotensin converting enzyme
BE	base excess (Wert für die Konzentration von Puffersubstanzen im Blut)
BGA	Blutgasanalyse
BSG	Blutsenkungsgeschwindigkeit
BZ	Blutzucker(spiegel)
Ca^{2+}	Chemisches Zeichen für Kalzium
CK	Kreatinkinase (Enzym)
CO_2	Chemisches Zeichen für Kohlendioxid
CRP	C-reaktives Protein
CT	Computertomographie
DNS	Desoxyribonukleinsäure (Erbsubstanz der Zelle)
EKG	Elektrokardiogramm
ERCP	Endoskopische retrograde Cholangio-Pankreatikographie
GOT	Glutamat-Oxalacetat-Transaminase (Enzym)
GPT	Glutamat-Pyruvat-Transaminase (Enzym)
γ-GT	γ -Glutamyl-Transferase (Enzym)
H_2	Chemische Zeichen für Wasserstoff
HNO	Hals-Nasen-Ohren(-Heilkunde)
i.m.	Intramuskulär
i.v.	Intravenös
K^+	Chemisches Zeichen für Kalium
LDH	Laktatdehydrogenase (Enzym)
M.	Morbus (Krankheit), Musculus (Muskel)
mmHg	Millimeter Quecksilbersäule (Maß für Blutdruck)
mmol, µmol	Millimol, Mikromol (Maße für die Anzahl von Teilchen)
µg	Mikrogramm (1 Millionstel Gramm)
µl	Mikroliter (= 1 Millionstel Liter)
MRT	Magnetresonanztomographie (= Kernspintomographie)
N.	Nervus
Na^+	Chemisches Zeichen für Natrium
NaCl	Chemisches Zeichen für Natriumchlorid (Kochsalz)
nl	Nanoliter (= 1 Milliardstel Liter)
O_2	Chemisches Zeichen für Sauerstoff
pCO_2	Kohlendioxid-Partialdruck
pO_2	Sauerstoff-Partialdruck
RR	Blutdruck nach Riva-Rocci
s.c.	Subcutan
V. (Vv.)	Vena(e)
ZNS	Zentralnervensystem

Weitere Abkürzungen sind an der betreffenden Textstelle erläutert.

Abbildungsnachweis

Die Angaben in eckigen Klammern am Ende des Legendentextes verweisen auf die Abbildungsquelle.

A300	Reihe Klinik- und Praxisleitfaden, Urban & Fischer Verlag, München
A400	U. Bazlen, T. Kommerell, N. Menche und die Reihe Pflege konkret, Urban & Fischer Verlag, München
A400-190	G. Raichle, Ulm, in Verbindung mit U. Bazlen, T. Kommerell, N. Menche und der Reihe Pflege konkret, Urban & Fischer Verlag, München
L157	S. Adler, Lübeck
L190	G. Raichle, Ulm
L215	S. Weinert-Spieß, Neu-Ulm

Inhaltsverzeichnis

KAPITEL

1 Erkrankungen des Herzens

1.1 Leitsymptome

Zu typischen Leitsymptomen von Herzerkrankungen gehören retrosternale Schmerzen, Ödeme, Dyspnoe (➤ 4.1.1) und Zyanose (➤ 4.1.2).

1.1.1 Retrosternale Schmerzen

Schmerzen hinter dem Brustbein

Retrosternale Schmerzen (Brustschmerzen) sind Schmerzen, die hinter dem Sternum liegen. Sie können vom Herzen ausgehen, aber auch von anderen Strukturen im Brustkorb, z. B. von der Lunge, der Aorta oder der Pleura. Ebenso können Erkrankungen des Magen-Darm-Traktes verantwortlich sein. Die Schmerzbeschreibung des Patienten hilft bei der Suche nach der verursachenden Erkrankung oft weiter.

Ursachen

Meist durch Erkrankungen der Thoraxorgane

- Koronare Herzkrankheit und Herzinfarkt
- Entzündliche Herzerkrankungen
- Aortendissektion
- Lungenembolie
- Pleuritis (Rippenfellentzündung), Pneumothorax
- Refluxösophagitis, Boerhaave-Syndrom (spontane Ösophagusruptur durch Erbrechen), Roemheld-Syndrom (Meteorismus mit Verlagerung des Zwerchfells nach cranial und Druck auf das Herz), akute Pankreatitis, Gallenkolik
- Perforiertes (in die Bauchhöhle durchgebrochenes) Magen- oder Duodenalulkus
- Beschwerden an HWS/BWS, Rippenfraktur
- Funktionelle Herzbeschwerden (Ausschlussdiagnose!).

> Akut auftretende, unklare retrosternale Schmerzen müssen immer ernst genommen werden, da sich dahinter eine lebensbedrohliche Erkrankung verbergen kann!

1

1.1.2 Ödeme

Flüssigkeitsansammlung im interstitiellen Raum

Ödeme sind Flüssigkeitsansammlungen im interstitiellen Raum. Sie treten generalisiert am ganzen Körper oder lokalisiert an einzelnen Körperpartien auf.

Ursachen und Einteilung

Vier verschiedene Formen:
- Stauungsödem
- Entzündliches Ödem
- Eiweißmangelödem
- Lymphödem

Ödeme werden abhängig von ihrer pathophysiologischen Ursache unterschieden:
Stauungsödem: Der hydrostatische Druck in den Kapillaren steigt, z. B. bei Rechtsherzinsuffizienz durch Blutrückstau oder bei Thrombose (➤ 2.2.3) durch den lokal behinderten Blutabfluss. Folge ist jeweils das „Abpressen" von Flüssigkeit in den interstitiellen Raum.
Entzündliches Ödem: Die Durchlässigkeit der Kapillarwände nimmt zu durch Bakterientoxine, körpereigene Entzündungsvermittler wie z. B. Histamin oder Antigen-Antikörper-Reaktionen.
Eiweißmangelödem: Der onkotische Druck innerhalb der Blutgefäße sinkt durch Mangel an Albumin und anderen Bluteiweißen, z. B. bei Hungerzuständen, unzureichender Albuminbildung in der Leber (meist infolge einer Leberzirrhose) oder bei Eiweißverlusten über die Niere (nephrotisches Syndrom ➤ 7.2.1) oder den Darm (Malassimilationssyndrom ➤ 5.4.1).
Lymphödem: Der Lymphabfluss ist gestört, z. B. nach operativer Entfernung von Lymphknoten wegen eines bösartigen Tumors (z. B. beim Mammakarzinom ➤ 12.3.1) oder durch Vernarbung der Lymphwege nach wiederholten Infekten.

Symptome

Generalisierte Ödeme finden sich zuerst an den abhängigen Körperpartien: Beim Liegenden in der Steißbeinregion, beim Stehenden an den Fußknöcheln und prätibial. Durch die Flüssigkeitsansammlung kommt es zur Gewichtszunahme. Beim Lungenödem tritt eine zunehmende Dyspnoe auf.

1.2 Koronare Herzerkrankung (KHK)

Ischämie des Herzmuskels

Bei der koronaren Herzerkrankung (KHK) werden die Koronarien (Herzkranzgefäße) unzureichend durchblutet und damit der Herzmuskel mit zu wenig O_2 (Sauerstoff) versorgt. Es besteht ein Missverhältnis zwischen O_2-Angebot und O_2-Bedarf. Es kommt zu einer **Ischämie** (Mangeldurchblutung) des Myokards. Die KHK mit ihren Folgen ist in den Industrieländern die häufigste Todesursache, Männer sind öfter betroffen als Frauen.

Ursachen

Arteriosklerose

Bei der der koronaren Herzerkrankung liegt eine **Arteriosklerose** der Koronarien vor.

Arteriosklerose

Bei der Arteriosklerose sind die Gefäßwände der großen Arterien durch arteriosklerotische Plaques unregelmäßig verdickt, verhärtet und weniger elastisch. Durch diese Veränderungen ist das Gefäßlumen eingeengt. Es kommt zu Durchblutungsstörungen. Je nachdem, welche Gefäße betroffen sind, kann es u.a. zu folgenden Krankheitsbildern kommen:

- Koronare Herzkrankheit
- Periphere arterielle Verschlusskrankheit
- Arteriosklerotische Aneurysmen
- Akute arterielle Verschlüsse von z. B. Bauch- oder Beinarterien
- Hirninfarkt.

Risikofaktoren

Wichtige Risikofaktoren der Arteriosklerose sind:

- Hyperlipoproteinämie
- Arterielle Hypertonie
- Diabetes mellitus
- Nikotinabusus
- Myokardinfarkte von Familienmitgliedern (erbliche Belastung)
- Lebensalter (Männer über 45 Jahren und Frauen über 55 Jahren).

Symptome

Leitsymptom: Angina-pectoris-Anfall

Leitsymptom der KHK ist die **Angina pectoris**. Sie äußert sich durch anfallsartige, heftige Schmerzen hinter dem Sternum, häufig mit Ausstrahlung in den linken Arm und die linke, seltener in die rechte Schulter, den Unterkiefer oder den Oberbauch. Die Anfälle können ausgelöst werden durch körperliche Anstrengungen, durch Stress, Kälte oder durch reichliches Essen. Viele Patienten haben den Eindruck, dass „etwas auf die Brust drückt“. In Ruhe verschwinden die Schmerzen meist nach 10 bis 15 Minuten. Leichtere Angina-pectoris-Anfälle können mit Muskelverspannungen verwechselt werden. Bei schweren Anfällen hat der Patient Todesangst. Eine KHK muss sich nicht immer durch die typischen Angina-pectoris-Anfälle äußern. Insbesondere bei Diabetikern können Ischämiephasen für den Patienten unbemerkt verlaufen.

Verlaufsformen der Angina pectoris

- **Stabile Angina pectoris:** Gleich bleibende Angina-pectoris-Anfälle, die sich durch Medikamente (Nitrolingual-Spray) und körperliche Ruhe innerhalb weniger Minuten bessern
- **Instabile Angina pectoris:** Jede Erstangina sowie Anfälle, die an Schwere, Dauer und Häufigkeit zunehmen oder bereits während körperlicher Ruhe auftreten (Ruheangina). Es besteht ein akutes Myokardinfarktrisiko.

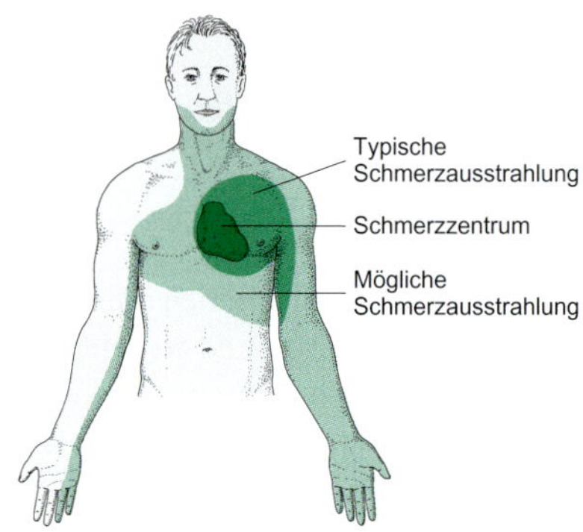

Abb. 1.1 Typische Schmerzausstrahlung beim Angina-pectoris-Anfall und beim Myokardinfarkt. [L190]

Diagnostik

- Klinik
- Ruhe-EKG
- Belastungs-EKG
- Myokardszintigraphie
- Linksherzkatheter
- PET, CT

- Eine Verdachtsdiagnose wird anhand der Anamnese und der klinischen Symptome gestellt. Um die Diagnose zu sichern, sind weiterführende diagnostische Verfahren notwendig:
- **Ruhe-EKG** (Elektrokardiogramm): Der Patient liegt ruhig auf einer Liege, während seine Herzströme abgeleitet werden. Dabei werden gleichzeitig die bipolaren Extremitätenableitungen nach Einthoven (je eine Elektrode am rechten Arm, rechten Bein, linken Arm und linken Bein) und die unipolaren Brustwandableitungen nach Wilson (sechs Elektroden an der Brustwand) aufgezeichnet. Bei der KHK finden sich, solange kein Herzinfarkt abgelaufen ist, selten typische Veränderungen
- **Belastungs-EKG** (Ergometrie): Der Patient wird körperlich zunehmend belastet, z. B. auf einem Fahrradergometer, gleichzeitig wird ein EKG abgeleitet. Treten hierbei Angina-pectoris-Anfälle und/oder entsprechende EKG-Veränderungen auf, liegt wahrscheinlich eine KHK vor
- **Belastungsechokardiographie:** Die Echokardiographie ist eine Ultraschalluntersuchung (Sonographie) des Herzens, bei der Ultraschallwellen von einem Schallkopf ausgesandt werden. Die Gewebe des Körpers reflektieren den Ultraschall unterschiedlich stark. Diese Reflexionen werden vom Schallkopf registriert und elektronisch in Bilder umgewandelt. Bei der Belastungsechokardiographie belastet sich der Patient entweder körperlich oder sein Herz wird medikamentös (z. B. mit Dipyridamol) belastet. Währenddessen wird eine Echokardiographie durchgeführt. Dabei können Wandbewegungsstörungen am Herzen als Zeichen einer Ischämie beobachtet werden
- **Myokardszintigraphie:** Bei weiterhin unklarer Diagnose kann eine Myokardszintigraphie durchgeführt werden. Dem Patienten wird während körperlicher Belastung eine radioaktive Substanz (z. B. ^{201}Thallium) injiziert. ^{201}Thallium reichert sich im normal durchbluteten Herzmuskel gut, in den schlecht durchbluteten Bereichen weniger intensiv an. So lassen sich infarktbedrohte oder bereits geschädigte Herzmuskelbezirke nachweisen
- Positronen-Emissionstomographie (PET)

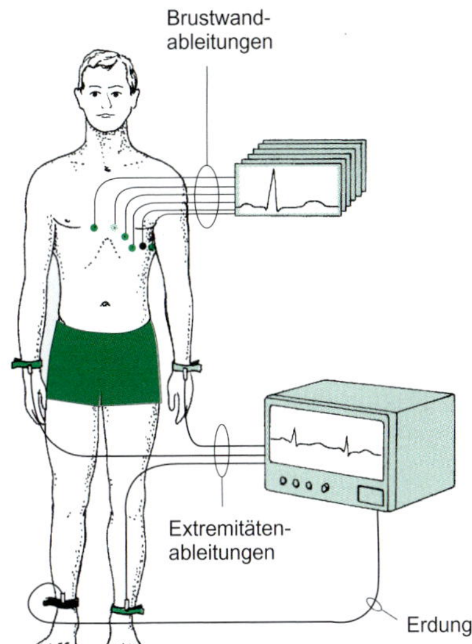

Abb. 1.2 Lage der EKG-Elektroden bei den unipolaren Brustwandableitungen nach Wilson und den Extremitätenableitungen nach Einthoven. [A400]

- **Computertomographie** (Elektronenstrahl-CT, Mehrschicht-Spiral-CT). Verkalkungen in den Koronararterien werden bei dieser Untersuchung sichtbar gemacht
- **Linksherzkatheteruntersuchung**: Ein Katheter wird über die A. femoralis und Aorta gegen den Blutstrom zum Herzen vorgeschoben und Röntgenkontrastmittel in die Koronarien gespritzt. So lassen sich verengte Gefäßabschnitte darstellen **(Koronarangiographie)**. Um Form, Größe, Wanddicke und Funktion der linken Kammer zu beurteilen, wird Kontrastmittel in die linke Herzkammer gegeben. Schlecht bewegliche Wandabschnitte zeigen das Gebiet eines Herzinfarktes an **(Lävokardiogramm)**.

Therapie

Ausschaltung von Risikofaktoren

Die Risikofaktoren der Arteriosklerose müssen so weit wie möglich behoben werden durch: Nikotinverzicht, Gewichtsabnahme, fett- und cholesterinarme Ernährung, Abbau von Stress, körperliches Training, optimale Einstellung von arterieller Hypertonie, Diabetes mellitus und Hyperlipidämie.

Therapie des akuten Angina-pectoris-Anfalls

- Arzt verständigen
- Patienten beruhigen, beengende Kleidung entfernen und mit erhöhtem Oberkörper bequem lagern
- Glyceroltrinitrat (Nitrolingual®) entweder als Kapsel zum Zerbeißen oder als Spray sublingual nach ärztlicher Anordnung geben; die Wirkung setzt innerhalb weniger Minuten ein
- O_2-Gabe nach Anordnung.

1

Wenn sich die Symptome nach mehreren Minuten nicht bessern, hat der Patient eine instabile Angina pectoris oder einen Herzinfarkt. In beiden Fällen muss er weiter betreut werden, als hätte er einen Myokardinfarkt.

Medikamentöse Therapie der stabilen Angina pectoris

Medikamente senken den O_2-Bedarf bzw. verbessern die O_2-Ausnutzung

Ziel der Therapie ist es zum einen, den O_2-Bedarf des Herzens zu senken, zum anderen, die O_2-Zufuhr zu verbessern:

- Acetylsalicylsäure (z. B. Aspirin 100®) oder Clopidogrel (Plavix®) hemmen die Thrombozytenaggregation (Verklumpung von Blutplättchen) innerhalb des Gefäßsystems, dadurch verbessern sich die Fließeigenschaften des Blutes
- β-Blocker (z. B. Beloc®) senken den O_2-Bedarf des Herzmuskels, indem sie die Herzfrequenz und den Blutdruck unter Belastung verringern. NW: Verengung der Bronchien
- Nitrate (z. B. Nitrolingual®, Isoket®) oder Molsidomin (z. B. Corvaton®) erweitern venöse Gefäße und senken damit die Vorlast. Zusätzlich erweitern sie arterielle Gefäße und senken so die Nachlast (geringerer Widerstand, gegen den das Herz anpumpen muss). Dadurch verringern sich Herzarbeit und O_2-Verbrauch des Herzmuskels. Ebenso erweitern Nitrate die großen Koronargefäße. NW: Vasomotorische Kopfschmerzen und Blutdruckabfall
- Kalziumantagonisten (z. B. Falicard®) senken die Nachlast
- Statine (Cholesterinsynthesehemmer, CSE-Hemmer, z. B. Zocor®) senken ein erhöhtes LDL-Cholesterin um 20–50 %; Zielwert < 100 mg/dl.

Interventionelle Therapie

- PTCA
- Bypass-Operation

PTCA (**p**erkutane **t**ransluminale **c**oronare **A**ngioplastie): Die übliche Methode ist die Ballonkatheterdilatation im Rahmen einer Koronarangiographie. An der Spitze eines Katheters befindet sich ein Ballon, der unter Röntgenkontrolle an der Engstelle des Herzkranzgefäßes aufgeblasen wird und dieses so aufweitet. Komplikationen: Akuter Verschluss der Koronarie mit Herzinfarkt. Bei mehr als 30 % der Patienten verschließt sich das Gefäß innerhalb von sechs Monaten erneut (Restenosierung). Um einer Restenose vorzubeugen wird in der Regel ein **Stent** (Gefäßstütze aus Metall) implantiert.

Aortokoronare Bypass-Operation: Die verengten Koronarien werden mit körpereigenen Venen des Patienten (z. B. der V. saphena magna = aortocoronarer Venenbypass/ACVB) überbrückt. Eine solche Vene verbindet dann die Aorta mit dem Koronarabschnitt jenseits der Verengung. Zusätzliche Operationsschritte ermöglichen eine Versorgung der Koronarien über die rechte oder linke A. thoracica (mammaria) interna (RIMA- oder LIMA-Bypass).

Komplikationen

Die Komplikationen der KHK können lebensbedrohlich sein:

- Myokardinfarkt
- Herzrhythmusstörungen bis zum Kammerflimmern
- Linksherzinsuffizienz durch Schädigung des Herzmuskels
- Plötzlicher Herztod.

Pflege

Nach einer Linksherzkatheteruntersuchung muss der Patient auf dem Rücken liegen; die Einstichstelle wird mit einem Druckverband über 24 Stunden versorgt, um Nachblutungen zu verhindern. Dabei muss der Druckverband halbstündlich, später stündlich auf eine Nachblutung hin beobachtet werden. Zusätzlich müssen dabei Durchblutung (Puls, Hautfarbe), Motorik und Sensibilität des Fußes überprüft werden, um frühzeitig einen Verschluss der Arterie zu erkennen.
Glyceroltrinitrat (Nitrolingual®) muss im Angina-pectoris-Anfall immer sublingual bzw. als Spray verabreicht werden. Beim versehentlichen Schlucken wird es aus dem Magen-Darm-Trakt resorbiert, in der Leber abgebaut und verliert damit seine Wirkung

1.3 Myokardinfarkt

Bei einem Myokardinfarkt (Herzinfarkt) verschließt sich akut ein Koronargefäß, so dass das von ihm abhängige Herzmuskelgewebe unterversorgt wird und es zur ischämischen Myokardnekrose kommt.

Verschluss eines Koronargefäßes → Untergang von Herzmuskelgewebe

Ursachen und Einteilung

Bei den meisten Patienten ist das betroffene Koronargefäß durch eine Arteriosklerose bereits vorgeschädigt (KHK). Wenn eine arteriosklerotische Plaque aufbricht, bildet sich darauf ein Thrombus, der das Koronargefäß verschließt. Auslöser eines Myokardinfarktes sind häufig körperliche Anstrengungen oder Stresssituationen.
Infarkte betreffen meist die Muskulatur der linken Herzkammer. Ihre Größe hängt von der Lokalisation des Gefäßverschlusses ab: Je weiter proximal der Verschluss liegt, desto ausgedehnter ist in der Regel der Infarkt.
Klinisch werden der akute Myokardinfarkt, die instabile Angina pectoris und der plötzliche Herztod als **akutes Koronarsyndrom** zusammengefasst. Abhängig von den EKG-Veränderungen werden hierbei die Krankheitsbilder mit ST-Strecken-Hebung (STEMI) und die ohne ST-Strecken-Hebung (NSTEMI) unterschieden.

Akutes Koronarsyndrom: Myokardinfarkt, instabile Angina pectoris, plötzlicher Herztod

Symptome

- Intensive, lang anhaltende Angina-pectoris-Schmerzen, die sich durch Ruhe oder Glyceroltrinitrat (Nitrolingual®) nicht bessern, Schmerzausstrahlung (➤ Abb. 1.1)
- Vegetative Symptome wie Schweißausbruch, Übelkeit, Erbrechen, Angst, Unruhe
- Herzrhythmusstörungen
- Blutdruckabfall

1

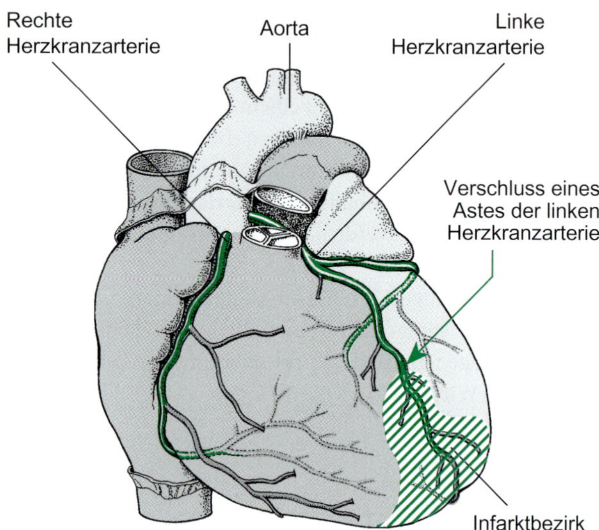

Abb. 1.3 Infarktbezirk beim Verschluss eines Astes der linken Herzkranzarterie. [A400]

- Symptome einer Linksherzinsuffizienz: Dyspnoe, feuchte Rasselgeräusche über den basalen Lungenabschnitten.

15–25 % der Patienten erleiden einen stummen Herzinfarkt ohne die typischen Angina-pectoris-Schmerzen. Häufig betroffen sind Diabetiker, wenn durch den Diabetes mellitus die schmerzleitenden Nervenfasern geschädigt sind.

Diagnostik

- **EKG:** Hier sind – abhängig vom Alter des Infarktes – meist typische Veränderungen der Herzströme zu erkennen. Damit können Hinweise auf Größe und Lokalisation des Infarktes erfasst werden
- **Blutuntersuchung:**
  - Kardiale Troponine I und T ↑ sind herzmuskelspezifisch und sehr sensitiv, steigen bereits 3 Stunden nach dem Infarkt an, Maximum nach 20 Stunden
  - Die Spiegel der Muskelenzyme CK (Creatinkinase), CK-MB Myokardtyp der CK), GOT und LDH steigen in typischer Weise
  - Leukozytose, BSG ↑, Blutzucker ↑
  - Elektrolytstörungen, insbesondere K^+-Veränderungen.
- **Echokardiographie:** Herzklappen, Herzwände, Herzhöhlen sowie die Beweglichkeit und damit die Pumpfunktion des Herzens kann beurteilt werden
- **Linksherzkatheteruntersuchung:** Während der Linksherzkatheteruntersuchung wird eine Koronarangiographie durchgeführt, mit deren Hilfe Verschlüsse der Koronarien identifiziert werden. Daneben werden die Drücke in den verschiedenen Herzkammern sowie das Herzzeitvolumen und damit die Pumpfunktion des Herzen ermittelt. Weiterhin können we-

nig bewegliche Wandanteile identifiziert und so die Infarktgröße bestimmt werden.

Therapie

Die Therapie des Myokardinfarktes erfolgt auf der Intensivstation, da es in der Akutphase des Herzinfarktes zu lebensbedrohlichen Komplikationen kommen kann, die sofort intensivmedizinisch behandelt werden müssen.

Erstmaßnahmen und medikamentöse Therapie

Wichtige Erstmaßnahmen!

- Patienten werden mit erhöhtem Oberkörper gelagert und beruhigt
- Intensivüberwachung mit Vitalzeichen-Kontrolle und EKG-Monitoring, Defibrillationsbereitschaft
- O_2-Gabe über Nasensonde (4–8 l/min), Pulsoxymetrie-Kontrolle
- Venenzugang wird gelegt, keine i.m.-Injektionen (Kontraindikation für spätere Lyse-Therapie!)
- 5 000 IE Heparin im Bolus i.v.
- Acetylsalicylsäure (initial 250–500 mg i.v.), Thienopyridin (Clopidogrel, Prasugrel)
- Glyceroltrinitrat (Nitroglycerin, z. B. Perlinganit®) über Perfusor bei Blutdruck > 100 mmHg, um O_2-Versorgung des Herzmuskels zu verbessern
- Vorsichtige Gabe von β-Blockern (z. B. Beloc®), diese senken das Risiko von Kammerflimmern; bei hämodynamisch stabilen Patienten Kombination mit ACE-Hemmern, bei Unverträglichkeit von ACE-Hemmern AT_1-Rezeptorblocker
- Schmerzbekämpfung, z. B. mit Opiaten (z. B. Fentanyl®)
- Bei Bedarf beruhigende Medikamente, z. B. Diazepam

Um einem erneuten Myokardinfarkt vorzubeugen sollte der Patient lebenslang ASS 100 mg/d einnehmen.

Reperfusionstherapie

In kardiologischen Zentren wird eine PTCA (koronare Ballondilatation) u.U. mit Implantation eines Stents durchgeführt (➤ 1.2).

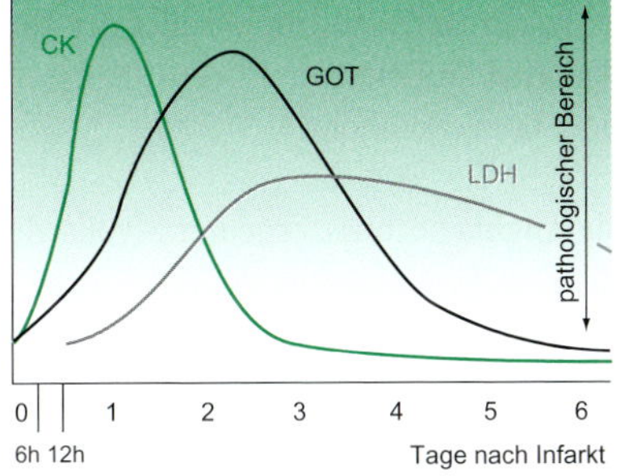

Abb. 1.4 Typischer Verlauf der Herzmuskelenzyme bei einem Herzinfarkt.

1

Lyse

Medikamentöse Auflösung des Thrombus so schnell wie möglich

Da die Ursache des Infarktes meist ein thrombotischer Verschluss in einem arteriosklerotisch veränderten Gefäßabschnitt ist, wird versucht, diesen so schnell wie möglich aufzulösen und das Koronargefäß auf diese Weise wieder durchgängig zu machen. Dazu dienen verschiedene Medikamente, die die Fibrinolyse aktivieren: Streptokinase, t-PA (tissue-type Plasminogen-Aktivator, Alteplase) oder gentechnologisch veränderte t-PA-Präparate (z. B. Reteplase, Lanoteplase).

Zahlreiche Kontraindikationen

Kontraindikationen für eine Lysetherapie sind wegen der Blutungsgefahr u.a.:

- Z.n. frischen Operationen, i.m.-Injektionen, Arterienpunktionen
- Schädel-Hirn-Trauma, bekannter Hirntumor, Z.n. zerebraler Blutung
- Aortenaneurysma
- Erkrankungen mit erhöhtem Blutungsrisiko, z. B. schwere Hypertonie, Ösophagusvarizen, gastroduodenale Ulkuskrankheit, akute schwere Pankreatitis, M. Crohn
- Schwangerschaft
- Maligne Tumoren mit schlechter Prognose
- Gerinnungsstörungen (relative KI)
- Leber-, Niereninsuffizienz (relative KI, da Medikamente nicht genau steuerbar)
- Hohes Lebensalter (relative KI).

Komplikationen

Verschiedene Früh- und Spätkomplikationen

Innerhalb der ersten 48 Stunden nach einem Myokardinfarkt treten häufig folgende Komplikationen auf:

- Linksherzinsuffizienz mit Lungenödem bis zum kardiogenen Schock
- Herzrhythmusstörungen: Ventrikuläre Tachykardien, Kammerflimmern, Vorhofflimmern, AV-Blockierungen
- Ruptur der Herzwand oder des Kammerseptums (Herzscheidewand)
- Papillarmuskelabriss mit akuter Mitralinsuffizienz.

Zu den Spätkomplikationen innerhalb von 6 Wochen nach dem Myokardinfarkt gehören:

- Herzwandaneurysma: Aussackung der Herzwand mit verminderter Beweglichkeit → Gefahr der Herzwandruptur oder der Thrombusabscheidung mit nachfolgenden Embolien
- Arterielle Embolien, Lungenembolie
- Perikarditis
- Weiter bestehende Angina pectoris, erneuter Myokardinfarkt.

Rehabilitation

Anschlussheilbehandlung

Im direkten Anschluss an den Krankenhausaufenthalt (nach ca. 7 Tagen) erhält der Patient in der Regel eine Anschlussheilbehandlung (AHB) in einer Rehabilitationsklinik oder einem ambulantem Therapiezentrum. Er lernt dort mit seiner Erkrankung umzugehen, auslösende Faktoren und kardiovaskuläre Risikofaktoren zu erkennen und zu vermeiden. Die Wiedereingliede-

rung in den Alltag und das Berufsleben wird vorbereitet. Die längerfristige Teilnahme an einer ambulanten Herzgruppe wird empfohlen.
Alle Infarktpatienten werden mit Acetylsalicylsäure in niedriger Dosierung (100 mg/Tag), evtl. Clopidogrel, β-Blocker und ACE-Hemmern nachbehandelt. Weiterhin sollten die Lipide medikamentös gesenkt werden (➤ 9.2).

1.4 Herzinsuffizienz

Als Herzinsuffizienz (Insuffizienz = Unzulänglichkeit) bezeichnet man das Unvermögen des Herzens, das vom Körper benötigte Blutvolumen zu fördern.

Das vom Körper benötigte Blutvolumen kann nicht mehr befördert werden

Ursachen und Einteilung

Die Herzinsuffizienz ist immer Folge einer anderen Grunderkrankung:

- Herzerkrankungen wie z. B. KHK, Myokarditis, dilatative Kardiomyopathie verursachen eine Kontraktionsschwäche des Herzmuskels
- Das zu befördernde Herzzeitvolumen ist zu groß, z. B. bei Herzklappeninsuffizienzen, Defekten im Kammer- oder Vorhofseptum
- Das Herz muss das Blut gegen einen zu hohen Druck pumpen, z. B. bei Klappenstenosen, arterieller Hypertonie, pulmonaler Hypertonie (Hochdruck im Lungenkreislauf)
- Die Herzkammern können sich nicht ausreichend mit Blut füllen, z. B. Herzbeuteltamponade, konstriktive Perikarditis
- Herzrhythmusstörungen.

Je nachdem, welche Herzkammer hauptsächlich betroffen ist, wird unterschieden:

Einteilung:
- Linksherzinsuffizienz
- Rechtsherzinsuffizienz
- Globalherzinsuffizienz

Linksherzinsuffizienz: Die linke Herzkammer kann das Blut nicht mehr ausreichend in den Körper pumpen, weshalb dieser schlechter mit arteriellem Blut versorgt wird. Zusätzlich staut sich das Blut vor dem linken Herzen in die Lunge zurück.
Rechtsherzinsuffizienz: Die rechte Herzkammer kann das Blut nicht mehr ausreichend in die Lungen befördern. Es staut sich vor dem rechten Herzen in den Körper zurück.
Globalherzinsuffizienz: Linke und rechte Herzkammer sind betroffen. Häufig verursacht eine bereits bestehende Linksherzinsuffizienz eine Rechtsherzinsuffizienz.

Symptome

Der Organismus hat verschiedene Mechanismen, um die Pumpschwäche des Herzens auszugleichen:

Ausgleich der Insuffizienz:
- Herzmuskelhypertrophie
- Tachykardie
- Renin-Angiotensin-Aldosteron-Mechanismus

- Steigerung der Herzfrequenz
- Herzmuskelhypertrophie: Die einzelnen Herzmuskelfasern werden aufgrund der Belastung länger und dicker, so dass das Herz eine größere Leistung erbringen kann. Dies ist jedoch nur bis zu einem Herzgewicht

von maximal 500 g möglich (normal: 300 g), da ansonsten die O_2-Versorgung des Herzens nicht mehr gewährleistet ist. Dieser Wert wird daher auch **kritisches Herzgewicht** genannt
- Renin-Angiotensin-Aldosteron-Mechanismus: Sinkt das Herzzeitvolumen, werden zur Gefäßverengung Angiotensin und Aldosteron ausgeschüttet. Dies führt zu einer Wasser- und Natriumretention in den Nieren. Über beide Mechanismen wird der Blutdruck gesteigert. Bei zu starker Ausschüttung von Angiotensin und Aldosteron wird das Herz durch Erhöhung der venösen Vorlast (Flüssigkeitsretention) und der arteriellen Nachlast (Gefäßverengung) jedoch zusätzlich belastet.

Solange die Regulationsmechanismen ausreichen, die Pumpleistung so weit aufrecht zu erhalten, dass bei gewöhnlichen Belastungen keine oder nur geringe Beschwerden auftreten, liegt eine **kompensierte Herzinsuffizienz** vor. Reichen sie nicht mehr aus, spricht man von einer **dekompensierten Herzinsuffizienz,** die sich klinisch bemerkbar macht.

Linksherzinsuffizienz

Gefahr eines Lungenödems

Da sich das Blut in die Lunge zurückstaut, wird Flüssigkeit aus den Blutgefäßen ins Lungeninterstitium und in die Alveolen abgepresst (Lungenödem) mit folgenden Symptomen:
- Dyspnoe: Der Patient ist bei Belastung, später auch in Ruhe, kurzatmig
- Orthopnoe: Dyspnoe, die auftritt, wenn der Patient flach liegt und die sich bessert, wenn er sich aufsetzt. Die Patienten schlafen mit mehreren Kissen, so dass der Oberkörper erhöht liegt
- Zyanose
- Nächtliche Hustenanfälle mit Atemnot (Asthma cardiale).

Rechtsherzinsuffizienz

Periphere Ödeme

Das Blut staut sich in die unterschiedlichen Bereiche des Körperkreislaufes zurück. Dort kommt es zu:
- Venenstauungen:
  - Am Hals und Zungengrund
  - Gestaute Magenvenen führen zu Stauungsgastritis mit Appetitlosigkeit
  - Lebervergrößerung (Stauungsleber), oft mit schmerzhafter Kapselspannung
  - Stauungsniere mit Proteinurie
- Ödemen: Anfangs am Fußrücken und vor dem Schienbein; bei zunehmender Insuffizienz treten Ödeme auch im Sitzen und Liegen an der Rückseite des Körpers auf (Anasarka). Insgesamt kommt es durch die Ödembildung zur Gewichtszunahme.

Gemeinsame Symptome

- Nykturie: Beim Liegen, v.a. nachts, werden Ödeme aus dem Interstitium ins Gefäßsystem rückresorbiert, die Patienten müssen nachts Wasser lassen
- Leistungsminderung, Schwäche durch die schlechtere O_2-Versorgung des Organismus
- Pleuraerguss
- Tachykardie.

Davon unabhängig werden die Symptome der Herzinsuffizienz entsprechend ihrem Schweregrad nach NYHA-Stadien (New York Heart Association) eingeteilt.

NYHA-Stadien der Herzinsuffizienz

I	Beschwerdefreiheit
II	Beschwerden bei starker körperlicher Belastung
III	Beschwerden bei leichter körperlicher Belastung
IV	Beschwerden in Ruhe

Diagnostik

- Klinischen Symptome
- Nachweis des natriuretischen Peptids, Typ B (BNP), wird ausgeschüttet bei Dehnung der Herzvorhöfe. Mit zunehmender Herzinsuffizienz steigt der BNP-Spiegel
- Lungenauskultation: Bei einem Lungenödem Rasselgeräusche über der Lunge
- Im Röntgen-Thorax zeigen sich eine Lungenstauung und eine Herzvergrößerung. Das Röntgenbild des Thorax wird meist in zwei Ebenen (von hinten und von der Seite) angefertigt. Die erkennbaren Helligkeitsunterschiede ergeben sich aus der unterschiedlichen Abschwächung der Röntgenstrahlen durch die verschiedenen Gewebe. Dichte Gewebe bzw. pathologische Verdichtungen erscheinen im Röntgenbild hell, Gewebe von geringer (bzw. verringerter) Dichte erscheinen dunkel
- Die Echokardiographie gibt Aufschluss über Pumpfunktion, Herzgröße und Wanddicke der Herzkammern
- Kardio-MRT.

Therapie

Die ursächliche Grunderkrankung muss therapiert werden.

Allgemeinmaßnahmen

Die Patienten sollten eine kochsalzarme, kaliumreiche Diät einhalten, mehrere kleine Mahlzeiten am Tag einnehmen und sich regelmäßig körperlich bewegen. Bei einer dekompensierten Herzinsuffizienz müssen sie sich körperlich schonen. Übergewicht sollte reduziert werden. Tägliches Wiegen ist erforderlich, um Flüssigkeitseinlagerungen festzustellen.

- Kochsalzarme Diät
- Gewicht ↓
- Körperliche Betätigung

Medikamentöse Therapie

- **ACE-Hemmer** (z. B. Lopirin®) werden ab NYHA-Stadium I verordnet, da sie die Prognose der Herzinsuffizienz verbessern. Sie blockieren das **An**giotensin-**C**onverting-**E**nzym, erweitern so die Blutgefäße und vermindern die Blutmenge, die sich vor dem Herzen staut. NW: Blutdruckabfall bei Therapiebeginn, Reizhusten. Bestehen Kontraindikationen gegen ACE-Hemmer, können AT_1-Rezeptorblocker (ARB, Sartane) gegeben werden

- **β-Blocker** (z. B. Beloc®) werden ab NYHA-Stadium II verordnet. Sie blockieren am Herzen die β_1-Rezeptoren, über die der Sympathikus seine Wirkung entfaltet. Es kommt zu einer Senkung der Herzfrequenz und des Schlagvolumens. Dadurch sinkt der O_2-Verbrauch des Herzens
- **Diuretika** (harntreibende Medikamente) wie Thiazide (z. B. Esidrix®), Schleifendiuretika (z. B. Lasix®) oder kaliumsparende Diuretika (z. B. Aldactone®) werden ab NYHA-Stadium III verordnet. Sie steigern die Kochsalz- und Wasserausscheidung über die Nieren, so dass sich Ödeme und Lungenstauung zurückbilden. NW: Veränderungen des Elektrolyt-Haushaltes, Thromboseneigung
- **Herzglykoside** (z. B. Lanicor®, Digimerck®) werden ab NYHA-Stadium III eingesetzt. Sie steigern die Pumpkraft und damit das Schlagvolumen des Herzens. Herzglykoside haben eine geringe therapeutische Breite. Zeichen einer Überdosierung sind Farbensehen, Übelkeit, Erbrechen und bradykarde Herzrhythmusstörungen.

Weitere Therapiemaßnahmen

- Herzschrittmacher
- Herztransplantation

Ab NYHA-Stadium III sollte die Implantation eines Herzschrittmachers erwogen werden. Im NYHA-Stadium IV wird bei jüngeren Patienten eine Herztransplantation in Betracht gezogen.

Komplikationen

- Herzrhythmusstörungen
- Kardiogener Schock
- Thrombose bei Bewegungsmangel und Diuretikatherapie
- **Lungenödem** (v.a. bei Linksherzinsuffizienz): Flüssigkeit tritt massiv aus den Lungenkapillaren in das Interstitium und die Alveolen aus. Die Patienten haben eine schwere Dyspnoe, sind zyanotisch und husten schaumiges Sputum. Über den Lungen sind Rasselgeräusche auskultierbar.

Erstmaßnahmen bei Lungenödem

- Patienten mit erhöhtem Oberkörper und abgesenkten Beinen lagern (Herzbettlage)
- O_2 über Nasensonde geben, Sekret absaugen
- Sedierung mit Diazepam oder Morphin
- Nitroglyzerin sublingual, als Spray oder i.v., Vorsicht bei Hypotonie
- Furosemid (z. B. Lasix®) i.v.
- Ggf. unterstützende CPAP-Atmung oder Patienten intubieren und beatmen.

Pflege

Nehmen Patienten **Diuretika** ein, ist auf Folgendes zu achten:

- Einnahme sollte morgens erfolgen, um den Schlaf durch die erhöhte Urinausscheidung nicht zu stören
- Patienten auf Zeichen von Kaliummangel beobachten: Muskelkrämpfe, Obstipation, Herzrhythmusstörungen

- Bei zu hoher Dosierung besteht die Gefahr der Exsikkose (RR ↓, Kreislaufbeschwerden) und verstärkten Thromboseneigung
- Täglich Blutdruck, Puls und Gewicht kontrollieren.

1.5 Cor pulmonale

Ist der Widerstand im Lungenkreislauf erhöht, muss das rechte Herz einen größeren Druck zur Lungendurchblutung aufbringen. Die daraus entstehende Rechtsherzhypertrophie bzw. -insuffizienz wird als Cor pulmonale bezeichnet.

Erhöhter Widerstand im Lungenkreislauf → Rechtsherzhypertrophie bzw. -insuffizienz

Ursachen

Ein Cor pulmonale kann akut oder chronisch auftreten. Zu einem **akuten Cor pulmonale** kommt es bei einer Lungenembolie oder einem Asthma-Anfall. Ein **chronisches Cor pulmonale** entwickelt sich langfristig bei pulmonaler Hypertonie (Blutdruck in der A. pulmonalis ≥ 25 mmHg). Ursachen können u. a. restriktive und obstruktive Lungenerkrankungen, Herzklappenfehler, Vaskulitiden, Kollagenosen, Sarkoidose, wiederholte Lungenembolien sowie die Einnahme von Appetitzüglern, Amphetaminen und „Crack" sein.

- Akutes Cor pulmonale: Lungenembolie, Asthma-Anfall
- Chronisches Cor pulmonale: pulmonale Hypertonie

Symptome

Zu Beginn der Erkrankung sind die Symptome gering ausgeprägt: Rasche Ermüdbarkeit, Atemnot, Schwindel, Zyanose und Brustschmerzen. Dekompensiert die Erkrankung, treten Zeichen der Rechtsherzinsuffizienz auf.

- Atemnot
- Zyanose
- Rechtsherzinsuffizienz

Diagnostik

Hypertrophie und Dilatation des rechten Herzens lassen sich mit EKG und Echokardiographie nachweisen. Mittels Rechtsherzkatheter können die Drücke im Lungenkreislauf und rechten Herzen gemessen werden. So kann der Schweregrad der Erkrankung erfasst werden. Im Röntgen-Thorax zeigen sich Veränderungen der Lungenstruktur.

- EKG
- Echo
- Rechtsherzkatheter
- Rö-Thorax

Therapie

Die Therapie des Cor pulmonale richtet sich nach der auslösenden Grunderkrankung, z. B. konsequente Behandlung von Lungenerkrankungen, Antikoagulation mit Cumarinen. Daneben kann der erhöhte pulmonale Druck mittels Kalziumantagonisten, Prostazyklinderivaten (Iloprost) oder Phosphodiesterase-5-Inhibitoren (Sildenafil) gesenkt werden. Bei chronischer Hypoxie sollte eine O_2-Dauertherapie durchgeführt werden, bei der die Patienten nachts und bei Bedarf auch tagsüber O_2 atmen können. So können leichtere körperliche Anstrengungen, z. B. Umhergehen in der Wohnung, ohne schwere

- Therapie der Grunderkrankung
- Prostazyklin-Analoga
- O_2-Dauertherapie

Atemnot bewältigt werden. Eine bestehende Herzinsuffizienz wird medikamentös therapiert.

1.6 Herzrhythmusstörungen

Erregungsbildung oder -leitung ist gestört

Die Erregung des Herzens geht normalerweise vom Sinusknoten aus und gelangt von dort über die Vorhöfe, AV-Knoten, His-Bündel, Kammerschenkel und Purkinje-Fasern auf das Kammermyokard. Das Herz schlägt unter physiologischen Bedingungen mit einer Ruhefrequenz von etwa 70 (60–80) pro Minute.

Herzrhythmusstörungen können auftreten, wenn die Reizbildung oder die Reizleitung gestört ist.

Ursachen

Kardial oder extrakardial

Herzrhythmusstörungen haben verschiedene kardiale oder extrakardiale (außerhalb des Herzens liegende) Ursachen. Rhythmusstörungen können auch beim Gesunden auftreten.

- Kardiale Ursachen:
  - Koronare Herzkrankheit, Myokardinfarkt, Herzinsuffizienz, Myokarditis, Kardiomyopathien, Herzklappenfehler, Hypertonie.
- Extrakardiale Ursachen:
  - Elektrolytstörungen, insbesondere Hypokaliämie
  - Hyperthyreose (Schilddrüsenüberfunktion)
  - Körperliche oder seelische Belastungen
  - Medikamente, z. B. Antidepressiva, Herzglykoside, Antiarrhythmika
  - Fieber.

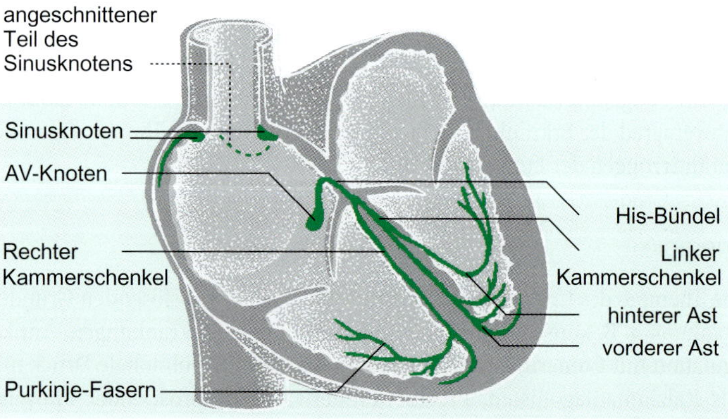

Abb. 1.5 Erregungsleitungssystem des Herzens. [L190]

Einteilung

Unterscheidung zwischen Reizbildungs- und Reizleitungsstörungen

Reizbildungsstörungen

- **Bradykardie:** Herzfrequenz ≤ 60/Min.
- **Bradyarrhythmie:** Herzfrequenz ≤ 60/Min. bei gleichzeitig unregelmäßigem Rhythmus
- **Tachykardie:** Herzfrequenz ≥ 100/Min.
- **Tachyarrhythmie:** Herzfrequenz ≥ 100/Min. bei gleichzeitig unregelmäßigem Rhythmus
- **Extrasystolen:** Herzschläge, die außerhalb des normalen Grundrhythmus auftreten
  - Supraventrikuläre Extrasystolen (SVES) entstehen oberhalb des His-Bündels im Vorhofmyokard oder AV-Knoten
  - Ventrikuläre Extrasystolen haben ihren Ursprung im His-Bündel oder Kammermyokard
- **Vorhofflimmern:** 350–600 Vorhoferregungen/Min. Die Überleitung und damit die Schlagfolge der Herzkammern ist unregelmäßig (absolute Arrhythmie). Als Komplikation können sich Thromben insbesondere im linken Vorhof bilden
- **Vorhofflattern:** 250–350 Vorhofkontraktionen/Min., von denen meist nur ein Teil auf die Kammern übergeleitet wird. Die Überleitung kann regelmäßig oder unregelmäßig sein. Es besteht die Möglichkeit einer plötzlichen Erhöhung der Kammerfrequenz durch schnelle Überleitung. Bei solch raschen Kammerkontraktionen kann keine ausreichende Blutmenge mehr gefördert werden
- **Ventrikuläre Tachykardie** (≥ 100 Kammerkontraktionen/Min.), **Kammerflattern** (250–350 Kammerkontraktionen/Min.), **Kammerflimmern** (≥ 350 Kammererregungen/Min.): Zwischen den drei Formen bestehen fließende Übergänge. Beim Kammerflimmern laufen die Erregungen der Muskelfasergruppen nicht mehr synchron ab.

Reizleitungsstörungen

- **SA-(Sinuatrialer-)Block:** Die Erregungsleitung vom Sinusknoten auf die Vorhofmuskulatur ist verzögert oder blockiert
- **AV-(Atrioventrikular-)Block:**
  - 1. Grades: Die Erregungsleitung von den Vorhöfen zu den Kammern ist verzögert
  - 2. Grades: Die Erregungsleitung von den Vorhöfen zu den Kammern ist verzögert, intermittierend fallen einzelne Weiterleitungen ganz aus
  - 3. Grades: Die Erregungsleitung zwischen den Vorhöfen und den Kammern ist komplett unterbrochen, Vorhöfe und Kammern schlagen unabhängig voneinander (AV-Dissoziation). Die Kammerfrequenz liegt ≤ 40/Min
- **Schenkelblock:** Die Erregungsleitung ist unterhalb des His-Bündels im rechten (Rechtsschenkelblock) oder im linken (Linksschenkelblock) Kammerschenkel verzögert bzw. unterbrochen.

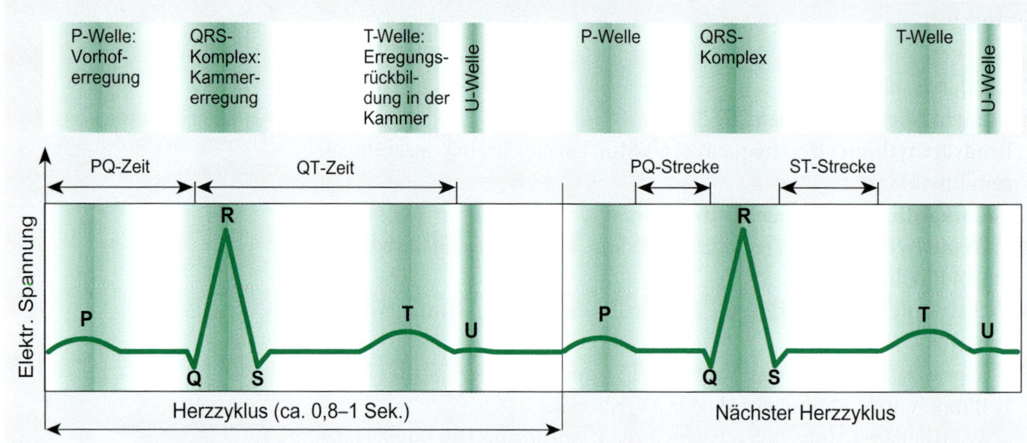

Abb. 1.6 Standard-EKG-eines Gesunden

Symptome

- Tachykardie → Herzklopfen, Herzrasen
- Extrasystolen → Herzstolpern
- Symptome des O_2-Defizits

Leichte Herzrhythmusstörungen werden von den meisten Patienten nicht bemerkt. Manchmal verspüren sie Herzklopfen bzw. Herzjagen bei Tachykardie/Tachyarrhythmie oder Herzstolpern bei Extrasystolen. Treten schwerere Herzrhythmusstörungen auf, wird nicht mehr genügend Blut in den Kreislauf gepumpt und die Organe sind mit O_2 unterversorgt. Dies liegt entweder daran, dass das Herz zu langsam schlägt (z. B. bei AV-Blockierungen) oder so schnell schlägt, dass zwischen den einzelnen Herzkontraktionen nicht genügend Zeit für eine ausreichende Herzfüllung verbleibt (z. B. bei ventrikulären Tachykardien). Es kommt dann zu:

- Schwindel, Benommenheit, Verwirrtheit
- Seh-, Sprachstörungen
- Synkopen: Plötzlicher Bewusstseinsverlust, „Ohnmacht"
- Gefahr eines Hirninfarkts aufgrund arterieller Embolien
- Angina pectoris
- Zeichen der Herzinsuffizienz
- Plötzlicher Herztod.

Kammerflimmern: sofortige Reanimation und Defibrillation

Bei Kammerflattern und Kammerflimmern ist die Auswurfleistung des Herzens so gering, dass ein funktioneller Herzstillstand mit Kreislaufstillstand besteht. Es muss sofort reanimiert und defibrilliert werden!

Diagnostik

- Pulsdefizit
- Langzeit- und Belastungs-EKG
- Elektrophysiologie

Bei der klinischen Untersuchung fällt ein **Pulsdefizit** auf, d.h. die Herzfrequenz (mit dem Stethoskop hörbar) liegt höher als der peripher tastbare Puls. **Langzeit-EKG:** Im Ruhe-EKG zeigen sich Herzrhythmusstörungen nicht in jedem Fall, da nur ein kurzer Zeitraum erfasst wird. Daher wird zur Abklärung immer auch ein Langzeit-EKG über 24 Stunden aufgezeichnet. Dafür werden dem Patienten auf dem Brustkorb Elektroden aufgeklebt, die mit einem tragbaren Aufzeichnungsgerät verbunden sind. Der Patient soll sich wie

gewohnt verhalten. Das Gerät hat eine „Ereignistaste“, die bei allen Beschwerden betätigt werden soll. So kann bei der Auswertung festgestellt werden, wodurch mögliche Beschwerden verursacht wurden.
Rhythmusstörungen, die nur unter Belastung auftreten, werden im **Belastungs-EKG** erkannt.
Bei der invasiven **elektrophysiologischen Untersuchung** wird durch die V. femoralis ein Katheter in das rechte Herz vorgeschoben. Durch elektrische Stimulation in Vorhof und Kammer können verschiedene Rhythmusstörungen ausgelöst und diagnostiziert werden.

Therapie

Behandlung der Grunderkrankung

Wichtigste Maßnahme ist es, die Grunderkrankung, die die Herzrhythmusstörungen verursacht hat, zu therapieren. Bleiben trotzdem Herzrhythmusstörungen bestehen, wird abhängig von der Symptomatik sowie des mit den Rhythmusstörungen verbundenen Risikos behandelt. Es können verschiedene Medikamente, die so genannten Antiarrhythmika, eingesetzt werden. Daneben existieren nicht-medikamentöse Therapiemöglichkeiten (z. B. Schrittmacher- oder Defibrillatorimplantation, Katheterablation).

Medikamentöse Therapie

Antiarrhythmika verlangsamen oder erhöhen die Herzfrequenz und/oder führen zu einer gleichmäßigen Schlagfolge des Herzens. Je nach Art der Herzrhythmusstörungen werden verschiedene Medikamente eingesetzt. Sie werden in vier Klassen eingeteilt:

- Natriumkanalblocker, z. B. Chinidin, Lidocain, Propafenon
- β-Blocker, z. B. Metoprolol
- Kaliumkanalblocker, z. B. Amiodaron, Sotalol
- Kalziumantagonisten, z. B. Verapamil, Diltiazem.

Antiarrhythmisch wirksam sind daneben auch Digitalis, Parasympatholytika (z. B. Atropin), Sympathomimetika (z. B. Orciprenalin) und Adenosin. Da Antiarrhythmika selbst auch Herzrhythmusstörungen hervorrufen können, muss ihr Nutzen sehr genau gegen die Nebenwirkungen abgewogen werden.

Nicht-medikamentöse Therapie

Reguliert die Herzfrequenz durch Setzen elektrischer Impulse

Herzschrittmacher (engl. pacemaker = PM) stimulieren über elektrische Impulse die Herzmuskulatur und führen so zu einer regelmäßigen Schlagfolge des Herzens (➤ Abb. 1.7). Indikationen sind AV-Blockierungen oder andere bradykarde Herzrhythmusstörungen (Frequenz ≤ 40/Min.). Der Schrittmacher mit Batterie wird operativ subkutan oberhalb des M. pectoralis major eingebracht. Über die V. subclavia werden Elektroden zur Impulswahrnehmung und Impulsgebung in das rechte Herz vorgeschoben und dort verankert. Je nach Bedarf wird jeweils eine Elektrode in Vorhof und Kammer (Zweikammerschrittmacher) bzw. nur in Vorhof oder Kammer eingebracht (Einkammerschrittmacher). Ein **Zweikammerschrittmacher** stimuliert in physiologischer Reihenfolge erst die Vorhöfe und dann die Kammern, während beim **Einkammerschrittmacher** z. B. nur der Vorhof erregt wird. Ein **Demand-Schrittmacher** (Bedarf-Schrittmacher) registriert die Eigenaktionen

1

des Herzens und setzt einen Impuls, wenn eine vorher eingestellte Minimalfrequenz unterschritten wird.

Kardioversion bei Vorhofflattern und -flimmern, Kammertachykardie

Externe elektrische Kardioversion: Bei Vorhofflattern und -flimmern sowie bei Kammertachykardien wird die Kardioversion eingesetzt. Elektrische Energie (beginnend mit 100 Joule, bis max. 360 Joule), die über die Haut zum Herzen geleitet wird, blockiert kurzzeitig alle Reizbildungszentren im Herzen. Hierbei wird der Stromstoß nach dem noch vorhandenen Herzschlag ausgerichtet, d.h. synchronisiert. Ist die Therapie erfolgreich, übernimmt der Sinusknoten wieder die Schrittmacherfunktion des Herzens.

Defibrillation bei Kammerflattern und -flimmern, Notfall

Defibrillation: Die prinzipiell gleichartige Defibrillation kommt notfallmäßig bei Kammerflattern und -flimmern zum Einsatz. Sie unterscheidet sich von der Kardioversion dadurch, dass gleich mit einer höheren Energie von 360 Joule begonnen wird und die (bei der Kardioversion erforderliche) Synchronisation mit dem Herzschlag des Patienten entfällt.

Daneben gibt es ein implantierbares **Kardioverter-Defibrillator-System** (ICD), welches ähnlich wie ein Schrittmacher implantiert wird. Es kann Kammertachykardien und Kammerflimmern selbstständig erkennen und unter Umständen durchbrechen.

Katheterablation: Zusätzliche elektrische Leitungsbahnen oder andere die Erregungsbildung oder -leitung beeinflussende Herde in der Herzmuskulatur werden mittels Hochfrequenzelektrokoagulation „verödet“.

Während einer Kardioversion oder Defibrillation dürfen weder Patient noch Bett berührt werden!

Komplikationen

- Akute Linksherzinsuffizienz
- Plötzlicher Herztod
- Arterielle Embolien

Sinkt aufgrund von Herzrhythmusstörungen das Herzminutenvolumen, kann eine akute Linksherzinsuffizienz die Folge sein. Kammerflimmern kann zu Bewusstlosigkeit mit Atemstillstand und plötzlichem Herztod führen. Bei Vorhofflimmern mit funktionellem Vorhofstillstand bilden sich oft Throm-

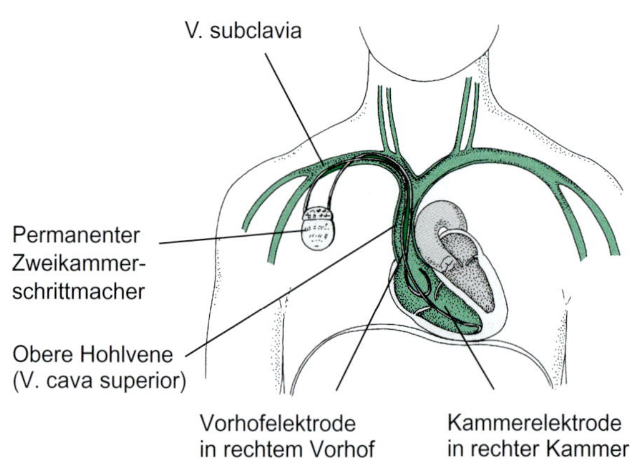

Abb. 1.7 Schrittmacherlage im Körper. [A400]

ben in den Vorhöfen, die dann arterielle Embolien, meist im großen Kreislauf, hervorrufen.

Pflege

Bei Herzrhythmusstörungen wird der Puls mindestens eine Minute lang gezählt. Bei kurzzeitigem Zählen über lediglich 15 Sekunden werden Rhythmusstörungen häufig nicht bemerkt.

Herz-Kreislaufstillstand und Reanimation

Der Herz-Kreislaufstillstand ist ein lebensbedrohlicher Zustand, welcher der sofortigen Reanimation bedarf.

Ursachen

- Kardial (> 90% aller Fälle): In 80 % der Fälle ist ein Herz-Kreislaufstillstand Folge von Kammerflattern oder -flimmern, in 20 % Folge einer Asystolie. Ursächlich sind meist KHK/Myokardinfarkt (70 %), Kardiomyopathien (10 %) oder eine hypertensive Herzerkrankung (5 %)
- Zirkulatorisch: Lungenembolie, Kreislaufschock
- Respiratorisch: Verlegung der Atemwege, Aspiration, Spannungspneumothorax, zentrale Atemstörung
- Terminalstadium verschiedener Erkrankungen.

- Asystolie (20 %)
- Kammerflattern/-flimmern (80 %)

Symptome

Bei einem Herzstillstand kommt es bereits nach 10–15 Sekunden zur Bewusstlosigkeit, nach 30–60 Sekunden kommt es zum Atemstillstand, nach 1–2 Minuten sind die Pupillen weit und reagieren nicht mehr auf Licht. Schon nach 3 Minuten können irreversible Hirnschäden auftreten.

Nach 10–15 Sek.: → Bewusstlosigkeit

Nach 30–60 Sek.: → Atemstillstand

Nach 1–2 Min.: → Weite Pupillen, keine Reaktion auf Licht

Nach 3 Min.: → Irreversible Hirnschäden

Therapie

Bei Verdacht auf Herzstillstand muss umgehend Alarm ausgelöst und laut um Hilfe gerufen werden. Die Atemwege werden frei gemacht und unmittelbar mit der Herzdruckmassage begonnen. Es darf keine Zeit verloren werden durch Auskultation, Puls tasten, Blutdruck messen, EKG. Auf die bislang obligatorische Pulskontrolle an der A. carotis wird verzichtet. Ebenso entfällt die bisherige initiale Beatmung. Da sich im Blut noch genügend Sauerstoff befindet, steht die Zirkulation des noch oxygenierten Blutes an erster Stelle.

Es wird sofort mit 30 Thoraxkompressionen begonnen, dann folgen zwei Beatmungsversuche (30 : 2 Rhythmus). Um aufwendiges Suchen des Druckpunktes zu vermeiden, wird die Mitte des Brustkorbes mit einer Frequenz von 100/Min. gleichmäßig 4–5 cm tief komprimiert. Nach 30 Kompressionen folgen zwei Beatmungen. Diese sollen nicht länger als eine Sekunde andau-

- Atemwege frei machen
- Herzdruckmassage (30 : 2)

1

- Defibrillation mit 360 J
- Adrenalin
- Amiodaron

ern, um eine Hyperventilation zu vermeiden. Bei der Zwei-Helfer-Methode sollen die Helfer alle zwei Minuten ihre Aufgabe wechseln, da die Herzdruckmassage im 30 : 2 Rhythmus sehr anstrengend ist.
Ist ein Kammerflattern oder -flimmern Ursache des Herzstillstandes wird mit 360 Joule defibrilliert. Unmittelbar nach der Defibrillation wird – ohne vorherige Kontrolle von EKG und Puls – die Basisreanimation mit fünf 30 : 2 Zyklen fortgesetzt. Nach einer zweiten erfolglosen Defibrillation wird Adrenalin gegeben. Erfolgt auch nach der dritten Defibrillation keine Konversion, wird Amiodaron verabreicht. Bei Asystolie wird Adrenalin und evtl. Atropin gegeben.

Komplikationen

- Durch Herz-Kreislauf-Stillstand: Zerebrale Schäden, Nierenversagen u.a.
- Durch Reanimation: Fraktur von Rippen und Sternum, Verletzungen der Lunge (Pneumothorax), Leberverletzungen, Milzverletzungen.

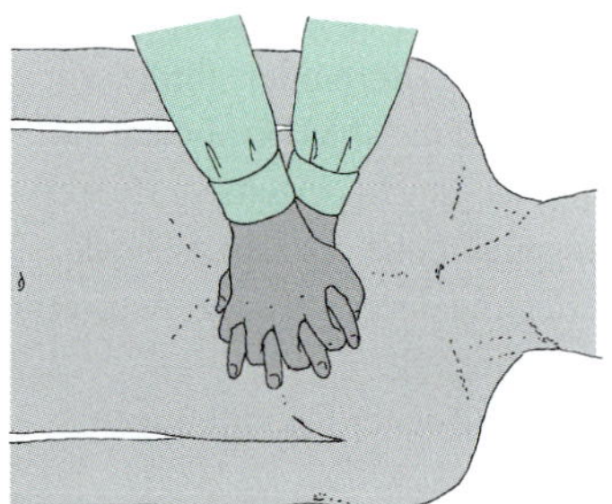

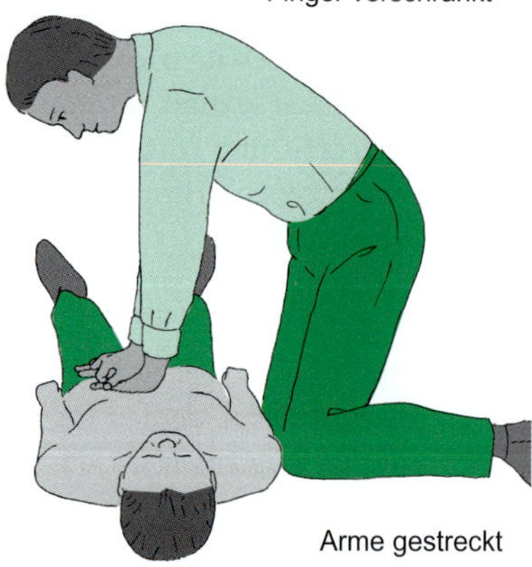

Abb. 1.8 Herzdruckmassage. [L190]

1.7 Entzündliche Herzerkrankungen

Das Herz ist aus drei verschiedenen Wandschichten aufgebaut, die sich unabhängig voneinander entzünden können. Je nach betroffener Schicht spricht man von einer:

Entzündung einer der drei Herzwandschichten

- Endokarditis: Entzündung des Endokards (Herzinnenhaut)
- Myokarditis: Entzündung des Myokards (Herzmuskelschicht)
- Perikarditis: Entzündung des Perikards (Herzaußenhaut).

1.7.1 Endokarditis

Da auch die Herzklappen aus Endokard bestehen, sind diese bei einer Endokarditis besonders häufig von Entzündungen betroffen.

Herzinnenhaut entzündet

Ursachen

Bakterielle Endokarditis

Bei einer bakteriellen Endokarditis siedeln sich Bakterien meist direkt auf einer Herzklappe an. Dabei handelt es sich in etwa 55 % der Fälle um hämolysierende Streptokokken, in etwa 30 % um Staphylokokken und in etwa 10 % um Enterokokken. Andere Erreger sind selten, jedoch gibt es kaum einen, der nicht schon als Ursache einer infektiösen Endokarditis nachgewiesen worden ist. Ein erhöhtes Risiko, an einer Endokarditis zu erkranken, haben Patienten mit angeborenen oder erworbenen Klappenfehlern und Patienten mit künstlichen Herzklappen.

Bakterielle Endokarditis: Streptokokken, Staphylokokken, gramnegative Bakterien, Pilze

Rheumatisches Fieber

Eine Endokarditis kann auch durch ein rheumatisches Fieber verursacht werden. Dabei werden während eines Streptokokkeninfektes (mit β-hämolysierenden Streptokokken A, z. B. Scharlach, Angina tonsillaris) Antikörper gebildet, die sich nicht nur gegen die Bakterien, sondern gleichzeitig gegen körpereigene Gewebe wie Bestandteile des Endokards richten. 10–20 Tagen nach dem Streptokokkeninfekt tritt meist bei Kindern und Jugendlichen das rheumatische Fieber als so genannte Zweiterkrankung auf. Es betrifft am Herzen insbesondere die Mitralklappe (80 %) oder die Aortenklappe (20 %), kann aber auch als Myokarditis und Perikarditis vorkommen. Die Häufigkeit des rheumatischen Fiebers ist vor allem durch die frühzeitige Antibiotikatherapie bei Streptokokkeninfekten stark zurückgegangen.

Rheumatisches Fieber: Zweiterkrankung nach einem Streptokokkeninfekt

Symptome

Bakterielle Endokarditis

- Fieber mit Schüttelfrost und Tachykardie
- Appetitlosigkeit, Gewichtsverlust, Schwäche
- Herzinsuffizienz
- Nierenbeteiligung mit Hämaturie und Proteinurie

- Splenomegalie (Vergrößerung der Milz)
- Petechien (kleinste Blutungen in die Haut), Osler-Knötchen (linsengroße, schmerzhafte, rötliche Knötchen an Fingern und Zehen).

Rheumatisches Fieber

- Fieber, Kopfschmerzen
- Myokarditis (z. B. Herzrhythmusstörungen), Perikarditis (z. B. retrosternale Schmerzen); die Endokarditis selbst macht sich im akuten Stadium in der Regel klinisch nicht bemerkbar
- Polyarthritis, die meist wechselnd mehrere große Gelenke betrifft
- Hauterscheinungen: z. B. Erythema anulare rheumaticum (rosarote Flecken besonders am Rumpf), Erythema nodosum (➤ 4.4.2)
- Chorea minor: Unkontrollierte Bewegungen vor allem der Hände (selten).

Diagnostik

- Blut: Entzündungszeichen (BSG ↑, CRP ↑, Anämie, Leukozytose, Thrombozytopenie)
- Herzauskultation: Neu aufgetretenes Herzgeräusch
- EKG: Herzrhythmusstörungen
- (Transösophageale) Echokardiographie: Veränderungen an den Herzklappen
- Bei bakterieller Endokarditis: Mindestens dreimal Blutkulturen zum Nachweis des Erregers und seiner Empfindlichkeit auf Antibiotika. Dafür wird Venenblut in zwei Blutkulturflaschen mit Nährlösung gespritzt. Diese werden unter aeroben (Anwesenheit von O_2) und anaeroben (Abwesenheit von O_2) Bedingungen bei 37 °C bebrütet. Blutkulturen müssen *vor* Gabe eines Antibiotikums mehrmals täglich entnommen werden
- Bei rheumatischer Endokarditis: Nachweis von Antikörpern gegen Streptokokken (Anti-Streptolysin 0, Anti-DNAse B).

Therapie

Bakterielle Endokarditis

- Antibiotikatherapie nach Abnahme mehrerer Blutkulturen, anfangs ungezielt, nach Eintreffen des Kulturergebnisses erregerspezifisch über mindestens 4–6 Wochen
- Operativer Klappenersatz bei nicht beherrschbaren Infektionen bzw. zunehmendem Klappendefekt.

Rheumatische Endokarditis

- Antibiotikatherapie mit Penicillin G
- Antientzündliche Therapie mit Acetylsalicylsäure (z. B. Aspirin®)
- Bei Herzbeteiligung Dauertherapie mit Penicillin zur Prophylaxe eines Rezidivs (bei Kindern bis zum Erwachsenenalter; bei Erwachsenen über mindestens zehn Jahre, da jeder neue Schub das Risiko eines späteren Herzklappenfehlers erhöht)

- Rezidivprophylaxe mit Penicillin über mindestens 10 Jahre, anschließend prophylaktische Antibiotikagabe bei invasiven Eingriffen z. B. an den Zähnen, im Nasen-Rachen-Raum, im Verdauungstrakt (Endoskopie), an den Harnwegen oder an der Haut, so dass kurzzeitig ins Blut gespülte Bakterien sich nicht am Herzen festsetzen können
- Prophylaktische Tonsillektomie (Mandelentfernung).

Komplikationen

Die bakterielle Endokarditis kann arterielle Embolien, z. B. im Gehirn oder der Retina, verursachen. Häufigste Todesursache ist die kardiale Dekompensation infolge einer zerstörten Herzklappe und eines geschädigten Myokards. Bei beiden Formen entwickeln sich oft Klappenfehler, die sich z.T. erst Jahre nach der Endokarditis bemerkbar machen.

- Arterielle Embolien
- Kardiale Dekompensation
- Herzrhythmusstörungen
- Klappenfehler

Pflege

Auf Symptome der Herzinsuffizienz wie Atemnot, Halsvenenstauung, periphere Ödeme ist zu achten. Puls und Blutdruck werden mehrmals täglich kontrolliert. Der Patient muss anfangs Bettruhe einhalten, weil jede Anstrengung das geschwächte Herz zusätzlich belastet.

1.7.2 Myokarditis

Ursachen

Eine Myokarditis wird meist durch Krankheitserreger hervorgerufen:

- Viren (50 %), z. B. Coxsackie B-Viren, Influenzaviren, HI-Viren
- Bakterien wie Staphylokokken, Streptokokken, Borrelia burgdorferi, Corynebacterium diphtheriae
- Pilze, Protozoen, Parasiten
- Nichtinfektiöse Myokarditis: Ggf. im Rahmen einer rheumatoiden Arthritis, bei Kollagenosen, Vaskulitiden, nach Bestrahlung des Mediastinums, durch Medikamente
- Begleitmyokarditis bei Herzinfarkt, nach Herzoperation.

Herzmuskel entzündet; meist durch infektiöse Erkrankungen

Symptome

Eine Myokarditis verläuft für den Patienten häufig ohne Beschwerden; selten kommt es zu schweren Verläufen mit tödlichem Ausgang. Als Symptome können auftreten:

- Müdigkeit, Abgeschlagenheit
- Herzrhythmusstörungen, z. B. Tachykardie, Extrasystolen
- Zeichen der Herzinsuffizienz, z. B. Dyspnoe.

Häufig symptomlos oder unspezifische Symptome

1

Diagnostik

- Klinik
- Entzündungsparameter ↑
- EKG
- Myokardbiopsie

Die Diagnose wird anhand der klinischen Zeichen gestellt. Im Blut sind die Entzündungszeichen (BSG, CRP) erhöht; evtl. auch die CK sowie Troponin T und I. Bei Virusmyokarditiden finden sich Autoantikörper im Blut. Meist zeigt das (Langzeit)-EKG Veränderungen. Bei unklarer Diagnose kommt ein Linksherzkatheter mit Myokardbiopsie in Betracht.

Therapie

- Grundkrankheit behandeln
- Schonung

Die Grundkrankheit (z. B. Diphtherie, Borreliose, rheumatoide Arthritis) wird spezifisch behandelt. Die Patienten müssen sich körperlich schonen. Komplikationen müssen behandelt werden. Bei schwerem Verlauf ist eine Herztransplantation in Erwägung zu ziehen.

Komplikationen

- Übergreifen der Entzündung auf das Perikard
- Schwere Herzrhythmusstörungen
- Übergang in eine dilatative Herzmuskelerkrankung mit Herzinsuffizienz.

1.7.3 Perikarditis

Ursachen und Einteilung

- Herzbeutel entzündet durch Viren, Bakterien
- Verschiedene Grunderkrankungen

Eine Perikarditis kann durch Viren (z. B. Coxsackie B, Adeno-, Influenzaviren) oder seltener durch Bakterien (Mykobakterien) hervorgerufen werden. Andere Ursachen sind: Rheumatisches Fieber, systemischer Lupus erythematodes, Urämie, Z.n. einer herzchirurgischen Operation oder nach einem Myokardinfarkt.

Unterscheidung feuchte und trockene Perikarditis

Sammelt sich während der Perikarditis Flüssigkeit im Herzbeutel an, entsteht ein Perikarderguss, es liegt eine **feuchte Perikarditis** vor. Ansonsten handelt es sich um eine **trockene Perikarditis.**

Symptome

Schmerzen hinter dem Sternum beim Einatmen, Husten und im Liegen

Der Patient klagt über stechende Schmerzen und Beklemmungsgefühl hinter dem Sternum, verstärkt durch Einatmen, Husten sowie im Liegen. Entwickelt sich ein Perikarderguss, klingen die Schmerzen ab.

Diagnostik

- Herzauskultation: Schabendes Geräusch (Perikardreiben), das unabhängig von der Atmung mit jedem Herzschlag zu hören ist; bei einer feuchten Perikarditis werden die Herztöne leiser, das Perikardreiben ist nicht mehr hörbar

- EKG
- Röntgen-Thorax: Veränderung der Herzform bei einem Perikarderguss
- Echokardiographie: Perikarderguss ab 50 ml nachweisbar
- Evtl. Punktion der Ergussflüssigkeit und Untersuchung auf Krankheitserreger.

Therapie

Die auslösende Grundkrankheit muss therapiert werden (z. B. Dialysebehandlung bei Urämie). Eine bakterielle Perikarditis wird mit Antibiotika behandelt. Zusätzlich soll der Patient Bettruhe einhalten und sich schonen. Gegen die Schmerzen können Analgetika und gegeben werden.

- Therapie der Grunderkrankung
- Bettruhe
- Analgetika, nichtsteroidale Antiphlogistika

Komplikationen

Herzbeuteltamponade

Große Flüssigkeitsmengen sammeln sich im Herzbeutel, so dass die Herzhöhlen eingeengt werden und sich nicht mehr ausreichend mit Blut füllen können. Dadurch kommt es zur Herzinsuffizienz. Blutdruckabfall und Tachykardie sind Zeichen eines beginnenden kardiogenen Schocks. Lebensrettend ist dann oft die Perikardpunktion, bei der der Herzbeutel punktiert und Flüssigkeit abgelassen wird.

- Herzbeuteltamponade durch Perikarderguss → Herzinsuffizienz
- Konstriktive Perikarditis als Spätkomplikation

Konstriktive Perikarditis

Spätkomplikation, bei der sich die Herzbeutelwände narbig verändern und so das Herz einengen („Panzerherz“). Häufig ist eine herzchirurgische Operation notwendig, bei der der Herzbeutel in Teilen oder ganz entfernt wird.

Pflege

Ein Perikarderguss kann an Größe zunehmen und dann zu einer Herzbeuteltamponade führen. Daher werden bei Patienten mit Perikarderguss Blutdruck und Puls regelmäßig kontrolliert. Blutdruckabfall, Tachykardie oder Zeichen der Rechtsherzinsuffizienz weisen auf einen beginnenden kardiogenen Schock hin → Notfall, sofort Arzt informieren!

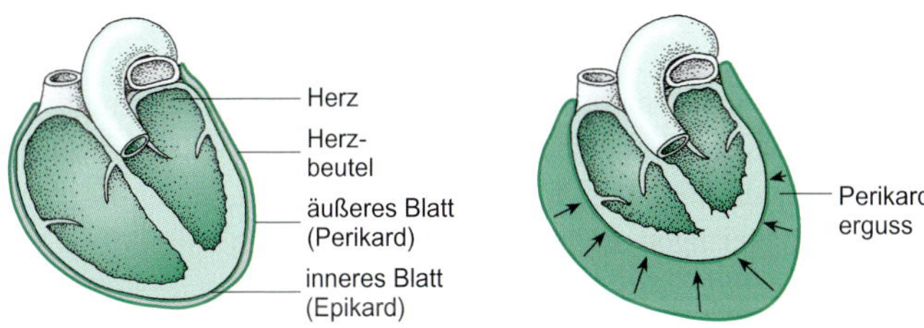

Abb. 1.9 Perikarderguss mit drohender Herzbeuteltamponade. [L190]

1.8 Kardiomyopathien

Kardiomyopathien sind Erkrankungen des Herzmuskels, die mit einer Funktionsstörung des Herzens einhergehen.

Einteilung

- Hypertrophe Kardiomyopathie
- Dilatative Kardiomyopathie
- Restriktive Kardiomyopathie

Die Kardiomyopathien werden pathologisch-anatomisch unterteilt:
Hypertrophe Kardiomyopathie (HCM): Der Herzmuskel hypertrophiert und verliert an Dehnbarkeit. Dadurch verengt sich insbesondere die linke Herzhöhle, bei einem Teil der Patienten speziell auch die Ausflussbahn des linken Ventrikels (hypertrophisch-obstruktive Kardiomyopathie, HOCM). 50 % der Fälle werden autosomal-dominant vererbt.
Dilatative Kardiomyopathie (DCM): Die Herzhöhlen dilatieren (weiten sich) und die Kontraktionskraft des Herzens nimmt ab. Betroffen sind alle Herzkammern, v. a. der linke Ventrikel. Es entsteht eine Pumpstörung, so dass sich am Ende der Diastole zu viel Blut im Herzen befindet. Ursächlich kann sowohl eine Genmutation vorliegen als auch verschiedene Umweltfaktoren (viral, autoimmun, Alkohol) verantwortlich gemacht werden.
Restriktive Kardiomyopathie (RCM): Endokard und angrenzendes Myokard fibrosieren, wodurch die Beweglichkeit des Herzmuskels eingeschränkt und insbesondere die diastolische Füllung behindert wird. Oft lagern sich Thromben an der Herzwand an und obliterieren (verstopfen) einen Teil der Herzhöhle. Die Ursachen sind unbekannt.

Ursachen

Unabhängig von ihrer Einteilung können Kardiomyopathien folgende Ursachen haben:

- Inflammatorisch
- Ischämisch
- Bei langjährigem Bluthochdruck
- Bei Herzklappenfehler
- Metabolisch, z. B. Diabetes mellitus, Schilddrüsenerkrankung
- Nach einer Geburt
- Stress.

Symptome

- Linksherzinsuffizienz
- Angina pectoris
- Herzrhythmusstörungen
- Thromben → Embolien

Je nach Art der Kardiomyopathie treten unterschiedliche Symptome auf, häufig sind Linksherzinsuffizienz, Angina pectoris und Herzrhythmusstörungen. Im Herzen können sich Thromben bilden, die in den Körper- oder Lungenkreislauf gelangen und dort zu Embolien führen.

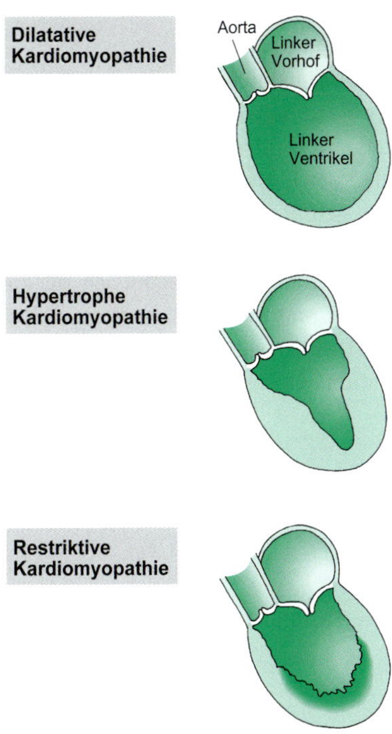

Abb. 1.10 Einteilung der Kardiomyopathien. [L190]

Diagnostik

Die Ursache einer Kardiomyopathie muss nach Möglichkeit herausgefunden und das Ausmaß der Erkrankung beurteilt werden:

- Serologische Untersuchungen, z. B. um Antikörper gegen Viren oder gegen Herzmuskulatur nachzuweisen
- Röntgen-Thorax, um Herzgröße, veränderte Lungengefäße und eine Lungenstauung bei Linksherzinsuffizienz festzustellen
- EKG und Langzeit-EKG, um Herzrhythmusstörungen zu erkennen
- Echokardiographie und Magnetresonanztomographie (Kernspintomographie, MRT, NMR), um Größe und Beweglichkeit des Herzens sowie Klappen zu beurteilen und Myokardveränderungen oder Thromben im Herzen festzustellen. Bei der Magnetresonanztomographie werden durch starke Magnetfelder H^+-Ionen angeregt. Spezielle Sensoren messen die entstehenden elektromagnetischen Wellen. Aus diesen Messungen wird dann mittels Computer das eigentliche Bild erstellt. Bilder können mit horizontaler, seitlicher oder frontaler Schnittführung erzeugt werden. Es kommt zu keiner Strahlenbelastung
- Linksherzkatheteruntersuchung, um die Pumpleistung des Herzens und die Koronarien zu beurteilen
- Evtl. Myokardbiopsie, um die Ursache einer Kardiomyopathie zu ermitteln.

Therapie

- Therapie von Grundkrankheit und Folgen
- Antikoagulation
- Evtl. Herzchirurgie

Bei sekundären Kardiomyopathien muss die Grundkrankheit therapiert werden. Die Folgen der Kardiomyopathie (Herzinsuffizienz, Angina pectoris, Herzrhythmusstörungen) können durch Medikamente behandelt werden, aber das Fortschreiten der Erkrankung ist oftmals nicht zu verhindern. Besteht die Gefahr, dass sich in den Herzkammern Thromben bilden, erhalten die Patienten Cumarine (z. B. Marcumar®), um so die Emboliegefahr zu verringern. Cumarine sind Vitamin-K-Antagonisten, die die Bildung der Gerinnungsfaktoren II, VII, IX und X in der Leber hemmen und so die Blutgerinnung herabsetzen. U. U. kann durch herzchirurgische Eingriffe oder durch eine Herztransplantation der Zustand des Patienten verbessert werden.

Komplikationen

- Schwere Herzrhythmusstörungen, die zum plötzlichen Herztod führen können
- Embolien
- Dekompensierte Herzinsuffizienz.

1.9 Herzklappenfehler

- Gestörte Ventilfunktion einer Herzklappe
- Zwei Formen: Stenose und Insuffizienz

Ein Herzklappenfehler (Vitium) ist die krankhafte Veränderung einer Herzklappe mit Störung ihrer Ventilfunktion. Meist ist das linke Herz betroffen und dort die Mitralklappe häufiger als die Aortenklappe.
Es werden zwei Formen von Herzklappenfehlern unterschieden:

- **Stenose:** Die Klappe öffnet sich ungenügend. Das Herz muss einen größeren Druck aufbringen, um das Blut durch die verkleinerte Klappenöffnung zu pumpen
- **Insuffizienz:** Die Klappe schließt ungenügend, so dass bei jedem Herzschlag Blut entgegen der normalen Flussrichtung in Herzkammer oder Vorhof zurückströmt (Regurgitation). Das Herz muss bei jeder Pumpaktion eine entsprechend größere Menge Blut befördern und hat so eine größere Volumenarbeit zu bewältigen. Bei der **relativen Insuffizienz** kommt es durch Herzkrankheiten (z. B. Herzinsuffizienz) zu einer Vergrößerung der Herzhöhlen. Dadurch dehnen sich auch die Klappenansatzringe, so dass eine an sich normale Herzklappe die vergrößerte Fläche nicht mehr vollständig verschließen kann.

Ursachen

- Angeboren
- Erworben, am häufigsten durch rheumatisches Fieber

Herzklappenfehler können angeboren oder erworben sein. Die häufigste Ursache erworbener Herzklappenfehler bei älteren Patienten ist eine Endokarditis durch rheumatisches Fieber. Die ersten Symptome des Herzklappenfehlers treten meist erst Jahre nach der Endokarditis auf. Der Patient erinnert sich häufig nur bei genauem Nachfragen an eine Krankheit mit Fieber und Gelenkbeschwerden.

Symptome

Die Symptome der verschiedenen Herzklappenfehler leiten sich aus ihrer anatomischen Lage und Funktion ab.

Abhängig von anatomischer Lage und physiologischer Bedeutung der Klappe

Mitralklappenstenose

Die Mitralklappe öffnet sich nicht genügend. Der linke Vorhof muss gegen einen größeren Widerstand pumpen, weshalb der Druck im linken Vorhof ansteigt. Blut staut sich aufgrund der Stenose in die Lunge zurück, es gelangt weniger Blut in die linke Herzkammer und damit in den Körperkreislauf (Herzminutenvolumen ↓).

Druckbelastung des linken Vorhofs → Blutrückstau in die Lunge

Die Folgen sind:

- Vorhofflimmern
- Thromben im linken Vorhof, die zu arteriellen Embolien (Gehirn, Extremitäten, Nieren) führen können
- Lungenstauung mit Dyspnoe, nach längerem Verlauf eine pulmonale Hypertonie mit Rechtsherzinsuffizienz
- Leistungsminderung, Zyanose durch vermindertes Herzminutenvolumen.

Mitralklappeninsuffizienz

Die Mitralklappe schließt nicht komplett, so dass während der Systole Blut zurück in den linken Vorhof und die Lungenvenen fließt. Der linke Vorhof vergrößert sich aufgrund der permanent größeren Blutmenge. Die Symptome sind ähnlich wie bei der Mitralklappenstenose.

Rückfluss von Blut in den linken Vorhof während der Systole → Dilatation des Vorhofes

Aortenklappenstenose

Bei der Aortenklappenstenose besteht eine erhöhte Druckbelastung der linken Herzkammer, die zur Hypertrophie führt. Bei Dekompensation vergrößert sich der linke Ventrikel, und der Körper wird nicht mehr ausreichend mit O_2 versorgt.

Druckbelastung des linken Ventrikels → Hypertrophie, evtl. Dekompensation

Typische Symptome sind:

- Blässe, rasche Ermüdbarkeit
- Schwindel, Synkopen (kurze Ohnmachten)
- Angina pectoris, Herzrhythmusstörungen
- Dyspnoe bei Belastung.

Aortenklappeninsuffizienz

Während der Diastole fließt Blut aus der Aorta durch die unvollständig schließende Aortenklappe in den linken Ventrikel zurück. Der linke Ventrikel vergrößert sich, da er ein größeres Volumen zu bewältigen hat. Er ist langfristig überfordert, was zu folgenden Symptomen führt:

Blutrückfluss aus der Aorta in den linken Ventrikel während der Diastole → Hypertrophie

- Große Blutdruckamplitude (hoher systolischer Druck, niedriger diastolischer Druck) mit sichtbaren Pulsationen an den Karotiden und den Fingernägeln, evtl. pulssynchrones Kopfnicken
- Blasse Haut

- Im fortgeschrittenen Stadium Linksherzinsuffizienz, seltener Angina pectoris und Herzrhythmusstörungen.

Patienten mit Aortenklappenfehlern sind meist über einen langen Zeitraum beschwerdefrei. Klinische Zeichen sind daher als Alarmsymptome zu werten!

Diagnostik

- Herzauskultation: Abhängig vom Herzklappenfehler entsteht während der Systole oder der Diastole ein Herzgeräusch. Eine Stenose erzeugt ein Geräusch, wenn das Blut durch die verengte Klappe gepumpt wird. Bei einer Insuffizienz tritt ein Geräusch auf, wenn das Blut durch die defekte Klappe zurückfließt
- EKG: Nachweis von Herzrhythmusstörungen, Zeichen einer Belastung und Vergrößerung bestimmter Herzteile abhängig von der Art des Klappenfehlers (Hypertrophiezeichen)
- Röntgen-Thorax: Veränderungen der Herzform und/oder der großen Gefäße geben Hinweise auf die Art des Klappenfehlers und auf eine Herzinsuffizienz
- (Transösophageale) Echokardiographie: Darstellung des Klappenfehlers und Beurteilung der Blutströmungsverhältnisse
- Herzkatheteruntersuchung: Beurteilung der Klappenfunktion (Klappenöffnungsfläche, Regurgitationsfraktion) sowie der Herzfunktion, Messung der Drücke im Herzen, im Körper- und Lungenkreislauf.

Therapie

- Herzinsuffizienz behandeln
- Endokarditisprophylaxe
- Evtl. Antikoagulation
- Evtl. operativer Klappenersatz

Besteht eine Herzinsuffizienz, so muss diese behandelt werden. Da bei Patienten mit geschädigter Herzklappe ein erhöhtes Endokarditis-Risiko besteht, erhalten sie bei vorhersehbaren Bakteriämien (z. B. Zahnextraktionen) eine antibiotische Endokarditisprophylaxe. Bei Vorhofflimmern werden Antikoagulanzien (Cumarine, z. B. Marcumar®) zur Embolieprophylaxe verordnet. Klappenstenose können mithilfe eines Ballonkatheters gesprengt werden. Daneben können Mitral- und Aortenklappe auch operativ durch künstliche Klappen ersetzt oder rekonstruiert werden. Zur Verfügung stehen mechanische Prothesen oder Bioprothesen. Im Anschluss an die Operation müssen Patienten mit mechanischen Klappen aufgrund des erhöhten Risikos von Thromben und Embolien lebenslang Antikoagulanzien einnehmen.

Übungsfragen

1. Was versteht man unter koronarer Herzkrankheit? Nennen Sie Risikofaktoren, therapeutische Möglichkeiten (konservativ/operativ), Komplikationen!
2. Nennen Sie fünf Symptome eines Herzinfarktes!
3. Welche Erstmaßnahmen müssen bei einem Herzinfarkt erfolgen?
4. Warum ist der Herzinfarkt eine lebensbedrohliche Erkrankung?
5. Was sind Ursachen, Symptome und Therapie einer Herzinsuffizienz?
6. Nennen Sie Ursachen einer Bradykardie sowie einer Tachykardie!
7. Was ist eine Endokarditis? Nennen Sie die häufigste Ursache und eine mögliche Komplikation!
8. Welche Formen der Perikarditis werden unterschieden?
9. Was ist die häufigste Ursache eines erworbenen Herzklappenfehlers?

KAPITEL

2 Erkrankungen der Gefäße und des Kreislaufsystems

2.1 Erkrankungen der Arterien

2.1.1 Periphere arterielle Verschlusskrankheit

Die **p**eriphere **a**rterielle **V**erschluss**k**rankheit **(pAVK)** betrifft meist die Beinarterien, nur selten die Arterien der Arme. Männer sind häufiger betroffen als Frauen.

Ursachen

In über 95 % der Fälle ist die pAVK arteriosklerotisch bedingt. Für die pAVK gelten die gleichen Risikofaktoren wie für die koronare Herzkrankheit (➤ 1.2). Seltenere Ursachen sind Gefäßentzündungen, z. B. Thrombangiitis obliterans.

- In 95 % arteriosklerotisch bedingt
- Betroffen sind meist die Beine

Symptome

Bei der pAVK der Beine treten die Schmerzen abhängig vom Ort der Stenose auf. Sie sind distal der Gefäßstenose zu spüren:

- Beckentyp (35 %) → Schmerzen in Gesäß und Oberschenkel
- Oberschenkeltyp (50 %) → Schmerzen in der Wade
- Unterschenkeltyp (15 %) → Schmerzen in der Fußsohle.

Abhängig vom Ort der Stenose

Die Stadien bzw. Schweregrade der Erkrankung werden nach Fontaine eingeteilt (➤ Tab. 2.1).

Im Stadium II bleiben die Patienten aufgrund der Schmerzen nach einer bestimmten Gehstrecke stehen. Die Durchblutung der Beine nimmt dann wieder zu und die Schmerzen verschwinden. Aus diesem Grund wird auch von **Claudicatio intermittens** oder „Schaufensterkrankheit" gesprochen.

Tab. 2.1 Einteilung der pAVK nach Fontaine.

Stadium	Symptome
I	Beschwerdefreiheit
II	Schmerzen bei Belastung
II a	Schmerzfreie Gehstrecke ≥ 200 m
II b	Schmerzfreie Gehstrecke ≤ 200 m
III	Schmerzen in Ruhe, besonders nachts
IV	Nekrose/Gangrän/Ulcus (abgestorbener Gewebebezirk, „Raucherbein")

Diagnostik

- Fehlender Puls
- Geräusch über der Stenose
- Blutdruck in den Beinen ↓
- Trophische Störungen
- Suche nach KHK und zerebralen Durchblutungsstörungen

2

Ist das Gefäß zu mehr als 90 % eingeengt, ist der Puls distal der Stenose nicht mehr zu tasten. Auskultatorisch ist ein Geräusch über der Stenose zu hören. Der Blutdruck in den Beinen ist im Vergleich zum Blutdruck in den Armen stark erniedrigt. Die Haut des Beines und Fußes zeigt trophische Störungen wie fehlende Behaarung, gestörtes Nagelwachstum, zyanotische, marmorierte Haut, evtl. Ulzera (Geschwüre).

Funktionsprüfung und apparative Methoden

- **Dopplerdruckmessung:** In Ruhe und bei Belastung wird der Blutdruck an beiden Oberarmen und distalen Unterschenkeln gemessen. Normalerweise liegt der systolische Knöchelarteriendruck etwa 10 mmHg über dem Oberarmdruck
- **Transkutane pO_2-Messung** mittels Pulsoximeter: die O_2–Sättigung an der Großzehe sollte nicht mehr als 2 % niedriger als am Zeigefinger sein
- **Doppler-Sonographie:** Strömungsgeschwindigkeit und -richtung des Blutes werden dargestellt (Strompulskurve). Ist eine Arterie komplett verschlossen, lässt sich keine Blutströmung mehr nachweisen. Weiterhin sind auch Aneurysmen und Thrombosen erkennbar
- **Arteriographie** (auch: Angiographie) und **digitale Subtraktionsangiographie** (DSA): Eine Stenose wird röntgenologisch mit Kontrastmittel sichtbar gemacht. Bei der DSA können die Gefäße computerunterstützt besonders genau dargestellt werden. Eine Arteriographie wird vor einer Operation zur exakten Lokalisation der Stenose(n) durchgeführt.

Da eine Arteriosklerose selten isoliert die Arterien der unteren Extremitäten betrifft, sollte auch nach Symptomen einer koronaren Herzkrankheit und nach zerebralen Durchblutungsstörungen gesucht werden.

Therapie

Beseitigung der Risikofaktoren

Die Risikofaktoren einer Arteriosklerose müssen soweit wie möglich beseitigt und gemieden werden: Nikotinverzicht, konsequente Einstellung von Blutdruck, Blutzuckerspiegel und Fettstoffwechselstörungen.

Konservative Therapie

- Gehtraining
- Thrombozytenaggregationshemmer, Prostanoide
- Wundpflege
- Sorgfältige Fußpflege

Im Stadium I und II der pAVK steht das Gehstreckentraining im Vordergrund. Die Patienten sollen mehrmals täglich in bestimmten Intervallen nach einem Schema Fußbewegungen machen bzw. gehen. Es bilden sich daraufhin neue Zuflüsse zu den Gefäßen distal der Stenose aus, sog. Kollateralen. Diese verbessern die Blutversorgung des Gewebes, das vorher nur von dem verengten Gefäß versorgt wurde.

In den Stadien II bis IV kann die Durchblutung medikamentös verbessert werden. Dazu dienen Thrombozytenaggregationshemmer (ASS, Clopidogrel) sowie Prostanoide (Alprostadil, z. B. Prostavasin®), die intravenös gegeben werden.

Bestehen ischämische Ulcera müssen Nekrosen abgetragen werden sowie eine regelmäßige Wundreinigung und Verbandswechsel erfolgen. Bei Verdacht auf eine Lokalinfektion werden systemisch Antibiotika gegeben.
In jedem Stadium sollte eine sorgfältige Fußpflege durchgeführt werden. Verletzungen im Fußbereich müssen aufgrund der schlechten Heilungstendenz vermieden werden.

Rekanalisierende und operative Verfahren

Diese Verfahren werden im Stadium II bis IV angewendet:

- **Perkutane transluminale Angioplastie** (PTA). Ein Katheter, an dessen Ende sich ein kleiner Ballon befindet, wird in dem betroffenen Gefäß bis zur Stenose vorgeschoben. Hier wird der Ballon aufgeblasen und dehnt so die Stenose wieder auf. Anschließend wird ein Stent eingelegt
- **Andere Kathetermethoden.** Rotations-, Laser-, Ultraschall-Angioplastie
- **Lokale Lyse.** Bei arteriellen Thrombosen werden Substanzen, die die Fibrinolyse aktivieren (z. B. Streptokinase, t-PA) mit einem Katheter direkt an den Thrombus herangebracht. Die Kontraindikationen sind hierbei weniger streng als bei der systemischen Thrombolyse (➤ 1.3)
- **Thrombendarteriektomie** (TEA). Bei kurzstreckigen Verschlüssen wird der Thrombus mit der Gefäßinnenwand aus dem Gefäß ausgeschält
- **Bypass-Operation.** Langstreckige oder multiple Stenosen werden durch einen Gefäßersatz (Prothese) überbrückt. Hierzu eignet sich die körpereigene V. saphena magna oder körperfremdes Material (Kunststoff)
- **Amputation.** Kann bei Gangrän oder unbeherrschbaren Schmerzen eine ausreichende Durchblutung durch die oben genannten Maßnahmen nicht wiederhergestellt werden, muss der betroffene Extremitätenabschnitt amputiert werden.

2.1.2 Akuter Verschluss einer Extremitätenarterie

Bei einem akuten Arterienverschluss wird die Blutzufuhr plötzlich komplett unterbrochen. Die Arme sind davon mit 15 % der Fälle wesentlich seltener betroffen als die Beine. Es handelt sich um einen gefäßchirurgischen Notfall!

- Komplette Unterbrechung der Blutzufuhr
- Gefäßchirurgischer Notfall

Ursachen

Ein akuter Arterienverschluss wird in über 70 % der Fälle durch eine Embolie (verschlepptes Blutgerinnsel) hervorgerufen. Der Embolus stammt meist aus dem linken Herzen, wenn dort der Blutfluss gestört ist, z. B. bei Herzinfarkt, Mitralklappenfehler, Vorhofflimmern, und wird von dort in den Körperkreislauf gespült. Weitere Emboliequellen sind z. B. Aneurysmen der Aorta. Seltener wird ein Arterienverschluss durch eine Thrombose bei vorbestehender Arteriosklerose verursacht.

- Embolie
- Thrombose

Symptome und Diagnostik

Klinik: 6 P's

Charakteristisch sind die aus dem Englischen stammenden 6 P:
- **P**ain: Heftige, akut einsetzende Schmerzen distal der Stenose
- **P**aleness: Blässe des betroffenen Körperteils
- **P**araesthesia: Missempfindungen, Gefühlsstörungen
- **P**ulselessness: Fehlende Pulse distal der Stenose
- **P**aralysis: Bewegungsunfähigkeit des betroffenen Körperteils
- **P**rostration: Schock.

Ist die Ursache des Arterienverschlusses eine lokale Thrombose, so entwickeln sich die Symptome häufig langsam und sind nicht so drastisch.

Diagnose anhand
- Klinik
- Ggf. Farb-Doppler-Sonographie
- Arteriographie

Anhand der Anamnese und der Symptome kann meist schon die Diagnose gestellt werden. In unklaren Fällen wird eine Farb-Doppler-Sonographie und evtl. eine Arteriographie (DSA) durchgeführt.

Therapie

Sofortmaßnahmen

- 10 000 IE Heparin i.v., um die weitere Anlagerung eines Thrombus zu verhindern
- Schmerzmittelgabe, z. B. Opiate i.v. (Dolantin®)
- Intravenöse Volumenzufuhr, um einem Schock vorzubeugen
- Betroffene Extremität in Watte wickeln und tief lagern, um die Durchblutung zu erhöhen
- Chirurgen informieren, Nahrungskarenz (wegen Notfall-OP).

Bei akutem Arterienverschluss sind streng verboten:
- Hochlagern der Extremität
- Antithrombosestrümpfe
- Äußere Anwendung von Wärme oder Kälte, da diese den Sauerstoffbedarf des Gewebes erhöhen, dem nicht entsprochen werden kann
- I.m.-Injektionen (wegen möglicher Lysebehandlung)!

Rekanalisierende Verfahren

- Embolektomie
- Lyse
- Cumarin

Es gibt verschiedene Verfahren, um die Durchlässigkeit des Gefäßes wieder herzustellen (zu rekanalisieren):
- **Embolektomie:** Ein Fogarty-Ballonkatheter (➤ Abb. 2.1), an dessen Ende sich ein kleiner Ballon befindet, wird in das Gefäß und durch den Embolus hindurchgeschoben. Daraufhin wird der Ballon aufgeblasen und gemeinsam mit dem Embolus zurückgezogen. Dies ist meist nur innerhalb der ersten sechs Stunden möglich, da der Embolus in dieser Zeit noch nicht fest mit der Gefäßwand verhaftet ist
- Thrombusauflösung mittels lokaler Lyse.

Zusätzlich muss die Ursache der Embolie bzw. des Arterienverschlusses beseitigt werden. Ist dies nicht möglich, wird die Gerinnungsfähigkeit des Blutes mit Cumarinen (z. B. Marcumar®) herabgesetzt, um weiteren Embolien vorzubeugen.

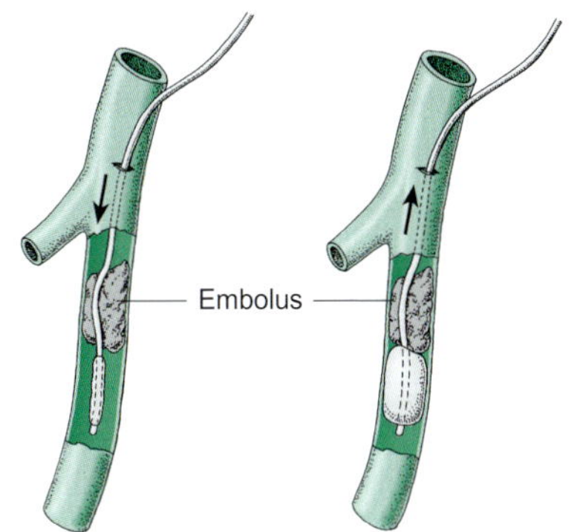

Abb. 2.1 Embolektomie mit einem Fogarty-Ballonkatheter. [L190]

Komplikationen

Tourniquet-Syndrom mit akutem Nierenversagen

Bei einer kompletten Ischämie der Extremität, dem sog. **Tourniquet-(Stauschlauch-)Syndrom**, zerfällt die Muskulatur nach 6–12 Std. Es entwickelt sich eine metabolische Azidose und eine Hyperkaliämie. Mit dem Urin wird Myoglobin ausgeschieden und es kann zu einem akuten Nierenversagen kommen.

2.1.3 Raynaud-Syndrom

Minderdurchblutung der Finger durch Gefäßspasmen

Beim Raynaud-Syndrom kommt es kurzfristig und reversibel zur Minderdurchblutung der Finger durch Gefäßspasmen. In 80 % der Fälle sind Frauen betroffen.

Ursachen und Einteilung

Das **primäre Raynaud-Syndrom** (> 50 %) ist funktionell bedingt. Die Gefäßspasmen werden durch Kälte oder Emotionen ausgelöst, oft in Kombination mit Einschnürungen (z. B. durch Einkaufstasche).
Beim **sekundären Raynaud-Syndrom** (< 50 %) treten organische Veränderungen der Fingerarterien auf, meist im Zusammenhang mit anderen Grunderkrankungen wie Kollagenosen, Vaskulitiden, hämatologischer Erkrankungen oder als Nebenwirkung einiger Medikamente (beispielsweise Ergotamin, β-Blocker).

Symptome

Initiale Blässe → Zyanose → reaktive Hyperämie

Die Gefäßspasmen sind schmerzhaft, treten anfallsartig auf und dauern meist nicht länger als 30 Minuten. Die Fingerkuppen sind erst kalt und blass, dann zyanotisch und anschließend durch eine reaktive Hyperämie gerötet.
Beim sekundären Raynaud-Syndrom treten die Anfälle häufiger auf und halten länger an, die Endglieder der Finger sind meist asymmetrisch befallen. Im fortgeschrittenen Stadium treten trophische Hautveränderungen, Entzündungen und punktförmige Nekrosen der Finger auf.

- Trophische Hautveränderungen
- Entzündungen
- Nekrosen

Diagnostik

Ein Raynaud-Anfall kann provoziert werden, indem die Hände drei Minuten in Eiswasser gehalten werden. Beim sekundären Raynaud-Syndrom findet sich bei der Kapillarmikroskopie der Nagelfalzkapillaren ein erhöhter Kapillardurchmesser. Gefäßspasmen können in der Doppler-Sonographie gesehen werden.

Therapie

Die Therapie besteht beim primären Raynaud-Syndrom aus Vermeidung von Kälte und Nässe sowie strenger Nikotinabstinenz.
Beim sekundären Raynaud-Syndrom muss die auslösende Grunderkrankung behandelt werden. Es können Kalziumantagonisten gegeben werden.

2.1.4 Aneurysma

Aussackung der Arterienwand

Aneurysmen sind Aussackungen der Arterienwände. Sie sind entweder angeboren oder werden im Laufe des Lebens erworben. Ursachen können bestimmte Infektionen (z. B. Syphilis), Arteriosklerose oder Gefäßverletzungen sein. Aneurysmen treten am häufigsten auf als Bauchaortenaneurysma oder als zerebrales Aneurysma.

Bauchaortenaneurysma

Das Bauchaortenaneurysma liegt meist zwischen dem Durchtritt der Aorta durch das Zwerchfell und ihrer Aufgabelung in die Aa. iliacae und wird v. a. durch eine Arteriosklerose und Bluthochdruck verursacht.

Symptome und Komplikationen

Aneurysmen fallen häufig erst durch Komplikationen auf:
- Bauch-, Rückenschmerzen
- Thromben → Embolien

Viele Patienten mit einem Bauchaortenaneurysma haben keine Beschwerden. Durch die Größenzunahme des Aneurysmas kann es allerdings zur Verdrängung benachbarter Organe sowie zu Bauch- oder Rückenschmerzen kommen. Da im Bereich des Aneurysmas die Blutströmung verlangsamt ist, können sich Thromben bilden. Teile des Thrombus können sich lösen, mit dem Blutstrom verschleppt werden und Embolien verursachen.
Gefürchtete Komplikation ist die Ruptur des Aneurysmas. Da die Wand eines Aneurysmas sehr dünn ist, reichen oft geringe Blutdruckerhöhungen aus, um es platzen zu lassen. Es treten dann Zeichen eines akuten Abdomens mit starken Schmerzen und Schock auf. Wird die Rupturstelle nicht durch Darmschlingen oder Mesenterium abgedichtet, fließt das Blut ungehindert in die freie Bauchhöhle. 70 % der Patienten sterben vor OP-Beginn.

Diagnostik und Therapie

Das Bauchaortenaneurysma ist in der Sonographie, in der Farb-Doppler-Sonographie, im CT oder der Angiographie zu erkennen. Ab einem Durchmesser von etwa 5 cm, sollte ein Aneurysma operativ entfernt und der entsprechende Gefäßabschnitt durch eine Gefäßprothese ersetzt werden. Kleinere Aneurysmen müssen regelmäßig sonographisch kontrolliert werden. Ein rupturiertes Aneurysma, das mit einer hohen Letalität einhergeht, muss notfallmäßig operiert werden.

Diagnostik:
- Ultraschall
- Farb-Doppler-Sonographie
- CT
- Angiographie

Therapie: OP

Zerebrales Aneurysma

Das zerebrale Aneurysma ist meist im vorderen Abschnitt des Circulus arteriosus Willisi (Arterienkreis an der Hirnbasis) lokalisiert und entsteht in der Regel aufgrund einer angeborenen Gefäßwandschwäche. Mit 2 % ist es in der Bevölkerung relativ häufig.

Ursachen

Meist liegt eine angeborene Gefäßwandschwäche vor. Seltenere Ursachen sind Arteriosklerose, Trauma oder Entzündungen (mykotisches Aneurysma, Vaskulitis) der Hirngefäße.

- Angeb. Gefäßwandschwäche
- Arteriosklerose
- Trauma, Entzündungen

Symptome und Komplikationen

Ein Aneurysma kann sich durch anfallsartige Kopfschmerzen oder vorübergehende Hirnnervenausfälle bemerkbar machen. Rupturiert ein Aneurysma kommt es zur Blutung zwischen Arachnoidea und Pia mater, einer **Subarachnoidalblutung** (SAB), mit folgenden Symptomen:
- Plötzlich einsetzender, extrem starker Kopfschmerz, der in Nacken und Schultern ausstrahlt
- Übelkeit, Erbrechen
- Bewusstseinsstörung bis zum Koma
- Meningismus nach einigen Tagen
- Schwankungen von Blutdruck, Herzfrequenz und Atmung
- Epileptische Anfälle.

Diagnostik

Das zerebrale Aneurysma wird mit Hilfe von einem CT oder einem MRT sowie Angiographie dargestellt. Bei Verdacht auf Ruptur wird ggf. eine Lumbalpunktion durchgeführt, bei der sich Blut im Liquor nachweisen lässt. Mit Hilfe der transkraniellen Doppler-Sonographie können Spasmen der Blutgefäße dargestellt werden. Diese stellen eine Kontraindikation für die Durchführung einer Angiographie dar. Voraussetzung für eine Operation ist eine Angiographie, um die genaue Lokalisation und Größe des Aneurysmas zu bestimmen.

- CT, MRT
- Angiographie
- Evtl. Lumbalpunktion

Therapie

Eine akute Subarachnoidalblutung ist ein Notfall:

- Stabilisierung und engmaschige Überwachung von Kreislauf, Atmung und Bewusstseinslage
- Sedierung, z. B. mit Diazepam (z. B. Valium®)
- Schmerzbekämpfung, z. B. Morphinderivate (z. B. Temgesic®)
- Hirnödembehandlung mit Kortikosteroiden
- Prophylaxe eines Vasospasmus der Hirngefäße mit Kalziumantagonisten (z. B. Nimodipin als Nimotop®).

- Früh-OP innerhalb von 3 Tagen oder
- Spät-OP nach 2 Wochen

Abhängig vom Zustand des Patienten wird innerhalb der ersten drei Tage nach Blutung operiert bzw. dann, wenn die Gefahr von reflektorischen Vasospasmen der Hirngefäße geringer ist (nach ca. zwei Wochen). Hierbei wird das rupturierte Aneurysma mikrochirurgisch durch Clippen beseitigt. Wichtigster prognostischer Faktor ist der anfängliche Bewusstseinszustand: Bei primär komatösen Patienten beträgt die Letalität etwa 70 %, bei wachen Patienten nur 10 %.

Komplikationen

- Rezidivblutungen sind relativ häufig und gehen mit einer erhöhten Mortalität einher
- Vasospasmen: Durch die Konstriktion der Hirngefäße insbesondere nach 7 bis 14 Tagen kann es zum Hirninfarkt kommen
- Durch eine Abflussstörung des Liquors kann sich ein Hydrozephalus entwickeln.

2.2 Erkrankungen der Venen

Der Rückfluss des venösen Blutes aus den Beinen zum Herzen erfolgt weitgehend über große tiefe Venen, den sog. Leitvenen. Das Blut aus dem oberflächlichen Venensystem fließt über Perforans-Venen in die Leitvenen ab. Durch das Zusammenspiel von Muskelpumpe und Venenklappen wird der Blutfluss gegen die Schwerkraft ermöglicht.

2.2.1 Varikosis

Als **Varikosis** (Krampfaderleiden) werden ausgedehnte Varizen der Beine bezeichnet. **Varizen** (Krampfadern) sind erweiterte und geschlängelt verlaufende Venen, die meist an den Beinen auftreten.

Ursachen

Aufgrund einer Venenwandschwäche weiten sich die oberflächlichen Venen, wodurch sich die Venenklappen voneinander entfernen und nur noch unvollständig schließen. Es kommt zur Umkehr des Blutflusses und zu einem Rückstau des Blutes zunächst im oberflächlichen Venensystem, später auch in den Perforans-Venen und im tiefen Venensystem. Begünstigt wird die Varikosis durch stehende oder sitzende Tätigkeiten, Übergewicht und Schwangerschaft. Meist liegt eine familiäre Häufung vor. Weiterhin tritt eine Varikosis im Gefolge anderer Venenerkrankungen auf, z. B. nach einer tiefen Beinvenenthrombose.

- Erweiterte Venen aufgrund einer Venenwandschwäche
- Stehende/sitzende Tätigkeit
- Übergewicht
- Schwangerschaft
- Familiäre Häufung
- Nach Thrombose

Einteilung

Es lassen sich je nach Lokalisation der Varizen drei Formen unterscheiden:

- **Besenreiser** sind kleine, in der Haut gelegene, erweiterte Venen, die netzartig angeordnet sind
- **Retikuläre Varizen** sind 2–4 mm große Venenerweiterungen im Subkutangewebe. Die dabei intakten Perforansvenen gewährleisten die Verbindung zwischen tiefen und oberflächlichen Venen. Sie haben meist nur kosmetische Bedeutung.
- **Stammvarizen** sind erweiterte tiefe Hauptvenen, z. B. die V. saphena magna und V. saphena parva an der Innenseite des Beines bzw. an der Rückseite des Unterschenkels. Dabei sind die Perforansvenen und die Mündungsklappe in die V. femoralis meist funktionslos.

Symptome

Die Varikosis kann lange Zeit symptomlos bleiben, auch stehen die Beschwerden nicht unbedingt in Beziehung zum Ausmaß der Varikosis. Nach dem klinischen Verlauf lassen sich vier Stadien unterscheiden:

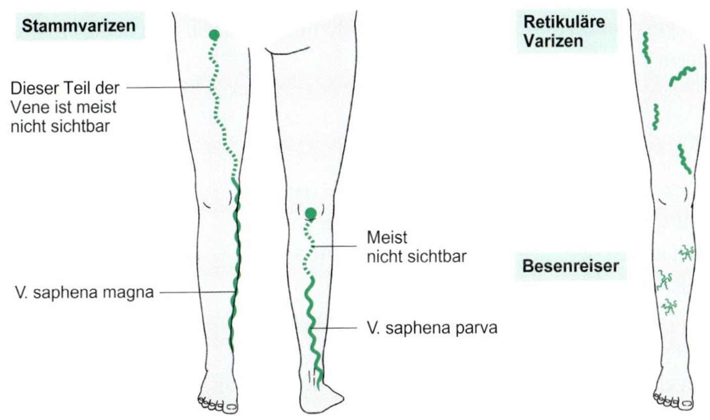

Abb. 2.2 Formen der Varikosis. [L157]

4 Stadien

- I: Keine Beschwerden, evtl. kosmetisches Problem
- II: Stauungsgefühl, nächtliche Wadenkrämpfe, Sensibilitätsstörungen
- III: Stauungsekzem mit bräunlicher Verfärbung (Purpura jaune d'ocre) und Verhärtung (Lipodermatosklerose) der Haut. Am Sprunggelenk bilden sich weißliche, stark druckschmerzhafte, narbige Einziehungen (Atrophie blanche)
- IV: Ulcus cruris: Schon durch kleinste Verletzungen entsteht meist am Innenknöchel eine nässende, oft sehr schmerzhafte Wunde. Ab diesem Stadium wird der Verlauf extrem langwierig.

Die Beschwerden nehmen meist gegen Abend, nach langem Sitzen oder Stehen sowie bei warmen Wetter zu.

Diagnostik

- Farb-Doppler-Sonographie zum Nachweis der Durchlässigkeit der tiefen Venen und von Klappeninsuffizienzen, zur Darstellung der Stärke und Richtung des Blutflusses in den oberflächlichen Venen
- Evtl. Phlebographie (Venendarstellung mit Röntgenkontrastmittel) bei geplanter operativer Varizenentfernung.

Therapie

Durch Bewegung, bzw. aktive Muskelpumpe der Wadenmuskulatur im Sitzen, Hochlagerung der Beine, Kompressionsstrümpfe (Einschnürungen vermeiden), Schuhe mit flachen Absätzen, Vermeiden von Wärme, Gewichtsreduktion sowie atemvertiefende Maßnahmen zur Unterstützung des venösen Rückstroms können die Beschwerden einer Varikosis gelindert werden. Sind diese Maßnahmen nicht ausreichend, kann je nach Gefäßgröße eine Sklerosierung, eine Ligatur der insuffizienten Perforans-Venen oder eine operative Entfernung der Varizen (Venenstripping) vorgenommen werden. Dafür muss das tiefe Venensystem durchgängig sein, damit der Blutrückfluss zum Herzen gesichert ist.

- Stripping
- Sklerosierung
- Ligatur

Ein Ulcus cruris wird mit Hydrokolloidverbänden, fibrinolytischen Salben, antiseptischen Bädern und Zinkpaste behandelt. Nekrotische Beläge müssen entfernt werden.

Prophylaxe

Um das Auftreten von Varizen zu verhindern oder ihren Verlauf günstig zu beeinflussen, sollte folgendes beachtet werden:

- Viel laufen oder liegen, nicht lange sitzen oder stehen, Beine nicht übereinander schlagen
- Beine morgens und abends mit kaltem Wasser abbrausen
- Übergewicht abbauen
- Regelmäßig Sport treiben (Schwimmen, Radfahren, Wandern)
- Tief atmen, um aufgrund der so entstehenden Sogwirkung den venösen Rückfluss zu unterstützen.

2.2.2 Thrombophlebitis

Eine oberflächliche Thrombophlebitis ist die Entzündung einer oberflächlichen Vene mit deren Verlegung.

Entzündung einer oberflächlichen Vene

Ursachen

Patienten mit Varizen können eine **abakterielle Thrombophlebitis** entwickeln. Durch Bettruhe, mangelnde Bewegung oder Verletzungen können sich in den Varizen Thromben bilden, in die Leukozyten einwandern und zu einer Entzündung des Endothels führen. Die **bakterielle Thrombophlebitis** tritt meist an den Armen auf. Sie wird hervorgerufen durch Venenverweilkanülen oder durch Injektionen von endothelreizenden Lösungen.

- Immobilisation
- Verletzungen
- Reizung des Endothels

Symptome

Bei einer Thrombophlebitis treten die typischen Entzündungszeichen auf:

- Rubor: Rötung
- Calor: Überwärmung
- Dolor: Schmerzen
- Tumor: Tastbarer derber Venenstrang.

Es besteht die Gefahr, dass der Thrombus sich bis in das tiefe Beinvenensystem ausdehnt. Bei einer bakteriellen Venenentzündung kann zusätzlich Fieber auftreten. Die Entwicklung eines Abszesses oder einer Sepsis ist möglich.

Rubor, Calor, Dolor, Tumor

Therapie

Bei einer Thrombophlebitis am Bein wird ein Kompressionsverband angelegt, um den venösen Blutrückfluss zu fördern. Der Patient sollte nach Möglichkeit viel laufen, um eine Thrombose im Bereich der entzündeten Gefäßwand zu verhindern, nachts wird das Bein hoch gelagert. Ist der Patient bettlägerig oder ist die V. saphena magna im oberen Bereich betroffen, ist eine Therapie mit Heparin erforderlich.
Bei einer frischen Thrombophlebitis kann die Vene durch eine Stichinzision eröffnet und das thrombotische Material ausgepresst werden.

- Heparinsalbe
- Kompressionsverband
- Bein hoch lagern
- Mobilisation
- Evtl. Stichinzision

2.2.3 Tiefe Venenthrombose

Bei der tiefen Venenthrombose **(Phlebothrombose)** kommt es lokal zur Gerinnung von Blutbestandteilen in einer tiefen Vene. Der entstehende Thrombus verstopft das Blutgefäß.

Verschluss einer tiefen Vene durch einen Thrombus

Ursachen

Für eine tiefe Venenthrombose sind vor allem drei Faktoren verantwortlich, die als **Virchow-Trias** zusammengefasst werden:

Virchow-Trias

- Schädigung des Endothels, z. B. durch Entzündungen oder Verletzungen
- Veränderte Blutströmung, meist Strömungsverlangsamung, z. B. bei Varizen, Bettlägerigkeit bzw. Immobilisation durch Lähmungen oder bei Rechtsherzinsuffizienz
- Veränderte Blutzusammensetzung, z. B. bei Thrombozytose, Mangel an natürlichen Hemmstoffen der Blutgerinnung (z. B. Protein C, Protein S, Antithrombin III).

Besonders gefährdet sind ältere, übergewichtige und bettlägerige Patienten, Patienten mit Herzinsuffizienz, Hirninfarkt, Gerinnungsstörung, Thrombose in der Vorgeschichte. Ebenfalls besteht ein erhöhtes Risiko bei Einnahme der Antibabypille, während der Schwangerschaft und im Wochenbett, nach Operationen und erheblichen Verletzungen besonders an den Beinen oder am Becken.

Die tiefe Venenthrombose findet sich zu 10 % in der V. iliaca, zu 50 % in der V. femoralis, zu 20 % in der V. poplitea und zu 20 % in den Unterschenkelvenen. Die linke Körperhälfte ist häufiger betroffen.

Symptome

An der betroffenen Extremität können sich folgende Symptome zeigen:

- Schwere- und Spannungsgefühl, ziehende Schmerzen
- Druckempfindlichkeit im Verlauf der tiefen Vene
- Waden- und Fußsohlenschmerzen bei Belastung
- Schwellung, festzustellen durch vergleichende Umfangsmessung der Beine
- Livide (rot-bläuliche) Verfärbung der Haut, manchmal Glanzhaut und Überwärmung
- Evtl. subfebrile Temperaturen und Tachykardie.

> Besteht der Verdacht auf eine tiefe Venenthrombose, muss der Patient Bettruhe einhalten bis die Diagnose gesichert ist. Für den Patienten besteht u.U. Lebensgefahr, wenn sich ein größerer Thrombus löst und eine Lungenembolie verursacht.

Diagnostik

- Druckschmerzpunkte
- D-Dimer
- Farb-Doppler-Sonographie
- Phlebographie

Untersuchung verschiedener Druckschmerzpunkte: Fußsohlenschmerz (Payr-Zeichen), Meyer-Druckpunkte, Kniekehlenschmerz, Adduktorenschmerz, Leistenschmerz.

Im Serum können die D-Dimere, ein Fibrinogen-Spaltprodukt, bestimmt werden. Ein positiver Test ist verdächtig für eine Thrombose, beweist diese jedoch nicht. Ein negativer Test spricht gegen eine frische Thrombose.

In der (Farb-)Doppler-Sonographie wird die Blutströmung als Kurve und/oder Ton dargestellt. Ist die Vene durch den Thrombus (echodichtes Material) komplett verschlossen, lässt sich keine Blutströmung mehr nachweisen. Gefäßstenosen und -ablagerungen können dargestellt werden.

In unklaren Fällen ist zusätzlich eine Phlebographie angezeigt: Hierbei werden die Venen mit Hilfe von Kontrastmittel röntgenologisch dargestellt. Sonographie und Phlebographie sollten beidseitig durchgeführt werden, da doppelseitige Thrombosen vorkommen.

Die Diagnostik muss möglichst rasch erfolgen, da der Erfolg aller therapeutischen Maßnahmen entscheidend vom Alter der Thrombose abhängt.

Therapie

- Kompressionsverband
- Heparin, evtl. Lyse
- Thrombektomie
- Prophylaxe: Cumarin

Ziel ist es, eine Lungenembolie zu verhindern und die Vene durch Auflösung des Thrombus wieder durchgängig zu machen.
Die Extremität wird hoch gelagert und ein Kompressionsverband angelegt. Dies fördert den venösen Rückstrom und das Verwachsen des Thrombus mit der Venenwand. Therapeutisch wird unfraktioniertes oder niedermolekulares Heparin gegeben. So wird das Risiko einer Lungenembolie erheblich gesenkt. Seltener wird eine Lyse-Therapie mit Substanzen durchgeführt, die die Fibrinolyse aktivieren und so den Thrombus auflösen (Streptokinase, t-PA). Kontraindikationen müssen beachtet werden (➤ 1.3). Alternativ ist bei zentraler, bzw. massiver Thrombosierung die operative Thrombektomie mit Hilfe eines speziellen Gefäßkatheters möglich.
Bestehen keine Kontraindikationen (z. B. Erkrankungen mit erhöhter Blutungsgefahr), werden zur Prophylaxe weiterer Thrombosen Cumarine (z. B. Marcumar®) verordnet.

Komplikationen

- Lungenembolie
- Chronisch venöse Insuffizienz
- Erneute Thrombose

Bis zu 50 % aller Patienten mit tiefer Venenthrombose entwickeln eine Lungenembolie, da sich Teile des Thrombus von der Gefäßwand lösen und mit dem Blutstrom ins Herz und von dort weiter in die Lungengefäße geschwemmt werden. Hier bleiben sie meist hängen und können zu lebensbedrohlichen Symptomen führen.
Bei 40–50 % der Patienten bleibt der venöse Blutabfluss gestört, so dass sich eine chronisch-venöse Insuffizienz (postthrombotisches Syndrom) als Spätkomplikation entwickelt. Sie ist gekennzeichnet durch eine sekundäre Varikosis mit Hautveränderungen bis hin zum Ulcus cruris („offenes Bein"). Da die Venenwände auch nach behandelter Thrombose geschädigt bleiben, besteht für den Patienten ein erhöhtes Risiko für eine erneute tiefe Venenthrombose.

Prophylaxe

- Kompressionsstrümpfe bzw. -verband tragen
- Übergewicht reduzieren, Rauchen vermeiden
- Östrogenhaltige Medikamente (vor allem Antibabypille) absetzen
- Frühmobilisation nach Operationen
- Medikamentöse Prophylaxe kurzfristig mit Heparin, langfristig mit oralen Antikoagulanzien (z. B. Marcumar®).

2.3 Kreislauferkrankungen

2.3.1 Arterielle Hypertonie

2

Blutdruck ≥ 140/90

Eine arterielle Hypertonie liegt vor, wenn der Blutdruck unabhängig von der Situation bei mehreren Messungen systolisch ≥ 140 mmHg und diastolisch ≥ 90 mmHg beträgt (➤ Tab. 2.2).

Ursachen

Eine Hypertonie entsteht durch Erhöhung des peripheren Widerstands der arteriellen Blutgefäße oder durch Zunahme des Herzzeitvolumens. Es wird die primäre (essenzielle) Hypertonie von der sekundären Hypertonie unterschieden.

Unterscheidung zwischen primärer und sekundärer Hypertonie

Der **primären Hypertonie** (≥ 90 % der Fälle) liegt keine andere bekannte Erkrankung zugrunde. Sie ist häufig genetisch bedingt und wird durch Stress, Rauchen, Übergewicht, salzreiche Ernährung und zunehmendes Alter begünstigt.

Sekundäre Hypertonien sind Folge einer anderen Grunderkrankung. Man unterscheidet dabei:

- Renale Hypertonieformen (etwa 8 %) aufgrund einer Nierenerkrankung wie Nierenarterienstenose, Nierentumor, Parenchymerkrankung der Niere
- Endokrine Hypertonieformen (≤ 1 %) bei Cushing-Syndrom, Conn-Syndrom, Akromegalie, Phäochromozytom (Tumor des Nebennierenmarks)
- Hypertonie der oberen Körperhälfte durch Aortenisthmusstenose (≤ 1 %)
- Schlafapnoe-Syndrom mit nächtlicher Hypertonie.

Metabolisches Syndrom:
- Hyperlipoproteinämie
- Hyperurikämie
- Adipositas
- Typ-II-Diabetes
- Arteriosklerose

Daneben gibt es **temporäre Blutdrucksteigerungen,** z. B. medikamentös bedingt (durch Ovulationshemmer, Kortikosteroide), bei Schwangerschaft, bei Erkrankungen des ZNS oder akuten Vergiftungen (Kohlenmonoxid).

Die primäre Hypertonie gehört zusammen mit der Hyperlipoproteinämie, der Hyperurikämie (➤ 9.3), der Adipositas (➤ 9.1), Typ-II-Diabetes (➤ 8.5) und Arteriosklerose (➤ 1.2) zum **metabolischen Syndrom** (➤ 9.1).

Symptome

Patienten mit einer Hypertonie haben häufig über lange Zeit keine Beschwerden. Mögliche Symptome können sein:

Tab. 2.2 Einteilung des Blutdrucks

Blutdruck (mmHg)	Systolisch	Diastolisch
Optimal	< 120 mmHg	< 80 mmHg
Normal	< 130 mmHg	< 85 mmHg
Hoch normal	130–139 mmHg	85–89 mmHg
Hypertonie	> 139 mmHg	> 89 mmHg

- Frühmorgendlicher Kopfschmerzen, besonders am Hinterkopf
- Schwindel, Ohrensausen
- Atemnot bei Belastung
- Druckgefühl über dem Herzen
- Nasenbluten.

Diagnostik

Ziel der Diagnostik ist es Schweregrad, Ursachen und Folgeschäden der Hypertonie zu erfassen.

- Blutdruckmessung:
  - Gebräuchlich ist die indirekte Blutdruckmessung nach Riva-Rocci. Dafür wird die luftleere Blutdruckmanschette straff um den Oberarm gelegt und so weit aufgepumpt, dass am Handgelenk kein Puls mehr zu tasten ist. Dann wird der Manschettendruck um etwa 20 mmHg weiter erhöht. Anschließend lässt man den Manschettendruck langsam wieder ab. Dabei sind mit dem Stethoskop nach kurzer Zeit pulssynchrone Strömungsgeräusche am Oberarm zu hören, die sog. Korotkow-Töne.

- Blutdruckmessung an beiden Armen
- Blutdrucktagesprofil
- EKG, Rö.-Thorax, Echo
- Augenhintergrundspiegelung
- Spezielle Untersuchungen bei Verdacht auf sekundäre Hypertonie

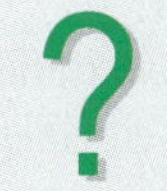

Primäre (essenzielle) Hypertonie
mehr als 90 % der Fälle, Ursache unbekannt

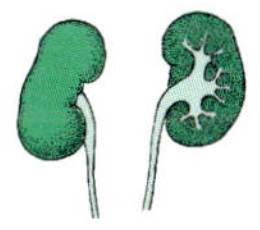

Niere (8 %)
Erkrankungen
des Nierenparenchyms bzw. der Nierengefäße

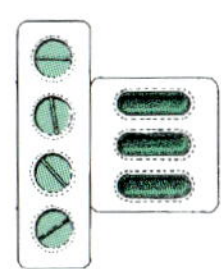

Medikamentös (1 %)
z.B. Glukokortikoide, Psychopharmaka,
Schilddrüsenhormone, Antirheumatika, »Pille«

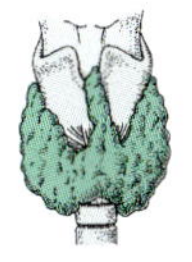

Endokrin (< 1 %)
z.B. Schilddrüsenüberfunktion, Schwangerschaft

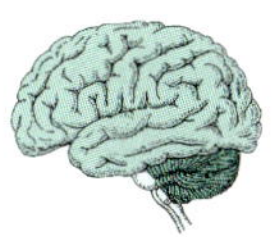

Neurogen (< 1 %)
z.B. Hirndruck, Sympathikotonus

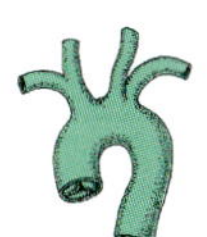

Vaskulär (< 1 %)
z.B. Aortenisthmusstenose, Gefäßmissbildungen

Abb. 2.3 Ursachen der Hypertonie. [A400]

Der erste dieser Töne gibt den systolischen Blutdruckwert an, der letzte den diastolischen
  - Blutdrucktagesprofil mit mindestens vier Blutdruckmessungen täglich, um den Schweregrad der Hypertonie einschätzen zu können. Besser ist eine 24 Std.-Blutdruck-Messung mit einem tragbaren Aufzeichnungsgerät
  - Häusliche Blutdruckmessung
  - Blutdruck bei der ersten Bestimmung an beiden Armen messen. Bei stark unterschiedlichen Werten muss nach Anomalien der großen Arterien gesucht werden. Der Arm mit dem höheren Blutdruckwert wird für die weiteren Messungen verwendet
- EKG, Echokardiographie und Röntgen-Thorax helfen bei der Suche nach hochdruckbedingten Herzschäden
- Spiegelung des Augenhintergrundes: Der Zustand der Blutgefäße in der Retina (Netzhaut) gibt Auskunft darüber, wie weit eine Gefäßschädigung bereits fortgeschritten ist. Außerdem zeigen sich ggf. Netzhautschäden infolge des Bluthochdrucks
- Bei Verdacht auf eine sekundäre Hypertonie sind folgende Untersuchungen notwendig:
  - Urinuntersuchung: Eiweiß im Urin (Proteinurie) weist auf einen Nierenschaden hin
  - Sonographie der Nieren und Nebennieren → Tumor?
  - Doppler-Sonographie oder Arteriographie der Nierenarterie → Stenose?
  - Hormonuntersuchungen → Ausschluss bzw. Nachweis einer endokrinen Hypertonie.

Therapie

- Therapie der auslösenden Erkrankung
- Gewichtsreduktion, salzarme Diät, Sport
- Stressabbau
- Kein Nikotin, wenig Alkohol
- Medikamentöse Therapie

Nach Möglichkeit muss die verursachende Erkrankung behoben werden, z. B. durch Aufweitung einer stenosierten Nierenarterie, Entfernung eines hormonproduzierenden Tumors (Phäochromozytom) oder Behandlung einer Hyperthyreose. Allgemeinmaßnahmen umfassen die Normalisierung des Körpergewichtes, eine salzarme Diät sowie Verzicht auf Zigaretten, Kaffee und größere Mengen Alkohol. Günstig wirken sich außerdem Stressabbau und sportliche Betätigung in Ausdauersportarten wie Radfahren, Schwimmen oder Wandern aus. Bei leichtem Hochdruck können diese Maßnahmen den Blutdruck bereits ausreichend senken.

Medikamentöse Therapie

Die Hypertonie erfordert meist eine Langzeittherapie über Jahre. Es gibt verschiedene Medikamentengruppen, die einzeln oder in Kombination zur Therapie eingesetzt werden. Ziel ist die Blutdrucknormalisierung mit möglichst geringen Nebenwirkungen. Begleiterkrankungen, insbesondere des Herzens, müssen dabei berücksichtigt werden. Die Patienten sollten informiert werden, dass zu Beginn der Therapie Nebenwirkungen wie Müdigkeit und Antriebsarmut auftreten können, diese aber im Verlauf der Therapie wieder verschwinden.

- **Diuretika** (z. B. Dytide H®, Lasix®) erhöhen die Flüssigkeitsausscheidung über die Nieren, senken dadurch das Blutvolumen und entlasten auf diese Weise das Herz

- **β-Blocker** (z. B. Tenormin®) reduzieren den O_2-Bedarf des Herzens, insbesondere durch Senken von Herzfrequenz und Belastungsblutdruck
- **ACE-Hemmer** (z. B. Lopirin®, Xanef®) blockieren den Renin-Angiotensin-Aldosteron-Mechanismus (➤ 8.4). Sie stellen die Medikamente mit der stärksten blutdrucksenkenden Wirkung dar
- **Angiotensin II-Rezeptorantagonisten** (ARB, AT_1-Blocker, Sartane, z. B. Blopress®, Aprovel®) hemmen die Wirkung von Angiotensin II am AT_1-Rezeptor und senken so den Blutdruck
- **Kalziumantagonisten** (z. B. Norvasc®) senken den Blutdruck vor allem durch Gefäßerweiterung.

Komplikationen

Schädigung von
- Gefäßen
- Herz
- Niere
- Gehirn

Viele Organe werden durch den Bluthochdruck geschädigt:
Gefäße: Die hochdruckbedingte Arteriosklerose betrifft alle Gefäße des Körpers. Ihr Ausmaß lässt sich u.a. über die Gefäßveränderungen am Augenhintergrund beurteilen.
Herz: Das Herz muss gegen einen erhöhten Druck in den Gefäßen anarbeiten. Daraufhin nimmt erst die Muskelmasse des Herzens zu, dann sein Volumen (Herzhypertrophie). Wenn das Herz das Blutvolumen nicht mehr ausreichend befördern kann, entwickelt sich eine Linksherzinsuffizienz. Oft treten Herzrhythmusstörungen auf. Die Kombination von Herzhypertrophie und Arteriosklerose der Koronarien führt zur Koronarinsuffizienz mit Angina-pectoris-Anfällen.
Nieren: Stenosen der Nierenarterien können zum einen aufgrund der Arteriosklerose bei Bluthochdruck bedingt sein, zum anderen aber auch Auslöser des erhöhten Blutdruckes selbst sein („Teufelskreis"). Eine Verengung einer oder beider Nierenarterien löst über die Freisetzung des Hormons Renin die verstärkte Produktion der blutdrucksteigernden Substanzen Angiotensin II und Aldosteron aus. Es kommt zur Vasokonstriktion und damit zur Mangeldurchblutung der Niere(n), das Organ schrumpft. Auch die Ausscheidungsfunktion der Nieren verschlechtert sich (Niereninsuffizienz ➤ 7.2.3).
Gehirn: Arteriosklerose und erhöhter Blutdruck in den Hirnarterien vergrößern das Risiko für zerebrale Ischämien (Apoplex, Schlaganfall) und hypertone Massenblutung.
Bauchaortenaneurysma und **Aortendissektion** (Einriss der Intima mit Bildung eines zweiten falschen Aortenlumens, das sich nach distal und proximal ausdehnt).

Hypertensiver Notfall und hypertensive Krise

Lebensbedrohliche Komplikation:
- RR ≥ 230/120 mmHg
- Kopfschmerzen
- Schwindel, Übelkeit
- Angina pectoris
- Linksherzinsuffizienz
- Hirnblutung
- Krampfanfall

Der hypertensive Notfall als Komplikation der Hypertonie ist lebensbedrohlich und muss umgehend therapiert werden. Er ist gekennzeichnet durch schnellen Blutdruckanstieg auf Werte über 230/120 mmHg mit zusätzlichen Organschäden. Der Patient klagt über Kopfschmerzen, Sehstörungen, Schwindel, Übelkeit und hat aufgrund der starken Belastung des Herzens evtl. einen Angina-pectoris-Anfall. Es besteht die Gefahr einer akuten Linksherzinsuffizienz mit Lungenödem, einer Hirnblutung oder eines zerebralen Krampfanfalls.

Folgende **Sofortmaßnahmen** sind erforderlich:

- Arzt benachrichtigen
- Patienten beruhigen, ins Bett bringen
- Blutdruck, Puls, Bewusstseinszustand kontrollieren
- Glyceroltrinitrat als Kapsel zum Zerbeißen auf ärztliche Anordnung, kurzwirkende Kalziumantagonisten

Spezielle Therapie:

- In Abhängigkeit von der Herzfrequenz werden Medikamente gegeben, die den Sympathikus hemmen, Urapidil (z. B. Ebrantil®), Clonidin (z. B. Catapresan®) oder Dihydralazin (z. B. Nepresol®)
- Bei drohendem Lungenödem Gabe von Diuretika (z. B. Lasix® i.v.)
- Hält der hypertensive Notfall an, muss der Patient auf die Intensivstation verlegt werden.

Auch bei der hypertensiven Krise kommt es zu einem bedrohlichen Blutdruckanstieg (> 230/120 mmHg), allerdings treten keine Symptome auf, die auf einen Organschaden hindeuten. Der Blutdruck muss engmaschig kontrolliert werden und innerhalb von 24 Stunden durch die Gabe von Antihypertensiva gesenkt werden.

2.3.2 Arterielle Hypotonie

- Systolischer Blutdruck ≤ 100 mmHg
- Krankhaft erst bei unzureichender Organdurchblutung

Eine arterielle Hypotonie liegt vor, wenn der systolische Blutdruck ≤ 100 mmHg liegt. Gut trainierte Menschen haben häufig einen niedrigen Blutdruck. Von der Hypotonie als Krankheit wird erst gesprochen, wenn der Blutdruck nicht mehr ausreicht, um die Durchblutung von Gehirn, Nieren u.a. Organen aufrecht zu erhalten und Symptome verursacht.

Ursachen und Einteilung

Unterscheidung zwischen primärer und sekundärer Hypotonie.

Es wird unterschieden:

- **Primäre (essenzielle) Hypotonie:** Die Ursache ist unbekannt; oft sind schlanke, junge Frauen betroffen.
- **Sekundäre Hypotonie:** Sie wird durch andere Grundkrankheiten hervorgerufen, wie
  - Kardiovaskuläre Erkrankungen, z. B. Herzinsuffizienz, Aortenstenose
  - Endokrine Störungen, z. B. Nebenniereninsuffizienz, Hypothyreose
  - Hypovolämie (Verringerung des Blutvolumens), z. B. infolge von Blutungen oder Flüssigkeitsverlusten, Hyponatriämie
  - Medikamentenwirkung, z. B. Psychopharmaka, Antiarrhythmika
  - Immobilisation, lange Bettlägerigkeit.

Orthostatische Hypotonie: Blut versackt beim Aufstehen in den Beinen, ohne dass eine Gegenregulation stattfindet

Von der chronischen Hypotonie werden anfallsartige hypotone Kreislaufregulationsstörungen unterschieden. Ein Sonderfall ist die **orthostatische Hypotonie:** Beim Aufstehen versackt ein Teil des Blutvolumens in den Beinen. Normalerweise reagiert der Körper darauf mit einer Erhöhung der Herzfrequenz sowie einer Vasokonstriktion, die zu einem leichten diastolischen Blutdruckanstieg führt. Diese Gegenregulation des Kreislaufs ist bei der orthostatischen Hypotonie ungenügend. Die Blutdruckwerte in Ruhe können bei der orthostatischen Hypotonie normal sein.

Symptome

Durch den niedrigen Blutdruck werden alle Organe schlechter durchblutet. Patienten klagen über eine nachlassende Leistungsfähigkeit, rasche Ermüdbarkeit, depressive Verstimmungen, Schlafstörungen, kalte Hände und Füße.
Bei der orthostatischen Hypotonie kommt es zu Schwindel, Sehstörungen, Schwarzwerden vor den Augen z. B. beim Aufstehen aus dem Bett. Möglicherweise sind die Betroffenen verwirrt oder kurzfristig bewusstlos. Man spricht dann von einer **Synkope.**

- Schwindel
- Kopfschmerzen
- Sehstörungen
- Evtl. Synkope

Diagnostik

- Blutdruckmessung an Armen und Beinen: Der systolische Blutdruck liegt bei mehrmaliger Messung < 100 mmHg
- **Schellong-Test** zum Nachweis einer hypotonen Kreislaufstörung: Während der Patient 10 Min. liegt, werden sein Puls und Blutdruck gemessen. Dann werden im Stehen alle 2 Min. Blutdruck und Puls über 10 Min. bestimmt. Der Test überprüft so die Reaktion von Gefäßen und Kreislauf auf eine veränderte Drucksituation
- Bei Verdacht auf eine Herzerkrankung als Ursache: EKG, Echokardiographie, Röntgen-Thorax
- Bei Verdacht auf andere, z. B. endokrine Ursachen, entsprechende Blutuntersuchungen.

- RR-Messung
- Schellong-Test
- Ggf. weitere Diagnostik

Therapie

Die primäre Hypotonie wird nur behandelt, wenn der Patient Beschwerden angibt. Sind Allgemeinmaßnahmen wie vermehrte Kochsalz- und Flüssigkeitszufuhr, Sport, Wechselduschen, Bürstenmassagen und langsames Aufstehen am Morgen erfolglos, können Sympathomimetika (z. B. Effortil®) gegeben werden. Bei der sekundären Hypotonie muss die Grunderkrankung behandelt werden.

Nur bei Beschwerden:
- Allgemeinmaßnahmen
- Sympathomimetika

Verhalten bei einer Synkope

- Beine hoch lagern, um die Durchblutung des Gehirns zu verbessern
- Blutdruck und Puls messen
- Kreislauf stabilisierende Medikamente, z. B. Effortil® nach Arztanweisung.

2.3.3 Schock

Der Schock ist ein lebensbedrohliches Kreislaufversagen, bei dem Gewebe und innere Organe nur noch vermindert durchblutet werden. Aufgrund des O_2-Mangels kommt es zur Anhäufung toxischer Stoffwechselprodukte und letztendlich zu schweren Zellschädigungen.

Lebensbedrohliches Kreislaufversagen

Ursachen und Einteilung

- Hypovolämischer Schock
- Kardiogener Schock
- Anaphylaktischer Schock
- Septischer Schock

2

Abhängig von der Ursache werden verschiedene Schockformen unterschieden:

Hypovolämischer Schock: Der Körper verliert größere Blutmengen oder andere Körperflüssigkeiten, z. B. durch starke Blutungen, Verbrennungen, Erbrechen oder Durchfall.

Kardiogener Schock: Die Pumpleistung des Herzens sinkt stark ab, z. B. durch einen Herzinfarkt, Herzrhythmusstörungen, eine schwere Herzinsuffizienz, entzündliche Herzerkrankungen oder eine massive Lungenembolie.

Anaphylaktischer Schock: Er stellt die schwerste Form einer allergischen Reaktion (Soforttyp, Typ I) dar. Dabei wird so viel Histamin freigesetzt, dass es u. a. zur massiven Vasodilatation mit Blutdruckabfall, Tachykardie und Abnahme des Herzzeitvolumens kommt. Auslöser können z. B. bestimmte Medikamente, Röntgenkontrastmittel, Insektenstiche sein.

Septischer Schock: Er tritt bei einer Sepsis auf, wenn Bakterien oder deren Toxine in die Blutbahn gelangen und dort eine ausgeprägte Vasodilatation mit Blutdruckabfall hervorrufen.

Symptome

Gemeinsame Symptome:
- Niedriger Blutdruck, Tachykardie
- Unruhe
- Desorientiertheit bis hin zur Bewusstlosigkeit
- Kreislaufzentralisation

Den verschiedenen Schockformen ist gemeinsam:

- Der Blutdruck ist niedrig, systolisch meist ≤ 90 mmHg. Daraufhin werden vermehrt Katecholamine ausgeschüttet, die Herzfrequenz steigt an (Tachykardie ≥ 100/Min.) und die Gefäße werden eng gestellt. Damit kommt es zur **Zentralisation** des Kreislaufs, durch die der Körper versucht, die Durchblutung der unmittelbar lebenswichtigen Organe Herz und Gehirn zu sichern. Dies geht zu Lasten von Haut, Niere, Muskulatur und Darm
- Der Patient ist unruhig, im weiteren Verlauf nur noch schwer ansprechbar und schließlich bewusstlos
- Hände und Füße des Patienten sind aufgrund der Zentralisation meist kaltschweißig und zyanotisch (Ausnahme: septischer Schock).

Besonderheiten

- **Hypovolämischer Schock:** Typisch sind kollabierte Halsvenen, trockene Schleimhäute, Durst, Oligurie (Ausscheidung ≤ 500 ml/Tag)
- **Kardiogener Schock:** Dyspnoe, Orthopnoe, Zyanose; bei der Lungenauskultation Rasselgeräusche aufgrund des bei Linksherzinsuffizienz entstehenden Lungenödems; als Zeichen der Rechtsherzinsuffizienz finden sich gestaute Halsvenen
- **Anaphylaktischer Schock:** Zu Beginn treten Veränderungen an der Haut wie Quaddeln, Urtikaria und Juckreiz auf, hinzu kommen Kopfschmerzen und Schwindel, im späteren Stadium kommt es zu Blutdruckabfall, Tachykardie, Übelkeit, Erbrechen, Asthmaanfall bis hin zum Atem- und Kreislaufstillstand
- **Septischer Schock:** Schüttelfrost und/oder Hyperthermie (≥ 38 °C), aber auch Hypothermie (≤ 36 °C), Tachypnoe (≥ 20/Min.), Tachykardie (≥ 90/Min.) die Haut ist meist warm und rosig, der Patient oft verwirrt.

Schockindex

Schockindex > 1 → akute Schockgefahr

Mit Hilfe des Schockindex kann grob abgeschätzt werden, wie schwer ein Schock ist. Er berechnet sich als Quotient aus Herzfrequenz und systolischem Blutdruck:

$$\text{Schockindex} = \frac{\text{Herzfrequenz}}{\text{Blutdruck}_{\text{systolisch}}}$$

Beim Gesunden beträgt er etwa 0,5. Ist er größer als eins (≥ 1), besteht akute Schockgefahr.

Diagnostik

Suche nach der Ursache

Meistens reicht die Anamnese des Patienten (z. B. Unfall, Herzinfarkt, Operation) zusammen mit dem klinischen Bild, der Herzfrequenz und den Blutdruckwerten aus, um einen Schock zu diagnostizieren. Da es sich oft um ein dramatisches Geschehen handelt, ist schnelles Handeln notwendig.
Je nach Verdacht sind bestimmte diagnostische Maßnahmen notwendig:

- Bestimmung von Blutparametern: Blutbild, Gerinnung, Elektrolyte, Blutgasanalyse (BGA)
- Bei Verdacht auf kardiogenen Schock → EKG, Röntgen-Thorax
- Bei Verdacht auf septischen Schock → Blutkulturen, Urinstatus und -kultur, Wund- und/oder Drainageabstriche
- Bei Verdacht auf hypovolämischen Schock → Sonographie und Röntgenaufnahme des Abdomens zur Suche nach Blutungen, Darmverschluss, Entzündungen oder anderen Veränderungen der Bauchorgane
- Messung des zentralvenösen Drucks (ZVD).

Therapie

Allgemeine Therapie

Der Patient im Schock wird intensivmedizinisch betreut, einleitende Therapiemaßnahmen müssen aber sofort beginnen:

- Lagerung:
  - Patienten flach lagern
  - Beim hypovolämischen Schock: Beine anheben zur Autotransfusion
  - Beim kardiogenen Schock: Herzbettlagerung (Oberkörper hoch, Beine tief)
- O_2-Gabe per Nasensonde oder Maske, ggf. Intubation mit Beatmung
- Volumensubstitution außer beim kardiogenen Schock: Zu Beginn mit Plasmaexpandern (z. B. Dextran, Hydroxyethylstärke = HES), die aufgrund ihres hohen kolloidosmotischen Druckes Flüssigkeit aus dem Extravasalraum in die Gefäße einströmen lassen, anschließend mit isotonen Elektrolytlösungen (z. B. Ringerlösung); bei starkem Blutverlust mit Erythrozytenkonzentraten
- Ausgleich einer evtl. bestehenden metabolischen Azidose (➤ 7.4.2) mit Bikarbonatpuffern
- Stressulkusprophylaxe (➤ 5.3.2)

- Prophylaktische Gabe von Heparin, um einer disseminierten intravasalen Gerinnung (➤ 3.4.2) entgegenzuwirken; Kontrolle der Blutgerinnung und des Antithrombin III
- Blutdruck, Puls, Atmung, Bewusstseinszustand, Diurese, Blutwerte (inkl. Blutgasen), Körpertemperatur regelmäßig kontrollieren, um die Wirkung von Infusionstherapie und Medikamenten zu überprüfen.

Spezielle Therapie

Kardiogener Schock: Zur Stabilisierung des Kreislaufs und zur Stärkung der Herzkraft werden Katecholamine wie Dopamin und Dobutamin (z. B. Dobutrex®) gegeben. Die Volumengabe muss zurückhaltend erfolgen, um das geschwächte Herz nicht noch weiter zu belasten.

Septischer Schock: Entscheidend ist die rasche Antibiotikatherapie und die Herdsanierung; vorher müssen Blutkulturen abgenommen werden, um die Empfindlichkeit des Erregers zu bestimmen und dann die Antibiotikabehandlung ggf. dementsprechend umzustellen.

Anaphylaktischer Schock: Die weitere Antigenzufuhr muss sofort gestoppt werden, z. B. laufende Transfusion oder Antibiotikum abstellen. Zur Kreislaufstabilisierung wird Adrenalin (Suprarenin®) verabreicht, gegen die allergische Reaktion Kortikosteroide (Prednisolon) und Histaminantagonisten (z. B. Clemastin als Tavegil®), bei Asthmaanfällen β_2-Sympathomimetika und Theophyllin. Bei fortbestehendem Schock kommt Dopamin zum Einsatz.

Komplikationen

Die Komplikationen des Schocks erklären sich aus der unzureichenden Durchblutung innerer Organe, die dadurch geschädigt werden:

- Lunge → akutes Lungenversagen
- Niere → akutes Nierenversagen
- Gerinnungssystem → disseminierte intravasale Gerinnung
- Herz → Herzinsuffizienz
- Immunsystem → Infektanfälligkeit.

Übungsfragen

1. Schildern Sie die Stadien der arteriellen Verschlusskrankheit (untere Extremität)!
2. Zählen Sie drei Therapiemöglichkeiten bei arterieller Verschlusskrankheit im Bereich der unteren Extremitäten auf!
3. Nennen Sie Symptome, die bei einem akuten Arterienverschluss einer Extremität auftreten!
4. Was verstehen Sie unter einem Aneurysma und was ist die Hauptgefahr bei einem Aneurysma?
5. Nennen Sie Ratschläge, welche Sie einem Patienten für das weitere Verhalten nach einer Varizenoperation mit nach Hause geben!
6. Bei einer 50-jährigen Patientin besteht vier Tage nach einer Cholezystektomie der Verdacht auf eine tiefe Beinvenenthrombose. Welche Befunde erwarten Sie? Wie wird die Diagnose gestellt?
7. Wann besteht eine Hypertonie?
8. Was sind die Ursachen einer arteriellen Hypertonie?
9. Wie wird eine arterielle Hypertonie behandelt und was sind ihre Folgekrankheiten?

KAPITEL

3 Erkrankungen des Blutes und des lymphatischen Gewebes

3.1 Leitsymptome

Zu den Leitsymptomen von Erkrankungen des Blutes und des lymphatischen Gewebes zählen: Abgeschlagenheit, Infektions- und Blutungsneigung sowie Lymphknotenschwellung (➤ 11.1.2).

3.1.1 Abgeschlagenheit

Das Gefühl der Abgeschlagenheit und der abnormen Müdigkeit sind unspezifische Symptome, die Patienten bei vielen Erkrankungen verspüren. Allerdings sind sie als typische Symptome bei Erkrankungen des Blutes, des Knochenmarks oder der Lymphknoten in Kombination mit anderen Symptomen zu nennen. Sie treten z. B. auf bei Anämie, malignen Erkrankungen von Knochenmark oder Lymphknoten, Herzinsuffizienz, malignen Tumoren, Schilddrüsenfunktionsstörungen und psychischen Erkrankungen wie Depression.

3.1.2 Infektionsneigung

Funktionstüchtige Leukozyten ↓ → Häufigere, schwerere Infektionen auch durch sonst harmlose Erreger

Eine Infektionsneigung entwickelt sich, wenn Patienten zu wenige funktionstüchtige Leukozyten besitzen. Fallen die Granulozyten auf Werte < 1 000/µl, liegt eine ernsthafte Infektionsgefahr vor. Infektionen treten dann nicht nur häufiger auf, sondern verlaufen auch schwerer. Hierbei können sonst apathogene (nicht krankheitsauslösende) Erreger wie Candida albicans schwere Infektionen mit Sepsis (➤ 11.7) oder ZNS-Beteiligung verursachen. Solche Erreger werden **opportunistisch** genannt, da sie nur unter bestimmten Bedingungen Krankheitswert besitzen. Dies kann z. B. bei Leukämien und anderen malignen Erkrankungen, unter Zytostatikatherapie und besonders infolge einer HIV-Infektion (➤ 11.2.6) der Fall sein.

3.2 Erkrankungen der Erythrozyten

3.2.1 Anämie

Hb ↓, Erythrozyten ↓, Hämatokrit ↓

Bei einer Anämie sind die Hämoglobinkonzentration, die Erythrozytenzahl und der Hämatokrit (Anteil der Blutzellen am Blutvolumen) erniedrigt.

Ursachen und Einteilung

Verschiedene Formen der Anämie:
- Bildungsstörung der Erythrozyten
- Hämolyse
- Blutung

Die verschiedenen Formen der Anämie sind entweder durch eine Bildungsstörung, durch einen gesteigerten Abbau (hämolytische Anämie) oder durch einen Verlust von Erythrozyten bei Blutungen verursacht.

Bildungsstörung der Erythrozyten

Eisenmangelanämie bei chron. Blutungen oder erhöhtem Eisenbedarf

Eisenmangelanämie: Mit 80 % der Fälle ist sie die häufigste aller Anämien. Eisenmangel tritt bei chronischen bzw. wiederholten Blutungen mit Verlust von Erythrozyten und damit auch von Eisen auf, z. B. bei Blutungen im Verdauungstrakt oder bei verstärkter Menstruation. Bei Schwangeren und Kindern kann es durch den erhöhten Eisenbedarf zur Eisenmangelanämie kommen. Insgesamt sind Frauen von einer Eisenmangelanämie häufiger betroffen als Männer. Aufgrund des Eisenmangels produziert der Organismus weniger Hämoglobin. Es kommt zur mikrozytären Anämie, da durch den geringeren Hämoglobingehalt kleinere Erythrozyten gebildet werden.

Megaloblastäre Anämie durch Mangel an Vit. B_{12} oder Folsäure

Megaloblastäre Anämie (makrozytäre oder Riesenzellanämie): Vitamin B_{12} und Folsäure sind für die Ausreifung der Erythrozyten im Knochenmark erforderlich. Wenn sie nicht in ausreichender Menge vorhanden sind, können sich die Vorläuferzellen der Erythrozyten im Knochenmark nur unzureichend teilen, sodass wenige, aber vergrößerte Erythrozyten gebildet werden, die vermehrt Hämoglobin enthalten. Ursache ist meist eine Fehlernährung (z. B. bei Alkoholkranken, streng vegetarischer Kost) oder ein Mangel an intrinsic factor (z. B. nach Magenresektion). Der intrinsic factor wird in der Magenschleimhaut gebildet und ist für die Resorption von Vitamin B_{12} aus dem Dünndarm notwendig. Bei einer chronischen Gastritis mit Antikörperbildung gegen den intrinsic factor kann es zu einer Sonderform der megaloblastären Anämie kommen, der **perniziösen Anämie.**

Sonderform: perniziöse Anämie

Renale Anämie durch Erythropoetin-Mangel

Renale Anämie: Bei chronischer Niereninsuffizienz wird das für die Bildung der Erythrozyten benötigte Erythropoetin in den Nieren vermindert produziert. Folge ist eine normozytäre Anämie, d.h. eine Anämie mit normal großen Erythrozyten.

Anämie bei chronischer Erkrankung durch vermehrte Bildung von Zytokinen

Anämie bei chronischer Erkrankung: Die Bildung der Erythrozyten wird durch Zytokine (z. B. Interleukin, Interferon) behindert. Zytokine sind Proteine, die das Wachstum und die Differenzierung von Blutzellen regulieren. Bei chronischen Erkrankungen (z. B. Tumoren, Infektionen, Autoimmunerkrankungen) werden sie vermehrt gebildet. Nach der Eisenmangelanämie ist die Anämie bei chronischen Erkrankungen die häufigste Anämieform. Sie ist meist normochrom und normozytär.

Hämolytische Anämie

Zerstörung zahlreicher Erythrozyten vor Erreichen ihrer normalen Lebensdauer

Unter einer Hämolyse versteht man den frühzeitigen Abbau oder die Zerstörung zahlreicher Erythrozyten vor Erreichen ihres normalen Lebensalters von etwa 120 Tagen. Dies führt in der Regel zu einer **normozytären Anämie.** Mögliche Ursachen sind:

- Immunreaktionen gegen körpereigene Erythrozyten, z. B. durch Wärme- oder Kälte-Autoantikörper → Autoimmunhämolytische Anämie (AIHA)

- Immunreaktion gegen transfundierte Erythrozyten → Transfusionszwischenfall
- Mechanische Zerstörung von Erythrozyten, z. B. durch künstliche Herzklappen
- Angeborene Defekte der Erythrozyten, z. B. bei Sichelzellanämie, Sphärozytose (Kugelzellanämie), Thalassämie (Mittelmeeranämie)
- Toxische Schädigung von Erythrozyten, z. B. durch Insekten-, Schlangen- bzw. Pilzgifte oder infolge einer Urämie
- Medikamentös induzierte Hämolyse, z. B. durch Phenacetin, Penicillin, α-Methyldopa
- Infektiöse Schädigung der Erythrozyten, z. B. bei Malaria.

Blutungsanämie

Starke Blutungen führen zu einem Erythrozytenverlust, den der Organismus nicht schnell genug kompensieren (ausgleichen) kann. Diese Anämie ist zunächst normozytär, später aufgrund des Eisenmangels mikrozytär.

Symptome

- Schwäche
- Belastungsdyspnoe
- Blasse Haut und Schleimhäute

Aufgrund des erniedrigten Hämoglobingehaltes und des damit reduzierten O_2-Transportes fühlt sich der Patient schwach, ist wenig leistungsfähig und leidet unter Belastungsdyspnoe. Haut und Schleimhäute sind blass. Abhängig von der Anämieform treten auf:

- Eisenmangelanämie: Trockene Haut, Einrisse an den Mundwinkeln (Rhagaden), brüchige Haare und Nägel, manchmal Zungenbrennen und Schmerzen beim Schlucken
- Anämie bei Vitamin B_{12}-Mangel: Glatte rote Zunge („Lackzunge"), Zungenbrennen, neurologische Störungen wie Kribbeln oder Missempfindungen an Händen und Füßen, Gangunsicherheit
- Hämolytische Anämie: (Hepato)-Splenomegalie durch den vermehrten Erythrozytenabbau. Ein Ikterus (➢ 6.1.1) tritt auf, wenn die Leber das aus dem Abbau von Hämoglobin vermehrt anfallende Bilirubin nicht mehr ausscheiden kann.

Diagnostik

- Blutbild
- Verschiedene Blutwerte
- Blutausstrich
- Schilling-Test

Ziel der Diagnostik ist es, die Ursache der Anämie zu finden. Maßgebend dafür sind folgende Blutwerte, die Normwerte sind ➢ Tab. 3.1 zu entnehmen.

Laborwerte

- **Hämoglobingehalt** (Hb), **Erythrozytenzahl** (Erys) und **Hämatokrit** (Hkt) sind erniedrigt
- **Retikulozyten** (junge Erythrozyten, die gerade erst aus dem Knochenmark freigesetzt worden sind)
  - ↑ bei einer hämolytischen Anämie und bei vermehrter Blutbildung aufgrund einer erfolgreichen Anämiebehandlung
  - ↓ bei Erythrozytenbildungsstörungen

Tab. 3.1 Überblick über die wichtigsten Parameter des roten Blutbildes und ihre Normwerte.

Parameter	Normwerte
Hämoglobin (Hb)	♂: 13,5–17 g/dl ♀: 12–16 g/dl
Erythrozyten (Erys)	♂: 4,3–5,7 Mill./μl ♀: 3,9–5,3 Mill./μl
Hämatokrit (Hkt)	♂: 40–52 % ♀: 37–48 %
Mittleres korpuskuläres Volumen (MCV)	85–98 fl
Mittleres korpuskuläres Hämoglobin (MCH)	28–34 pg
Retikulozyten	0,3–1,8 % der Erys
Ferritin	♂: 15–400 μg/l ♀: 18–120 μg/l
Transferrin	2,0–3,6 g/l

- **MCV** (mittleres Zellvolumen eines einzelnen Erythrozyten)
  - ↑ bei makrozytärer Anämie, z. B. perniziöse Anämie
  - ↓ bei mikrozytärer Anämie, z. B. Eisenmangelanämie
- **MCH = HbE** (mittlerer Hämoglobingehalt eines einzelnen Erythrozyten): In der Regel gleichsinnig verändert wie das MCV. Bei Erhöhung liegt eine hyperchrome Anämie vor, z. B. bei der perniziösen Anämie; bei Erniedrigung eine hypochrome Anämie, wie bei der Eisenmangelanämie
- **Ferritin** (Eiweiß, das Eisen im Körper speichert)
  - ↑ bei Tumoranämie
  - ↓ bei Eisenmangel
- **Transferrin** (Eiweiß, das Eisen ins Knochenmark transportiert, wo es in Hämoglobin eingebaut wird)
  - Kompensatorisch erhöht bei Eisenmangelanämie
  - ↓ bei Tumoranämie
- **Serumeisen**
  - ↓ bei Eisenmangel und meist auch bei Tumoranämie
  - ↑ bei hämolytischer und perniziöser Anämie
- **LDH** und **indirektes Bilirubin:** ↑ bei hämolytischer Anämie
- Bestimmung von Vitamin B_{12} und Folsäure, bei V.a. hämolytische Anämie Autoantikörper.

Weitere diagnostische Maßnahmen

Im Blutausstrich zeigen sich u.U. Formveränderungen der Erythrozyten, z. B. Sichelform der Erythrozyten bei der Sichelzellanämie, fragmentierte Erythrozyten bei künstlichen Herzklappen.

Eine Resorptionsstörung für Vitamin B_{12} wird über den Schilling-Test nachgewiesen. Bei diesem Test wird mit Hilfe von radioaktiv markiertem Vitamin B_{12} dessen Ausscheidung im Sammelurin und damit auch die Resorptionsrate überprüft.

Mit Hilfe einer Knochenmarkpunktion, die meist aus dem hinteren Beckenkamm entnommen wird, können die Zellen des Knochenmarks beurteilt werden.

Therapie

- Eisenmangelanämie: Blutungsquelle muss gesucht und ggf. beseitigt werden. Bei Bedarf Gabe von II-wertigen Eisenpräparaten oral (ferro sanol®, Eryfer®). NW: Magen-Darm-Beschwerden, Schwarzfärbung des Stuhls
- Megaloblastäre Anämie: Je nach Ursache entweder Folsäuretabletten (z. B. Folsan®) oder Vitamin B_{12} i.m.
- Renale Anämie: Substitution von Erythropoetin (Epoetin beta als Erypo®)
- Anämie bei chronischen Erkrankungen: Behandlung der Grunderkrankung, ggf. Gabe von Erythrozytenkonzentraten
- Hämolytische Anämie: Bei einigen erblichen Formveränderungen der Erythrozyten, wie z. B. der Sichelzellanämie, sollte die Milz entfernt werden, weil sie die veränderten Erythrozyten zu schnell abbaut. Sind Autoantikörper die Ursache der Hämolyse, können Kortikosteroide oder Immunsuppressiva gegeben werden. Bei einigen Formen kommt eine Knochenmark- oder Stammzelltransplantation in Frage.

Komplikationen

Der O_2-Transport ist in manchen Fällen so stark eingeschränkt, dass aufgrund des O_2-Mangels des Herzens Angina-pectoris-Anfälle oder aufgrund des O_2-Mangels des Gehirns Verwirrtheitszustände auftreten können.

- Angina-pectoris-Anfälle
- Verwirrtheit

Pflege

Bei der Gabe von Eisenpräparaten ist Folgendes zu beachten:

- Eisenpräparate sollten auf nüchternen Magen eingenommen werden, da ihre Aufnahme so am effektivsten ist. Wenn Magen-Darm-Beschwerden (z. B. Übelkeit) auftreten, müssen sie zu den Mahlzeiten gegeben werden
- Da Vitamin C die Resorption des Eisens verbessert, sollten die Präparate z. B. mit Orangensaft eingenommen werden
- Eisenpräparate färben den Stuhl schwarz. Damit sich der Patient nicht beunruhigt, wird er darüber informiert.

3.2.2 Polyglobulie

Ist die Erythrozytenzahl mit entsprechendem Anstieg von Hämoglobin und Hämatokrit (> 55 %) bei normalem Plasmavolumen erhöht, liegt eine Polyglobulie vor. Als primäre Polyglobulie wird die **Polycythaemia vera** bezeichnet, eine maligne Erkrankung, bei der die Erythropoese (Bildung der roten Blutkörperchen) exzessiv gesteigert ist.

Erythrozyten ↑, Hb ↑, Hämatokrit ↑

Ursachen

Mögliche Ursachen einer sekundären Polyglobulie sind:

- **O_2-Mangel** mit kompensatorisch gesteigerter Erythropoetinproduktion in den Nieren und nachfolgendem Anstieg der Erythrozytenzahl, z. B. bei

Ursachen:

- O_2-Mangel → Erythropoetin ↑ → Bildung von Erythrozyten ↑
- Polycythaemia vera
- Paraneoplastisches Syndrom

Rauchern, bei Aufenthalt in großer Höhe, Lungenerkrankungen mit niedrigem arteriellen Sauerstoffpartialdruck (pO_2) und Herzerkrankungen mit Rechts-Links-Shunt (➤ 1.9)
- **Paraneoplastisches Syndrom** (➤ 7.2.4): Unphysiologische Bildung von Erythropoetin oder ähnlichen Substanzen, die die Blutzellbildung im Knochenmark steigern (z. B. bei Hypernephrom, Ovarialkarzinom)
- **Hormonale Stimulation** der Erythropoese, z. B. bei M. Cushing, Therapie mit Kortikosteroiden.

Symptome

- Gerötetes Gesicht und Extremitäten
- Kreislaufbeschwerden wie Schwindel, Kopfschmerzen, Ohrensausen, Sehstörungen
- Hypertonie
- Blutungsneigung
- Thromboseneigung (durch die erhöhte Viskosität des Blutes).

Therapie

- Behandlung der Grunderkrankung
- Aderlass
- Ziel: Hämatokrit ≤ 45 %

Die Grunderkrankung muss behandelt werden. Aderlässe von ca. 500 ml senken den Hämatokritwert auf unter 45 %.

3.3 Erkrankungen der Leukozyten

3.3.1 Leukozytose und Leukopenie

Leukozytose

Leukozytose: Leukozyten ≥ 10 000/µl

Ist die Gesamtleukozytenzahl im Blut auf Werte ≥ 10 000/µl bzw. 10/nl erhöht, spricht man von einer Leukozytose. Sie gilt als unspezifisches Symptom bei vielen verschiedenen Erkrankungen bzw. Belastungen des Organismus:
- Infektionen, vor allem durch Bakterien und Pilze, mit Vermehrung der Granulozyten. Virusinfekte hingegen verursachen oft eine relative Vermehrung der Lymphozyten bei normaler oder sogar erniedrigter Gesamtleukozytenzahl
- Chronische nicht-infektiöse Entzündungen
- Bösartige Erkrankungen des blutbildenden Systems, z. B. chronische Leukämien
- Stresssituationen (z. B. durch Verletzung, Verbrennung, Infarkt, Schock)
- Schwangerschaft.

Leukopenie

Eine Leukopenie besteht bei einer Gesamtleukozytenzahl im Blut von ≤ 4 000/µl bzw. 4/nl. Auch diesem Befund können zahlreiche verschiedene Ursachen zugrunde liegen:

Leukopenie: Leukozyten ≤ 4 000/µl

- Knochenmarkschädigung durch Medikamente (z. B. Zytostatika) oder ionisierende Strahlen
- Bestimmte Blutkrankheiten, z. B. perniziöse Anämie
- Viele Virusinfektionen und einzelne bakterielle Infekte, wie Typhus und Brucellose
- Gesteigerter Abbau von Blutzellen, häufig bei Milzvergrößerung (Hypersplenismus).

Von der Leukopenie abzugrenzen ist die lebensbedrohliche **Agranulozytose** mit Absinken der Granulozytenzahl ≤ 500/µl. Sie wird durch eine medikamentöse Knochenmarksschädigung verursacht. Häufige auslösende Medikamente sind Thyreostatika, NSAR, das Analgetikum Metamizol, Sulfonamide sowie das Neuroleptikum Clozapin. Frühzeichen sind Fieber, eine geschwürige Mandelentzündung (Angina tonsillaris) und eine geschwürige Mundschleimhautentzündung (Stomatitis aphthosa). Das auslösende Medikament muss sofort abgesetzt werden. Die Granulozytenbildung erholt sich dann meist innerhalb einer Woche.

Agranulozytose: Granulozyten ≤ 500/µl Ausgelöst durch Medikamente

3.3.2 Immundefekte

Unter einem Immundefekt (Immuninsuffizienz, Immunmangelkrankheit) versteht man eine geschwächte oder fehlende Immunabwehr.

Geschwächte/fehlende Immunabwehr

Ursachen

Immundefekte können angeboren oder erworben sein.

Angeborene (primäre) Immundefekte sind selten und beruhen auf erblichen Defekten in der Lymphozytendifferenzierung. Sie werden in der Regel nach dem hauptsächlich betroffenen Zellen klassifiziert: B-Zell-Defekte (z. B. IgA-Mangelzustand, Agammaglobulinämie), T-Zell-Defekte (z. B. Di-George-Syndrom) und kombinierte B- und T-Zell-Defekte.

Unterscheidung: angeboren und erworben

Erworbene (sekundäre) Immundefekte sind wesentlich häufiger als angeborene. Sie können verursacht sein durch:

- Arzneimittel können in Einzelfällen eine lebensbedrohliche allergische Agranulozytose (z. B. Novalgin®). Auch Kortikosteroide und Zytostatika wirken immunsuppressiv
- Manche Infektionen wie z. B. Masern und Windpocken ziehen eine vorübergehende Immunschwäche nach sich, die vor allem die Funktion der T-Lymphozyten betrifft. Eine lebensbedrohliche Sonderstellung nimmt das Immunschwächesyndrom AIDS (➤ 11.2.6) ein
- Hungerzustände oder chronische Eiweißverluste bzw. -mangelzustände, z. B. bei Nierenerkrankungen oder Leberzirrhose, beeinträchtigen vor

allem die Bildung von Antikörpern und dadurch die spezifische humorale Abwehr
- Maligne Lymphome.

Symptome

Erhöhte Infektanfälligkeit

Klinisch äußert sich eine Immunschwäche durch eine erhöhte, nicht selten lebensbedrohliche Infektanfälligkeit. Ungewöhnlich häufige, schwere und durch seltene Erreger hervorgerufene Infektionen weisen auf einen Immundefekt hin.
Steht eine B-Lymphozyten-Störung mit Antikörpermangel im Vordergrund, kommt es vorwiegend zu bakteriellen Infektionen. Bei Störungen der T-Lymphozyten ist die Abwehr von Viren, Pilzen, intrazellulär wachsenden Bakterien und Protozoen beeinträchtigt. Opportunistische (d.h. wenig aggressive, nur unter infektbegünstigenden Bedingungen krankheitserregende) Keime können bei diesen Patienten schwere generalisierte Infektionen hervorrufen. Bestimmte Tumoren wie maligne Lymphome oder gutartige Warzen (Verrucae) treten gehäuft auf.

Diagnostik

Es werden Differenzialblutbild, Blutausstrich, Virusserologie und ein umfangreiches immunologisches Screening durchgeführt.

Therapie

Bei sekundären Immundefekten muss die auslösende Ursache beseitigt werden. Daneben sollte eine Infektionsprophylaxe (Hygienemaßnahmen, Impfungen mit Totimpfstoffen usw.) durchgeführt werden. Infektionen müssen frühzeitig und intensiv behandelt werden.
Bei einigen angeborenen Immundefekten kann eine Stammzelltransplantation erwogen werden.

3.3.3 Leukämien

Bösartige Erkrankung der Leukozyten

Leukämien sind bösartige Erkrankungen der Leukozyten, bei denen sich diese Zellen im Knochenmark oder auch im lymphatischen Gewebe unkontrolliert vermehren. Folgen sind eine Verdrängung der normalen Blutbildung im Knochenmark mit Anämie, Granulozytopenie und Thrombozytopenie, die leukämischen Zellen werden unter Umständen ins Blut ausgeschwemmt, sie können andere Organe infiltrieren und entsprechende Symptome hervorrufen.

Einteilung

Abhängig von ihrem Krankheitsverlauf werden die Leukämien in akute und chronische Formen eingeteilt. **Akute Leukämien** verlaufen unbehandelt innerhalb von einigen Wochen tödlich. Durch eine effektive Therapie können aber in einem Teil der Fälle Heilungen erzielt werden. Histologisch (feingeweblich) sind sie durch sehr unreife Tumorzellen (Vorstufe = Blasten) gekennzeichnet. **Chronische Leukämien** führen unbehandelt erst nach mehreren Jahren zum Tode, lassen sich jedoch nur selten vollständig heilen. Histologisch sind sie durch reifere Zellen gekennzeichnet.

Akute Leukämie: Ohne Therapie innerhalb von Wochen tödlich, Heilung möglich

Chronische Leukämie: Chronischer Verlauf, Heilung sehr selten

Abhängig vom Zelltyp unterscheidet man **lymphatische Leukämien** (Entartung von Vorstufen der Lymphozyten) und **myeloische Leukämien** (Entartung von Vorstufen anderer weißer Blutzellen im Knochenmark).

Ursachen

Lymphatische Leukämie: Vorstufen der Lymphozyten sind entartet

Myeloische Leukämien: Vorstufen anderer Blutzellen sind entartet

- **Akute lymphatische Leukämie** (ALL) und **akute myeloische Leukämie** (AML): Eine einzelne Zelle im Knochenmark entartet bösartig und vermehrt sich sehr schnell. Ihre Abkömmlinge verdrängen die gesunden Zellen der Blutbildung, gelangen als funktionsuntüchtige Zellen ins Blut und infiltrieren verschiedene Organe wie Leber, Milz, Nieren, Lymphknoten. Die ALL betrifft häufig Kinder, während die AML meist bei Erwachsenen auftritt. Risikofaktoren für die Entstehung sind radioaktive Strahlen, Zytostatika (vor allem für AML), Benzol und einige Erbkrankheiten, z. B. das Down-Syndrom.
- **Chronisch myeloische Leukämie** (CML): Eine einzelne Stammzelle des Knochenmarks entartet maligne, woraufhin Granulozyten und ihre Vorstufen exzessiv produziert werden. Risikofaktoren sind radioaktive Strahlung und Benzol. Bei fast allen Patienten findet sich eine erworbene Veränderung des Chromosoms 22, das sog. Philadelphia-Chromosom.
- **Chronisch lymphatische Leukämie** (CLL): Massenhaft funktionsuntüchtige B-Lymphozyten werden im Knochenmark gebildet und dann ins Blut ausgeschwemmt. Die CLL zählt zu den niedrig malignen B-Zell-Lymphomen, sie ist die häufigste Leukämieform.

Symptome

Akute Leukämien

- Plötzlicher Beginn
- Infektionen, Blässe, Müdigkeit, Blutungen
- Ggf. vergrößerte Lymphknoten

- Abgeschlagenheit, Fieber, Nachtschweiß (treten meist plötzlich auf)
- Symptome aufgrund der Verdrängung der gesunden Zellen durch die malignen Zellen im Knochenmark:
  - Granulozytopenie → häufige Infekte, insbesondere Soor
  - Anämie → Blässe, Dyspnoe, Müdigkeit
  - Thrombozytopenie → Blutungen
- Bei 30 % der Betroffenen Lymphknotenschwellung, manchmal Milzvergrößerung (Splenomegalie) und Lebervergrößerung (Hepatomegalie).

Chronisch myeloische Leukämie

3 Krankheitsphasen

Die CML verläuft in drei Krankheitsphasen:

1. Chronisch stabile Phase: schleichender Beginn mit Allgemeinsymptomen, Leukozytose und Splenomegalie
2. Akzelerationsphase: Übergangsphase, in der zusätzlich Fieber, eine Anämie und meist eine Thrombozytopenie auftreten

3. Blastenschub: Die bösartig veränderten Granulozytenvorstufen (Blasten) werden massiv ins Blut ausgeschwemmt. Meist versterben die Patienten innerhalb kurzer Zeit.

Chronisch lymphatische Leukämie

Häufig Zufallsbefund, da lange symptomlos

Bei 50 % der Patienten wird eine CLL zufällig diagnostiziert. Es bestehen meist über lange Zeit keine Beschwerden. Im Verlauf der Erkrankung treten dann folgende Symptome auf:

- Lymphknotenschwellung, manchmal Splenomegalie und/oder Hepatomegalie
- Hauterscheinungen wie Juckreiz (Pruritus), Ekzeme, Herpes zoster, Herpes simplex, Mykosen.

Diagnostik

- Labor: Leukozytenvorstufen, Leuko- und Thrombozyten ↑/↓, Erythrozyten meist ↓
- Knochenmarkpunktion

Im Blut können Vorstufen der Leukozyten nachgewiesen werden. Die Gesamtleukozytenzahl ist bei den chronischen Leukämien erhöht. Bei den akuten Leukämien ist sie unterschiedlich und deshalb diagnostisch ohne Bedeutung. In der Regel sind die Erythrozyten vermindert. Die Thrombozytenzahl kann erniedrigt oder erhöht sein; im letzteren Fall sind die Thrombozyten meist funktionsuntüchtig.
Unter dem Mikroskop kann die Verteilung der Leukozyten im Blut ausgezählt werden. Dieses **Differenzialblutbild** setzt sich beim Gesunden wie in ➤ Tabelle 3.2 beschrieben zusammen.
Die weitere Diagnose einer Leukämie wird anhand einer Knochenmarkpunktion gesichert: In örtlicher Betäubung wird mit einer Stahlnadel das Brustbein (Sternalpunktion) oder der Beckenkamm (Beckenkammpunktion) punktiert und Knochenmark durch Ansaugen entnommen. Die auf diese Weise gewonnenen Zellen werden unter dem Mikroskop untersucht, um bösartig veränderte Zellformen nachzuweisen. Daneben werden zytochemische und zytogenetische Methoden sowie eine Immuntypisierung durchgeführt.

Tab. 3.2 Überblick über das Differenzialblutbild.

		Normbereich
Leukozyten gesamt		4–10/nl (= 4 000–10 000/µl)
Lymphozyten		1–4,8/nl (20–50 % der Leukos)
Stabkernige neutrophile Granulozyten		0,1–0,5/nl (3–5 % der Leukos)
Segmentkernige neutrophile Granulozyten		2–6,5/nl (30–80 % der Leukos)
Eosinophile Granulozyten		< 0,45/nl (2–6 % der Leukos)
Basophile Granulozyten		< 0,2/nl (0–2 % der Leukos)
Monozyten		0,8/nl (1–12 % der Leukos)

Therapie

- Chemotherapie
- Tyrosinkinasehemmer bei CML

- Die akuten Leukämien werden chemotherapeutisch nach festgelegten Protokollen mit verschiedenen Zytostatika behandelt. Die Chemotherapie erfolgt möglichst frühzeitig und hochdosiert mit dem Ziel einer Heilung
- Die CML wird dauerhaft mit dem Tyrosinkinasehemmer Imatinib therapiert. Treten Resistenzen auf, werden die Tyrosinkinasehemmer Nilotinib oder Dasatinib eingesetzt
- Bei der CLL wird chemotherapeutisch therapiert, wenn die Patienten Symptome zeigen. Zur Anwendung kommen Cyclophosphamid, Fludarabin und Rituximab in Kombination oder Chlorambucil
- Bei allen Patienten sollten begleitende Therapiemaßnahmen eingesetzt werden: Sorgfältige Hygiene, Infektprophylaxe, Gabe von Erythrozyten und Thrombozyten bei Bedarf, Prophylaxe einer Hyperurikämie/Uratnephropathie (➤ 9.3) unter Chemotherapie (reichlich Flüssigkeitszufuhr, Allopurinol).

Transplantation hämatopoetischer Stammzellen

- Knochenmarkzellen werden chemotherapeutisch zerstört
- Übertragung hämatopoetischer Stammzellen aus Knochenmark oder peripherem Blut

Bei Patienten mit passendem Spender (HLA-Kompatibilität) kommt eine Transplantation hämatopoetischer Stammzellen in Frage. Hierzu können Knochenmarkszellen oder periphere Blutstammzellen (SZT) verwendet werden. Nur dadurch lässt sich eine Heilung der chronischen Leukämien erreichen. Der Patient erhält eine intensive Chemotherapie, um sämtliche maligne entarteten Knochenmarkzellen zu zerstören und gleichzeitig eine Immunsuppression zu erreichen. Anschließend werden dem Patienten Knochenmark oder Blutstammzellen von einem entsprechenden Spender wie eine gewöhnliche Bluttransfusion übertragen. Diese Zellen sollen sich in den Knochenmarkräumen des Patienten ansiedeln und dann die Blutbildung übernehmen. Blutstammzellen werden vom Spender aus dem peripheren Blut durch Leukapherese gewonnen.

Komplikationen der Knochenmark- bzw. Stammzelltransplantation

- Toxische Nebenwirkungen der aggressiven Chemotherapie
- Graft versus host Krankheit: T-Lymphozyten des Spenders schädigen Haut (Exanthem), Darm (massive Durchfälle und Flüssigkeitsverlust, Peritonitis), Leber (Hepatitis)
- Transplantatabstoßung
- Infektionen, vor allem während der drei Wochen nach der Transplantation andauernden zellfreien/-armen Phase: In der Zeit, bis das gespendete Knochenmark Leukozyten zur Infektabwehr in ausreichender Menge produziert, ist der Patient sämtlichen Krankheitserregern schutzlos ausgeliefert. Daher sind spezielle medizinische und pflegerische Maßnahmen wie eine Schutzisolierung oder Unterbringung des Patienten in einer Sterilbetteinheit notwendig.

Komplikationen

- Infektionen: Die Infektabwehr des Patienten ist herabgesetzt, weil die maligne entarteten Leukozyten in der Regel nicht funktionstüchtig sind
- Blutungen treten auf, wenn die Zahl der Thrombozyten stark erniedrigt ist

- Durchblutungsstörungen: Bei massiver Leukozytose, insbesondere bei der CML, können leukämische Thromben auftreten, die z. B. Infarkte in der Milz oder Retina verursachen.

3.3.4 Maligne Lymphome

Bösartige Erkrankungen des lymphatischen Systems

Maligne Lymphome sind bösartige Erkrankungen des lymphatischen Systems. Zum lymphatischen System gehören Lymphbahnen, Lymphknoten, Milz, Thymus, lymphatische Gewebe des Darmes sowie der lymphatische Rachenring.

Ursachen und Einteilung

Unterscheidung Hodgkin-Lymphom, Non-Hodgkin- Lymphome (niedrig- oder hochmaligne)

Es werden unterschieden:
Hodgkin-Lymphom (M. Hodgkin, Lymphogranulomatose): Anfangs ist eine Lymphknotenregion bösartig verändert, im fortgeschrittenen Stadium breitet sich die Erkrankung auf weitere Lymphknotenstationen aus und befällt schließlich auch andere Organe. Die Ursache ist unbekannt, möglicherweise sind Viren an der Entstehung beteiligt.
Non-Hodgkin-Lymphome (NHL): Maligne Lymphome, die von den T- oder B-Lymphozyten ausgehen und sich histologisch vom Hodgkin-Lymphom unterscheiden. Es werden indolente von aggressiven und sehr aggressiven Lymphomen unterschieden. Als ursächliche Faktoren werden u.a. eine genetische Veranlagung, Infektionen durch bestimmte Viren, Spätkomplikation nach Bestrahlung oder Therapie mit Immunsuppressiva sowie Immundefekte diskutiert.

Plasmozytom: NHL, Produktion monoklonaler Antikörper, Osteolysen

Ein aggressives NHL ist z. B. das **Plasmozytom** (Multiples Myelom): Hier ist eine Plasmazelle (Vorläufer: B-Lymphozyt) maligne entartet. Ihre Abkömmlinge produzieren Antikörper eines einzigen Typs (monoklonale Antikörper, IgG, IgA oder IgD), zerstören Knochengewebe und verdrängen die normale Blutbildung im Knochenmark. Es treten Osteolysen (Knochendefekte) in Schädelknochen (sog. Schrotschuss- oder Lochschädel), Rippen, Becken u.a. Knochen auf. Die Patienten haben Knochenschmerzen und neigen zu Spontanfrakturen.
Daneben gibt es eine Vielzahl weiterer seltener NHL. Vor allem bei AIDS-Patienten treten NHL erheblich häufiger auf. Auch die chronisch lymphatische Leukämie gehört zu den NHL.

Symptome

Hodgkin-Lymphom

- Allgemeinsymptome wie Schwäche, Fieber, Nachtschweiß, ungewollter Gewichtsverlust, die als **B-Symptomatik** zusammengefasst werden
- Lymphknotenschwellung: Meist sind die stammnahen Lymphknoten am Hals, in den Achseln oder Leisten betroffen, ferner Lymphknoten des Mediastinums oder des Abdomens
- Evtl. Splenomegalie, evtl. Hepatomegalie
- Im fortgeschrittenen Stadium können Haut, Leber, Lunge, Knochenmark, Knochen, Pleura oder Milz befallen sein.

Tab. 3.3 Stadieneinteilung (Staging) des Hodgkin-Lymphoms.

Stadium	Befallener Körperabschnitt
I (IA/IB)	Einzelne Lymphknoten-Region oder einzelner extranodaler Herd
II (IIA/IIB)	Zwei oder mehr Lymphknoten-Regionen auf der gleichen Zwerchfellseite oder lokalisierte extranodale Herde mit Befall einer oder mehrerer Lymphknoten-Regionen auf der gleichen Zwerchfellseite
III (IIIA/IIIB)	Lymphknoten-Regionen auf beiden Zwerchfellseiten oder lokalisierte extranodale Herde und Lymphknoten auf beiden Zwerchfellseiten
IV	Diffuser Befall eines oder mehrerer extralymphatischer Organe mit oder ohne Lymphknoten-Befall
A: ohne Allgemeinsymptome B: mit mindestens einem der B-Symptome (Gewichtsverlust, Fieber oder Nachtschweiß)	

Die 4-Stadieneinteilung der NHL ähnelt der des Hodgkin-Lymphoms. Zusätzlich wird unterschieden zwischen primär nodalem Befall und primär extranodalem Befall.

Non-Hodgkin-Lymphome

- Allgemeinsymptome (B-Symptomatik)
- Primäre Lymphknotenschwellung (primär nodaler Befall)
- Statt der Lymphknoten können selten auch andere Organe, z. B. der Magen-Darm-Trakt, zuerst betroffen sein (primär extranodaler Befall). Im Gegensatz zum Hodgkin-Lymphom sind Hautmanifestationen bei Non-Hodgkin-Lymphomen wesentlich häufiger. Diese können bei bestimmten Lymphomformen, z. B. bei der Mycosis fungoides, das klinische Bild beherrschen
- Im Verlauf werden weitere Lymphknotenstationen befallen
- Bei 50 % der Patienten ist das Knochenmark betroffen mit nachfolgender Anämie, Leuko- und Thrombopenie.

Diagnostik

Histologische Untersuchung eines vergrößerten Lymphknotens

Durch die histologische Untersuchung vergrößerter Lymphknoten wird die Art des Lymphoms bestimmt. Damit lassen sich Therapie und Prognose des Patienten einschätzen.

Der Ausbreitungsgrad des Lymphoms und damit das Stadium der Erkrankung müssen ermittelt werden, da das therapeutische Vorgehen entscheidend von ihnen abhängt. Dazu werden die folgenden Untersuchungen durchgeführt:

Staging

- Labor: Blutbild, Blutgerinnung, Leberwerte, Nierenwerte, Entzündungsparameter, Hämolyseparameter Elektrophorese
- Röntgen und CT des Thorax, um Raumforderungen erkennen zu können
- Sonographie und CT des Abdomens: Es zeigen sich evtl. vergrößerte Lymphknoten, Spleno- und Hepatomegalie
- CT von Hals und Thorax
- Knochenmarkbiopsie mit Zytologie und Histologie
- Evtl. gastroenterologische und HNO-ärztliche Zusatzdiagnostik.

Therapie

- Strahlentherapie
- Chemotherapie

Je nach Stadium und Art des Lymphoms kommen verschiedene Polychemotherapien mit oder ohne Strahlentherapie zur Anwendung.
Kann das Lymphom nach dieser Therapie nicht mehr nachgewiesen werden, liegt eine **Remission** vor. Das bedeutet jedoch nicht, dass der Patient geheilt ist. Das Lymphom kann jederzeit erneut aufflackern. Deshalb sind regelmäßige Verlaufskontrollen wichtig. Tritt ein **Rezidiv** auf, muss mit Chemotherapeutika aggressiv behandelt werden. Bei Patienten ≤ 50 Jahren kommt eine Stammzelltransplantation in Betracht.

3.3.5 Autoimmunerkrankungen

Antikörper gegen körpereigenes Gewebe

Autoimmunerkrankungen sind Krankheiten, bei denen sich Antikörper oder spezifisch sensibilisierte Lymphozyten gegen körpereigenes Gewebe richten und dieses schädigen.

Ursachen

Normalerweise greifen Lymphozyten kein körpereigenes Gewebe an. Es besteht eine Immuntoleranz. Diese Immuntoleranz kann aufgrund verschiedener Faktoren wie z. B. erbliche Veranlagung, hormonelle Faktoren sowie exogene Einflüsse verloren gehen. Der Organismus bildet in der Folge Antikörper z. B. gegen sein eigenes Schilddrüsengewebe. Diese Antikörper werden Autoantikörper genannt.

Symptome

Es gibt eine Vielzahl verschiedener Autoimmunerkrankungen mit den unterschiedlichsten Symptomen. ➤ Tab. 3.4 gibt eine Übersicht über die in diesem Buch erwähnten autoimmun (mit)bedingten Erkrankungen.

Diagnostik

Nachweis von Autoantikörpern

Autoantikörper können durch spezielle Blutuntersuchungen nachgewiesen werden. Manchmal muss eine Gewebeprobe entnommen werden, um die Antikörperablagerungen mit besonderen immunhistologischen Methoden darzustellen.

Therapie

- Kortikosteroide
- Immunsuppressiva

Die Behandlung richtet sich nach dem betroffenen Organ und der Schwere des Krankheitsbildes. Häufig kommen Kortikosteroide oder Immunsuppressiva zum Einsatz.

Tab. 3.4 Alphabetische Übersicht häufiger Autoimmunerkrankungen oder autoimmun (mit)bedingter Erkrankungen.

Erkrankung	Kurzcharakterisierung
M. Addison	Primäre Nebennierenrindenunterfunktion ➤ 8.4.3
Rheumatisches Fieber	Autoimmunbedingte Streptokokkennacherkrankung ➤ 1.7
Chronische Gastritis Typ A	Chronische, atrophische Magenschleimhautentzündung ➤ 5.3.1
M. Basedow	Chronische Schilddrüsenentzündung mit Schilddrüsenüberfunktion ➤ 8.2.2
Bullöses Pemphigoid	Blasenbildung bei starkem Juckreiz ➤ 13.4.2
Colitis ulcerosa, M. Crohn	Chronische Darmentzündung ➤ 5.4.5, ➤ 5.4.6
Dermatomyositis	Chronisch-entzündliche Erkrankung von Haut und Muskeln mit unterschiedlichen Hautveränderungen ➤ 10.3.3
Diabetes mellitus Typ 1	Insulinpflichtiger Diabetes mellitus ➤ 8.5
Hämolytische Anämie (AIHA)	Anämie durch beschleunigten Untergang roter Blutkörperchen ➤ 3.2.1
Hashimoto-Thyreoiditis	Chronische Schilddrüsenentzündung, im Verlauf oft mit Schilddrüsenunterfunktion ➤ 8.2.3
Idiopathische thrombozytopenische Purpura (M. Werlhof)	Erhöhte Blutungsneigung durch Zerstörung der Thrombozyten im Blut, meist ausgelöst durch Medikamente oder Infektionen ➤ 3.4.3
Pemphigus vulgaris	Schlaffe Blasen auf Haut und Schleimhaut, die rupturieren ➤ 13.4.1
Primär biliäre Leberzirrhose	Irreversibler, bindegewebiger Umbau der Leber ➤ 6.2.3
Perniziöse Anämie	Anämie durch Vitamin-B_{12}-Mangel infolge chronischer Magenschleimhautentzündung mit Mangel an intrinsic factor ➤ 3.2.1
Polymyositis	Entzündliche Systemerkrankung der quergestreiften Muskulatur, Muskelschwäche und -schmerzen ➤ 10.3.3
Rheumatoide Arthritis (RA)	Chronische Gelenkentzündung ➤ 10.2.1
Progressive systemische Sklerose (systemische Sklerodermie)	Verhärtung des Bindegewebes ➤ 10.3.2
Systemischer Lupus erythematodes (SLE)	Generalisierte entzündliche Erkrankung des Bindegewebes der Blutgefäße ➤ 10.3.1

3.4 Hämorrhagische Diathesen

Krankhaft erhöhte Blutungsneigung

Bei einer hämorrhagischen Diathese liegt eine krankhaft erhöhte Blutungsneigung vor. Die Blutungen sind dabei entweder zu lang, zu stark oder treten bereits bei kleinsten Verletzungen auf. Abhängig von der Ursache werden die verschiedenen Formen bezeichnet:

- Liegt eine Schädigung der Thrombozyten (Blutplättchen) zugrunde, wird von **Thrombozytopathie** gesprochen; ein Thrombozytenmangel (≤ 150 000/µl) wird als **Thrombozytopenie** bezeichnet
- Liegt die Ursache in krankhaften Gefäßen, wird von **Vasopathie** oder **Vaskulopathie** gesprochen
- Sind Gerinnungsfaktoren die Ursache, liegt eine **Koagulopathie** vor.

⅔ aller hämorrhagischen Diathesen liegt eine Thrombozytopathie zugrunde.

Blutstillung

3 Stufen der Blutstillung

Die Blutstillung verläuft wie folgt:

1. Gefäßreaktion im Sinne einer Vasokonstriktion.
2. Primäre Blutstillung, durch Anlagerung von Thrombozyten und Bildung eines weißen Thrombozytenpfropfes.
3. Sekundäre Blutstillung durch Aktivierung der Gerinnungskaskade mit dem Endprodukt eines organisierten/irreversiblen Thrombus.

Diagnostik

Einzelne Schritte der Blutstillung werden überprüft

Die jeweiligen Schritte der Blutstillung werden über folgende Gerinnungsparameter überprüft:

- **Thrombozytenzählung:** Normal 150 000–450 000/µl Blut
- **Blutungszeit:** Die Zeit, bis sich ein Thrombozytenthrombus gebildet hat. Dauer ca. 2–4 Minuten
- **Quick-Test** (Thromboplastinzeit, Prothrombinzeit): Überprüft das exogene (extrinsic) System, demnach die Funktionstüchtigkeit der Faktoren II, V, VII und X. Normalwert: 70–100 %. Der Quick-Wert hängt vom verwendeten Reagenz ab, sodass Quick-Werte aus verschiedenen Labors nur schlecht miteinander verglichen werden können. Daher wird inzwischen die **International Normalized Ratio INR** angegeben, bei der die Laborunterschiede durch einen entsprechenden Korrekturfaktor ausgeglichen werden. Normalwert: < 1,2
- **Partielle Thromboplastinzeit** (PTT): Hiermit wird das endogene (intrinsic) Gerinnungssystem getestet und damit die Faktoren II, V, VIII, IX, X, XI und XII. Normalwert: 20–35 Sekunden

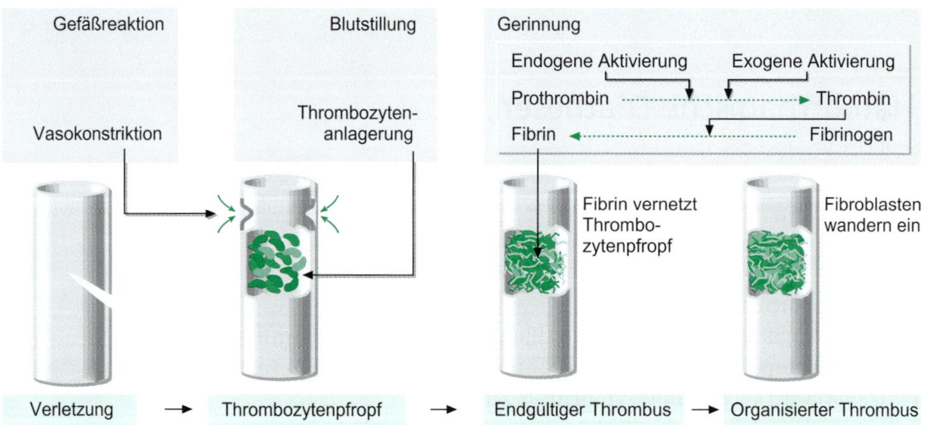

Abb. 3.1 Übersicht über die Blutstillung. [A400]

- **Thrombinzeit** (Plasmathrombinzeit, PTZ): Dauer der Gerinnungszeit wird gemessen, vor allem zur Kontrolle einer Heparintherapie. Normalwert: 17–24 Sekunden.

3.4.1 Hämophilie

Die Hämophilie (Bluterkrankheit) ist eine vererbte Koagulopathie, bei der der Gerinnungsfaktor VIII oder IX fehlt bzw. vermindert ist.

Vererbte Koagulopathie

Ursachen und Einteilung

Die Hämophilie wird X-chromosomal (geschlechtsgebunden) rezessiv vererbt. Dies bedeutet, dass Frauen, da sie zwei X-Chromosomen besitzen, klinisch in der Regel nicht betroffen sind, die Erkrankung jedoch übertragen können. Da Männer nur über ein X-Chromosom verfügen, erkranken sie immer, wenn ein defektes X-Chromosom vorliegt. Bei 50 % der Erkrankten liegt eine Spontanmutation des X-Chromosoms vor. Zwei Formen der Hämophilie werden unterschieden:

- **Hämophilie A** (85 %): Mangel an Gerinnungsfaktor VIII
- **Hämophilie B** (15 %): Mangel an Gerinnungsfaktor IX.

Die Ausprägung einer Hämophilie ist unterschiedlich schwer, da sie davon abhängt, wie hoch die Konzentration der noch vorhandenen Gerinnungsfaktoren ist.

X-chromosomal-rezessiv.
- Hämophilie A: Gerinnungsfaktor VIII ↓
- Hämophilie B: Gerinnungsfaktor IX ↓.

Symptome

Schwere Hämophilieformen machen sich hauptsächlich, auch ohne vorherige Verletzung, durch Blutungen in Gelenke oder Muskeln bemerkbar. Leichtere Hämophilieformen werden meist erst anlässlich einer Operation oder Zahnentfernung erkannt, wenn es zu starken Nachblutungen kommt.

Blutungen, insbesondere Muskel- und Gelenkblutungen

Diagnostik

Häufig sind mehrere männliche Familienangehörige erkrankt. Die partielle Thromboplastinzeit (PTT) ist auf ≥ 40 Sek. verlängert (vermehrt Nachblutungen), während die Blutungszeit normal ist (primäre Blutungstillung nicht verlängert). Um die Hämophilie A von der Hämophilie B zu unterscheiden, wird in Speziallabors die Aktivität von Faktor VIII und IX bestimmt.

- Partielle Thromboplastinzeit ≥ 40 Sek.
- Aktivität des Faktors VIII bzw. IX ↓

Therapie

Die fehlenden Gerinnungsfaktoren VIII oder IX werden bei einer schweren Hämophilie permanent substituiert, d.h. regelmäßig i.v. verabreicht. Bei leichteren Formen werden sie lediglich im Bedarfsfall, z.B. bei spontanen Blutungen oder vor Operationen, gegeben. Bei einer leichten Hämophilie A reicht mitunter auch die Gabe eines Vasopressin-Analogons, welches im Endothel gespeicherte Gerinnungsfaktoren freisetzt.

- Substitution von Gerinnungsfaktor VIII bzw. IX
- Vasopressin-Analogon

Medikamente, die die Blutungsneigung erhöhen (z. B. Heparin, Acetylsalicylsäure), dürfen nicht eingenommen werden. Auch i.m. Injektionen sind kontraindiziert.
Die Patienten müssen sich vor Verletzungen schützen, z. B. auch beim Zähneputzen.

Komplikationen

- Schwere Arthrosen entstehen durch wiederholte Blutungen in die Gelenke (Hämarthros)
- Da die Faktorenkonzentrate früher ausschließlich aus Blutplasma hergestellt wurden, haben sich viele Patienten mit Hepatitis- oder mit HI-Viren infiziert. Solche Infektionen sind heute nahezu ausgeschlossen, da die Präparate gereinigt und virusinaktiviert sind bzw. aus rekombinanten Faktoren bestehen.

3.4.2 Disseminierte intravasale Gerinnung

Aktivierung des Gerinnungssystems mit Bildung von Mikrothromben, später massive Blutungen aufgrund Verbrauchs von Gerinnungsfaktoren

Eine disseminierte intravasale Gerinnung (DIC) bzw. **Verbrauchskoagulopathie** kommt zustande durch eine überschießende Aktivierung des Gerinnungssystems innerhalb der Blutgefäße mit Ausbildung zahlreicher kleiner Blutgerinnsel (Mikrothromben) im Gefäßsystem. Dadurch werden Gerinnungsfaktoren und Thrombozyten verbraucht, im weiteren Verlauf tritt eine hämorrhagische Diathese mit der Gefahr von massiven Blutungen auf. Sekundär entwickelt sich meist auch eine Hyperfibrinolyse (gesteigerte Auflösung von Fibrin).

Ursachen

- Schock
- Sepsis
- Komplikationen Geburtshilfe
- OPs an Lunge, Pankreas, Prostata, Plazenta
- Hämolyse

Die übermäßige Aktivierung der Blutgerinnung kann hervorgerufen werden durch einen schweren Schock, eine Sepsis, eine bestehende Hämolyse, geburtshilfliche Komplikationen sowie durch Operationen an Organen mit hoher Gerinnungsaktivität im Gewebe wie Lunge (**P**ulmo), **P**ankreas, **P**lazenta oder **P**rostata (4 × P).

Symptome

- Verschiedene Blutungen
- Mikrothromben
- Organversagen

Im Frühstadium ist eine DIC sehr schwer zu diagnostizieren. Im weiteren Verlauf treten typische Zeichen einer hämorrhagischen Diathese auf: Punktförmige und flächenhafte Hautblutungen, Magen-Darm-Blutungen, Nieren- oder Gehirnblutungen. Gleichzeitig kann es durch Mikrothromben und der damit verbundenen schlechten Organdurchblutung zum Organversagen kommen.

Diagnostik

Häufige Kontrolle des Gerinnungsstatus

Bei der akuten manifesten DIC sind zahlreiche Blutgerinnungsparameter verändert: Thrombozyten ↓, Fibrinogen ↓, Antithrombin III ↓, Nachweis von Fibrinmonomeren und Fibrin-Spaltprodukten (D-Dimer), Quick-Wert ↓, PTT ↑.

Therapie

Am wichtigsten ist die Therapie der auslösenden Grunderkrankung. Um eine DIC bei gefährdeten Patienten zu verhindern, wird prophylaktisch Heparin gespritzt (verhindert die Bildung von Mikrothromben im frühen Stadium). Bei einer manifesten DIC müssen die Patienten auf der Intensivstation engmaschig überwacht werden. Sie erhalten Antithrombin III, FFP (fresh frozen plasma = Frischplasma), Fibrinogen- und u.U. Thrombozytenkonzentrate. Heparin muss abgesetzt werden. Normalisieren sich die Gerinnungswerte, wird wieder Heparin gespritzt. Dies wirkt einer überschießenden Blutgerinnung entgegen, welche durch die beim Heilungsprozess gesteigerte Nachbildung von Gerinnungsfaktoren auftreten kann.

- Therapie der Grunderkrankung
- Prophylaktisch Heparin

- Antithrombin III, Frischplasma, Thrombozytenkonzentrate, Fibrinogen
- Bei Besserung Heparin

Komplikationen

Multiorganversagen mit Schock, akutem Nierenversagen, Leberversagen, hämorrhagischen Hautnekrosen, Koma.

3.4.3 Thrombozytär verursachte hämorrhagische Diathesen

Thrombozyten werden im Knochenmark gebildet und bereits nach etwa 10 Tagen in der Milz abgebaut. Veränderungen der Thrombozyten sind für ⅔ aller hämorrhagischen Diathesen verantwortlich.

Thrombozytenstörungen sind für ⅔ aller krankhaften Blutungsneigungen verantwortlich

Ursachen und Einteilung

Eine **Thrombozytopenie** liegt vor, wenn die Thrombozytenzahl auf ≤ 150 000/μl vermindert ist. Mögliche Ursachen sind:

- Verringerte Produktion von Thrombozyten im Knochenmark, z. B. infolge von Bestrahlung, Zytostatikagabe oder Knochenmarksinfiltration bei Leukämien oder Lymphomen
- Beschleunigter Abbau von Thrombozyten in der Milz, z. B. bei Hypersplenismus
- Vermehrter Verbrauch von Thrombozyten im peripheren Blut, z. B. bei DIC oder durch Autoantikörper, z. B. bei idiopathischer thrombozytopenischer Purpura und bei systemischem Lupus erythematodes
- Medikamentennebenwirkungen in Form einer toxischen Knochenmarkschädigung bzw. einer allergischen Thrombozytenzerstörung, verursacht z. B. durch Heparin (selten), Cotrimoxazol u.a.
- Hypersplenismus
- Künstliche Herzklappe.

Thrombopenie: Thrombozyten ≤ 150 000/μl

Bei einer **Thrombozytopathie** liegt eine Funktionsstörung der Thrombozyten vor, die entweder selten vererbt oder häufiger erworben ist, z. B. durch Medikamente wie Acetylsalicylsäure, Clopidogrel oder Dextran, durch Nierenversagen mit Urämie oder durch bestimmte Knochenmarkerkrankungen, z. B. Polycythaemia vera, Plasmozytom.

Thrombozytopathie: Funktionsstörung der Thrombozyten

Thrombozytose: Thrombozyten im peripheren Blut ↑

Davon zu unterscheiden ist eine **Thrombozytose,** bei der zu viele Thrombozyten im peripheren Blut zirkulieren. Dadurch besteht die Gefahr der Thrombosebildung mit nachfolgender Lungenembolie.

Symptome

Spontane Blutungen, wenn Thrombozyten ≤ 30 000/μl

Zu spontanen Blutungen kommt es meist erst, wenn die Zahl der funktionstüchtigen Thrombozyten auf ≤ 30 000/μl Blut erniedrigt ist. Dann zeigen sich petechiale (punktförmige) Hautblutungen sowie Nasenbluten oder eine verstärkte Menstruation.

3

Diagnostik

- Thrombozytenzählung
- Blutungszeit
- Ursache klären

- Thrombozytenzählung: Die Anzahl der Thrombozyten sagt allerdings nichts über ihre Funktionstüchtigkeit aus
- Blutungszeit: Bei einer Thrombozytenstörung oder einer gefäßbedingten Blutungsneigung ist sie verlängert, nicht jedoch bei einer Koagulopathie
- Die Ursache der Thrombozytenveränderung muss ermittelt werden.

Therapie

- Therapie der Grunderkrankung
- Thrombozytensubstitution

Die Behandlung besteht in der Therapie der Grunderkrankung und dem Meiden aller auslösenden Medikamente. Wenn dies nicht möglich ist, müssen Thrombozyten in Form von Thrombozytenkonzentraten substituiert werden. Bei der idiopathischen thrombozytopenischen Purpura werden Kortikosteroide oder Immunglobuline gegeben. Ist diese Therapie erfolglos, wird die Milz operativ entfernt (Splenektomie). Letzte Möglichkeit ist die Verordnung von Immunsuppressiva.

3.4.4 Vaskulär verursachte hämorrhagische Diathesen

Schädigung der Blutgefäße

Zu vaskulär bedingten hämorrhagischen Diathesen kommt es durch Schädigung der Blutgefäße, den sog. Vaskulopathien oder Vasopathien, die entweder vererbt oder erworben sind.

M. Osler

Teleangiektasien an Lippen, Zunge, Nasenschleimhaut, im Magen- Darm-Trakt, in den Atemwegen → Blutungen

Es handelt sich um eine autosomal-dominante Erbkrankheit. Typisch sind punktförmige Gefäßerweiterungen (Teleangiektasien) an Lippen, Zunge und Nasenschleimhaut, im Magen-Darm-Trakt und den Atemwegen. Gehäuft treten Nasenbluten, gastrointestinalen Blutungen und Hämoptoe (Bluthusten) auf.

Purpura Schoenlein-Henoch

Diese erworbene Vaskulitis kommt insbesondere bei Kindern vor. Es handelt sich dabei um eine allergische Immunreaktion vom Typ III, bei der es zu Ablagerungen von IgA-haltigen Immunkomplexen in den kleinen Blutgefäßen kommt. Sie tritt oft nach einem Infekt auf und äußert sich mit Fieber, Gelenk- und Bauchschmerzen. Typisch ist ein Hautausschlag mit kleinsten Einblutungen (Petechien), besonders an den Streckseiten der Beine. Häufig treten gastrointestinale Blutungen und eine Glomerulonephritis mit Makrohämaturie auf. Therapeutisch werden Kortikosteroide gegeben, bei schweren Verläufen zusätzlich Cyclophosphamid.

Vaskulitis nach einem Infekt, v.a. bei Kindern:
- Fieber, Gelenk- und Bauchschmerzen
- Petechien
- Magen-Darm- Blutungen
- Glomerulonephritis

3.5 Amyloidose

Bei den systemischen Amyloidosen werden unterschiedliche Proteine (Amyloid) im Interstitium verschiedener Organe, Gefäße und Nerven abgelagert.

Ablagerung von Amyloid im Interstitium von Organen

Ursachen und Einteilung

Häufig liegt der Amyloidose eine andere Erkrankung zugrunde. Je nach Ursache und Struktur des Amyloids werden verschiedene Formen unterschieden:
- Immunglobulin-assoziierte Amyloidose, z. B. bei einem Plasmozytom
- Sekundäre Amyloidose, z. B. bei chron. entzündlichen Erkrankungen wie Tbc, rheumatoider Arthritis, M. Crohn, Colitis ulcerosa, maligne Tumoren
- Familiäre Amyloidose, autosomal dominant vererbt.

Häufig betroffen sind Nieren, Herz und peripheres Nervensystem. Seltener betroffen sind Magen-Darm-Trakt, Leber, Milz oder Nebennieren.

Verschiedene Formen

Symptome

Falls die Amyloidose durch eine andere Grunderkrankung ausgelöst wurde, liegen Symptome dieser Erkrankung vor. Im Übrigen sind die Beschwerden abhängig von den befallenen Organen:
- Nieren → Nephrotisches Syndrom, Niereninsuffizienz
- Herz → Herzinsuffizienz, Reizleitungsstörungen
- Nervensystem → Polyneuropathie, autonome Neuropathie mit Durchfall, Verstopfung, Impotenz, Inkontinenz, orthostatische Hypotonie
- Zunge → Makroglossie (vergrößerte Zunge)
- Leber → Hepatomegalie.

Abhängig von befallenen Organen

Diagnostik

Aus einem betroffenen Organ (z. B. Rektum, Niere, Myokard) wird Gewebe entnommen. Das Amyloid kann darin mittels verschiedener Techniken nachgewiesen werden.

Gewebebiopsie mit Nachweis von Amyloid

Therapie

Die vorliegende Grunderkrankung muss behandelt werden. Die weitere Therapie richtet sich nach den jeweiligen Organmanifestationen und der Amyloidoseform (z. B. Colchicin, Kortikosteroide, Thalidomid).

3.6 Lymphangitis und Lymphadenitis

Entzündung der Lymphgefäße (Lymphangitis) bzw. der Lymphknoten (Lymphadenitis)

Bei einer **Lymphangitis** sind die Lymphgefäße, bei einer **Lymphadenitis** die Lymphknoten entzündet. Ursache kann das Übergreifen einer benachbarten Gewebsentzündung sein oder es werden Krankheitserreger auf anderem Wege in die Lymphbahnen eingeschwemmt.

Symptome

- Lymphangitis: streifenförmige Rötung
- Lymphödem
- Lymphadenitis: Lymphknotenvergrößerung
- Evtl. Fieber

Entzündete Lymphgefäße breiten sich ausgehend von einer infizierten Verletzung zum Körperstamm hin aus. Sie sind als roter Strang sichtbar, fühlen sich warm an und sind druckschmerzhaft. Wiederholte Lymphgefäßentzündungen können zu einem Lymphödem führen.
Entzündete Lymphknoten sind vergrößert und druckschmerzhaft. Die über dem betroffenen Knoten liegende Haut kann gerötet und überwärmt sein. Oft treten zusätzlich Fieber und körperliche Abgeschlagenheit auf. Selten bildet sich ein Lymphknotenabszess.
Komplikation einer Entzündung der Lymphgefäße kann eine Sepsis sein.

Therapie

Meist muss die Entzündung medikamentös mit Antibiotika behandelt werden. Das betroffene Körperteil wird ruhig gestellt, gekühlt und nach Möglichkeit hoch gelagert. Der Entzündungsherd selbst muss saniert werden. Bildet sich ein Lymphknotenabszess, muss operativ vorgegangen werden.

Übungsfragen

1. Was ist eine Anämie?
2. Nennen Sie Ursachen für eine Eisenmangelanämie?
3. Welches Vitamin fehlt dem Körper bei einer perniziösen Anämie?
4. Was verstehen Sie unter einer Agranulozytose, wodurch wird sie häufig verursacht?
5. Nennen Sie Beispiele für Autoimmun- und Immunschwächeerkrankungen.
6. Beschreiben Sie Symptome einer akuten Leukämie.
7. Nennen Sie vier Autoimmunerkrankungen!
8. Wodurch ist die Hämophilie verursacht (zwei Formen) und wie wird sie behandelt?

KAPITEL

4 Erkrankungen der Atemwege und der Lunge

4.1 Leitsymptome

Bei Erkrankungen der Atemwege oder der Lunge können Dyspnoe und Zyanose infolge des O_2-Mangels sowie Husten mit Auswurf als typische Symptome auftreten.

4

4.1.1 Dyspnoe

Unterscheidung von Dyspnoe, Orthopnoe, Tachypnoe und Bradypnoe

Dyspnoe (Atemnot) ist das Gefühl, nicht genug Luft zu bekommen. Patienten mit schwerer Dyspnoe leiden oft unter Todesangst. Als **Orthopnoe** wird eine schwere Atemnot bezeichnet, die der Patient nur in aufrechter Haltung und mit Einsatz der Atemhilfsmuskulatur kompensieren kann.
Von der Dyspnoe zu unterscheiden sind verschiedene Atmungstypen, wie z. B. die **Tachypnoe,** eine beschleunigte Atmung, sowie die **Bradypnoe,** eine verlangsamte Atmung, z. B. bei Hirndruck.

Einteilung

Die Dyspnoe wird in vier Schweregrade eingeteilt (➤ Tab. 4.1).

Ursachen

Eine Dyspnoe kann sehr verschiedene Ursachen haben:
- Lungenerkrankung, z. B. Asthma bronchiale, Pleuraerguss, Pneumothorax
- Herzerkrankung, z. B. Linksherzinsuffizienz, Lungenödem
- Einengung der Trachea, z. B. durch einen Tumor, Glottisödem
- Rippenfraktur, Thoraxdeformität
- Anämie (➤ 3.2.1)
- Enzephalitis (Hirnentzündung)
- Psychische Ursachen: Hyperventilationstetanie bei Angst, Aufregung.

Tab. 4.1 Schweregrade einer Dyspnoe.

Grad	Anzeichen
I	Atemnot bei größerer körperlicher Anstrengung, z. B. Treppensteigen
II	Atemnot bei langsamen Gehen in der Ebene
III	Atemnot bei leichten Tätigkeiten, z. B. An- und Auskleiden
IV	Atemnot in Ruhe (Ruhedyspnoe)

Blutgasanalyse

BGA: Bestimmung von pO_2, pCO_2, pH-Wert und Puffersubstanzen im arteriellen Blut

In der Blutgasanalyse (BGA) wird der O_2- und CO_2-Partialdruck sowie der pH-Wert (➤ 7.4) und die Zusammensetzung der Puffersubstanzen im arteriellen Blut (Entnahmestelle: A. radialis im Handgelenkbereich) bzw. im arterialisierten Kapillarblut (Entnahmestelle: Ohrläppchen) des Patienten bestimmt (➤ Tab. 7.1). So kann das Ausmaß der Dyspnoe festgestellt, die Ursache eingegrenzt und über weitere Therapiemaßnahmen, z. B. die O_2-Gabe entschieden werden.
Über die Blutgasanalyse werden zwei Stadien der Ateminsuffizienz unterschieden:

Unterscheidung von respiratorischer Partial- und Globalinsuffizienz

- Respiratorische **Partialinsuffizienz:** O_2-Partialdruck (pO_2) im Blut ist vermindert und der Patient zyanotisch
- Respiratorische **Globalinsuffizienz:** O_2-Partialdruck im Blut ist vermindert, Kohlendioxid-Partialdruck (pCO_2) erhöht, es liegt eine respiratorische Azidose (➤ 7.4.2) vor.

4

Sauerstoff-Gabe

Bevor O_2 verabreicht wird, müssen immer erst die Blutgase analysiert werden. Liegt eine respiratorische Partialinsuffizienz vor, ist die O_2-Gabe komplikationslos. Bei der respiratorischen Globalinsuffizienz wie sie z. B. bei einer chronischen Bronchitis vorliegen kann, ist dagegen die Steuerung des Atemantriebes verändert: Die Atmung wird einzig durch den O_2-Mangel geregelt, da der Organismus an die ständige pCO_2-Erhöhung gewöhnt ist. Wird diesen Patienten unkontrolliert O_2 verabreicht, fällt der Atemantrieb aufgrund des O_2-Mangels aus und die Patienten geraten in Lebensgefahr. Hier darf die O_2-Zufuhr daher nur unter BGA-Kontrolle erfolgen.

4.1.2 Zyanose

O_2-Defizit im Blut

Die Zyanose (Blausucht) ist die bläuliche Verfärbung von Haut und Schleimhäuten aufgrund eines O_2-Defizits im Blut. Sie ist zuerst an Lippen und Nägeln erkennbar.

Ursachen und Einteilung

Das Hämoglobin in den Erythrozyten transportiert O_2 von der Lunge in die Peripherie des Organismus und von dort CO_2 zurück zur Lunge. Eine zu geringe Beladung des Hämoglobins mit O_2 ruft eine Zyanose hervor. Zu unterscheiden sind dabei:

Zentral: ↓ O_2-Beladung des arteriellen Blutes

Zentrale Zyanose: Das *arterielle* Blut ist mit zu wenig O_2 beladen. Am häufigsten bei Lungenerkrankungen, bei denen der Gasaustausch in der Lunge (O_2 gegen CO_2) behindert ist. Eine weitere Ursache sind Kurzschlussverbindungen (Shunts) zwischen venösem und arteriellem Blut, so dass sich venöses Blut mit arteriellem vermischt (z. B. bei Herzfehlern mit Rechts-Links-Shunt ➤ 1.9). Im Laufe einer chronisch zentralen Zyanose kommt es bei den

Patienten zur Verdickung der Finger- und Zehenendglieder, sog. Trommelschlägelfinger und -zehen.

Periphere Zyanose: Das *venöse* Blut ist aufgrund eines verlangsamten Blutflusses mit wenig O_2 beladen, z. B. bei Schock, Herzinsuffizienz oder Kälte („blaugefrorene Finger"). Da das Blut länger in der Körperperipherie verweilt, wird entsprechend von den Zellen mehr O_2 aufgenommen. Es findet sich eine Zyanose an den Akren (Hände, Füße), nicht jedoch an Zunge und Mundschleimhaut.

Peripher: ↓ O_2-Beladung des venösen Blutes

4.1.3 Husten und Sputum

Husten wird durch Reizung der Schleimhäute von Trachea oder Bronchien ausgelöst. Dabei wird u.U. Sputum aus den unteren Atemwegen, also aus Lunge, Bronchien, Trachea und Kehlkopf, in den Rachen oder Mund befördert.

Ausgelöst durch Reizung der Schleimhäute der Atemwege

Ursachen und Einteilung

Der Reiz kann von außen auf die Schleimhaut einwirken, z. B. Fremdkörper, Zigarettenrauch, Bronchialsekret oder durch eine veränderte Schleimhaut hervorgerufen werden, z. B. bei Asthma bronchiale oder einem Tumor. Husten kann entweder produktiv oder unproduktiv sein:

- **Produktiver Husten:** Mit einem Hustenstoß wird Sputum in die oberen Luftwege befördert. Bei größerer Sekretmenge kommt es zu Auswurf
- **Unproduktiver Husten:** Ist meist ein trockener Reizhusten. Er wird von den Patienten als besonders belastend empfunden, da er häufig von Brustschmerzen begleitet ist und den Schlaf stört.

Unterscheidung produktiver und unproduktiver Husten

Das Aussehen des **Sputums** kann auf seine Ursache hinweisen:

- Glasig und zäh → Asthma bronchiale
- Größere Mengen weißlichen Sputums (vor allem morgens bei „Raucherhusten") → chronische Bronchitis
- Gelb-grün → Bakterielle Infektion, z. B. Pneumonie
- Schaumig und hellrot → Akutes Lungenödem
- Blutig (Hämoptyse) oder als größere Blutmenge (Hämoptoe, Bluthusten) → Lungentuberkulose, Bronchialkarzinom.

Sputum weist auf mögliche Ursache hin

4.2 Infektiöse Erkrankungen von Atemwegen und Lunge

4.2.1 Influenza

Die Influenza (Grippe) wird durch Infektion mit **Myxoviren** (Influenzavirus Typ A, B oder C) hervorgerufen und ist gekennzeichnet durch eine vorübergehende Schädigung der Atemwegsschleimhaut. Der Erkrankungsgipfel liegt im Winter. Periodisch treten größere Epidemien auf. Die seit dem Frühjahr

- Infektion mit Myxoviren
- Erkrankungsgipfel im Winter

2009 auftretende neue Grippe (Schweinegrippe, mexikanische Grippe) wird durch einen Subtyp des Influenza A-Virus (H1N1) hervorgerufen.

Erkältung

Infektion mit Rhino-, Corona-Myxoviren u. a.

Von einer Influenza zu unterscheiden sind die **Erkältung** und der **Schnupfen** (Rhinitis), die durch viele verschiedene Viren wie Rhino-, Corona- oder Adenoviren verursacht werden. Eine Erkältung verläuft meist leichter (nur Schnupfen, Niesen, Halsbrennen, subfebrile Temperaturen) als eine Grippe und erfordert beim ansonsten Gesunden keine spezielle ärztliche Therapie.

Ursachen

Mehrmaliges Erkranken möglich durch Veränderungen des Virusgenoms

4

Influenzaviren werden meistens durch Tröpfchen beim Husten und Niesen übertragen. Die Influenzaviren sind genetisch variabel, d.h. sie verändern sich ständig. Daher kann ein Patient, der aufgrund einer Infektion oder einer Schutzimpfung bereits Antikörper gebildet hat, trotzdem mehrmals – sogar in kurzen Zeitabständen – an einer Influenza erkranken. Besonders gefährdet, an einer Influenza zu erkranken sind alte Menschen mit Vorerkrankungen, Patienten mit Abwehrschwäche sowie Kinder.

Symptome

- Fieber, Hals-, Kopf-, Gliederschmerzen, Husten, Schnupfen
- Bei 80 % symptomlos

Typischerweise tritt nach einer Inkubationszeit von 1–3 Tagen **plötzlich** Fieber mit starkem Krankheitsgefühl auf. Es kommen Husten, Halsschmerzen, Schnupfen, Abgeschlagenheit, Kopf- und Gliederschmerzen hinzu. Bei 80 % der Patienten verläuft eine Influenza allerdings ohne bzw. mit nur leichten Symptomen.

Diagnostik

- Influenza-Schnelltest
- BSG ↑, CRR ↑, Leukos ↓

Meist besteht eine Rötung der Rachenschleimhaut (Laryngo-Tracheo-Bronchitis), BSG und CRP sind erhöht, ggf. liegt eine Leukopenie vor. Das Virus oder Virusantigene sind evtl. im Rachenspülwasser nachweisbar. Der Erreger kann auch mittels eines Influenza-Schnelltestes nachgewiesen werden

Therapie

In den ersten 24 bis 48 Stunden sind bei Influenza A und B Neuraminidasehemmer (z. B. Zanamivir als Relenza®) wirksam. Die weitere Behandlung erfolgt symptomatisch:

- Bei Fieber reichliche Flüssigkeitszufuhr
- Evtl. Nasentropfen zum Abschwellen der Nasenschleimhaut für höchstens zehn Tage
- Fiebersenkung und Schmerzmittelgabe, z. B. Paracetamol
- Bei verschleimten Atemwegen Inhalationen mit 0,9 %iger Kochsalzlösung, evtl. zusätzlich schleimlösende Mittel wie Mucosolvan®
- Bei quälendem Reizhusten hustendämpfende Medikamente
- Bei Verdacht auf bakterielle Superinfektion Antibiotika.

Komplikationen

Besonders bei abwehrgeschwächten Patienten, älteren Menschen und Patienten mit chronischen Atemwegserkrankungen können sich Pneumonien entwickeln. Sie entstehen häufig durch Superinfektion mit Bakterien, z. B. Staphylokokken. Bei Ausbreitung der Bakterien kann es zu einer Mittelohrentzündung (Otitis media) oder einer Nasenebenhöhlen-Entzündung (Sinusitis) kommen. Gefürchtet sind eine Myoperikarditis und der Befall des Nervensystems mit Meningitis (Hirnhautentzündung) bzw. Enzephalitis (Gehirnentzündung).

- Pneumonie
- Mittelohrentzündung
- Nasennebenhöhlenentzündung
- Myokarditis
- Meningitis, Enzephalitis

Prophylaxe

Da die Viren durch Tröpfcheninfektionen übertragen werden, sollte von Grippekranken Abstand gehalten und Menschenansammlungen besonders im Winter gemieden werden. Für Menschen über 60 Jahre und Patienten mit kardiopulmonalen Erkrankungen oder Abwehrschwäche empfiehlt sich eine Impfung gegen Influenza. Um einen Schutz gegen die jeweils „aktuellen" Influenzaviren zu erreichen, muss die Impfung jedes Jahr im Herbst erneuert werden.

Relativer Schutz durch jährliche Impfung im Herbst

Pflege

Wichtig ist die regelmäßige Pneumonieprophylaxe durch Atemübungen, Vibrationsbehandlung und Inhalationen (➤ 4.2.3, Pflege). Bei bettlägerigen Patienten ist auch an eine Thromboseprophylaxe (➤ 2.2.3) zu denken.

4.2.2 Akute Bronchitis

Bei der akuten Bronchitis ist die Bronchialschleimhaut entzündet. Ist zusätzlich die Trachea betroffen, liegt eine **Tracheobronchitis** vor.

Entzündung der Bronchialschleimhaut

Ursachen

Eine akute Bronchitis wird meistens durch Viren wie Rhino-, RS-, Corona- oder Influenzaviren sowie durch Chlamydien und Mykoplasmen hervorgerufen, weniger häufig durch Bakterien wie Pneumokokken oder Hämophilus influenzae. Weiterhin tritt sie im Rahmen anderer Erkrankungen wie Keuchhusten oder Masern auf. Seltene Ursachen sind Pilze und Reizstoffe (Stäube, Gase).

- Viren
- Chlamydien, Mykoplasmen
- Selten Bakterien und Pilze
- Andere Grunderkrankungen wie Masern, Keuchhusten

Symptome

Kennzeichnend sind Erkältungssymptome mit Reizhusten und Brustschmerzen. Der Auswurf ist gering und zäh. Das Fieber steigt selten über 39 °C. Es treten Kopf-, Glieder- und Muskelschmerzen auf.

Erkältungssymptome mit Kopf-, Glieder- und Muskelschmerzen

Diagnostik

- Lungenauskultation
- BSG ↑

Die Diagnose wird anhand der klinischen Symptome gestellt. Bei der Lungenauskultation fallen brummende und giemende Rasselgeräusche auf. Die BSG ist gering erhöht. Grünlich-gelbes Sputum weist auf eine bakterielle (Sekundär-)Infektion hin.

Therapie

Symptomatische Therapie

Die Therapie der akuten Bronchitis oder Tracheobronchitis erfolgt symptomatisch: Die Patienten sollen nicht rauchen und viel warme Flüssigkeit trinken. Mukolytika verflüssigen das Bronchialsekret. Hustenstillende Medikamente dürfen nur bei quälendem Reizhusten eingesetzt werden, da sie das Abhusten des infektiösen Sekrets behindern. Antibiotika sind nur bei Zeichen einer bakteriellen Infektion, bei sehr hartnäckiger Bronchitis oder bei Verdacht auf eine bakterielle Pneumonie indiziert.

Komplikationen

- Auf eine viral bedingte Bronchitis kann sich eine bakterielle Infektion als sog. Sekundärinfektion aufpfropfen
- Bronchopneumonie
- Bronchiolitis (Entzündung der kleinsten Bronchialverzweigungen) mit Verschluss der Bronchiolen. Vor allem kleine Kinder sind gefährdet. Therapeutisch werden Kortikosteroide gegeben
- Hyperreagibles Bronchialsystem mit hartnäckigem Hustenreiz und spastischer Bronchitis.

4.2.3 Pneumonie

Lungenentzündung

Die Pneumonie (Lungenentzündung) ist eine Entzündung des Lungengewebes. In den Industrieländern stellt sie die häufigste Todesursache unter den Infektionskrankheiten dar.

Ursachen und Einteilung

Eine Pneumonie entsteht selten aus voller Gesundheit heraus. Pneumoniegefährdet sind vor allem Patienten, deren Immunabwehr durch eine andere Erkrankung oder hohes Alter geschwächt ist.

Unterschiedliche Einteilungen möglich:
- Nach der Ursache: Infektiöse und nicht-infektiöse Pneumonie

Es werden infektiöse von nicht-infektiösen Pneumonien unterschieden. Ursachen können sein:

- Krankheitserreger:
  - Bakterien, z. B. Pneumokokken, Hämophilus influenzae, Klebsiellen, Enterobacter, Legionellen, rufen meist eine alveolare Pneumonie hervor
  - Viren, z. B. RS-Viren, Adenoviren, Parainfluenzaviren, Influenzaviren Typ A und B, rufen meist eine interstitielle Pneumonie hervor

  - Pilze
  - Parasiten wie Protozoen und Würmer
- Chemische Schädigung, z. B. durch Aspiration von Mageninhalt (Aspirationspneumonie), verschiedene Reizgase
- Physikalische Schädigung, z. B. durch Strahlen oder Fremdkörper in den Bronchien
- Kreislaufstörungen, z. B. Lungeninfarkt aufgrund einer Minderdurchblutung der Bronchialarterien, die das Lungengewebe mit O_2 versorgen. Nachfolgend kommt es häufig zur Infarktpneumonie.

Je nachdem, ob die Pneumonie ohne oder mit Vorerkrankungen des Patienten (Asthma, Immunschwäche) auftritt, werden **primäre** von **sekundären Pneumonien** unterschieden. Zu Hause erworbene Pneumonien werden als **ambulante Pneumonien** bezeichnet, tritt eine Pneumonie in der Klinik auf wird sie als **nosokomial** bezeichnet. Problematisch sind Pneumonien, die durch multiresistente Erreger hervorgerufen werden (z. B. Methicillin-resistente Staphylococcus aureus (MRSA).

- Nach dem Vorliegen von Vorerkrankungen: Primäre und sekundäre Pneumonien
- Nach dem Ort der Entstehung: Ambulant und nosokomiale Pneumonien

Symptome

Eine weitere Einteilung erfolgt nach dem Auftreten der Symptome in typische und atypische Pneumonien.

- Nach den Symptomen: Typische und atypische Pneumonien

Typische Pneumonie

Sie wird meist durch Pneumokokken verursacht und ist gekennzeichnet durch:

- Schnellen Krankheitsbeginn mit Schüttelfrost und hohem Fieber, schweres Krankheitsgefühl
- Husten mit grünlich-gelbem Auswurf, der durch Blutbeimengungen auch rot-braun gefärbt sein kann
- Atemnot und Tachypnoe
- Atemabhängige Schmerzen bei begleitender Pleuritis.

Atypische Pneumonien

Hierunter versteht man Pneumonien, deren Krankheitsbild sich von dem einer typischen Pneumonie unterscheidet. Sie werden v.a. durch Viren, Legionellen, Mykoplasmen oder Chlamydien hervorgerufen. Kennzeichnend sind:

- Langsamer Beginn
- Kopf- und Muskelschmerzen, meist nur leichtes Fieber
- Trockener Reizhusten mit wenig Auswurf.

Diagnostik

- Lungenauskultation: Rasselgeräusche, Bronchialatmen; bei einer atypischen Pneumonie oft nur geringer Auskultationsbefund
- Röntgen-Thorax: Verschattung des betroffenen Lungenbezirks
- Laborbefund: CRP ↑, BSG ↑, bei typischer Pneumonie Leukozytose mit Verringerung der eosinophilen Granulozyten und der Lymphozyten, ansonsten normale oder erniedrigte Leukozytenzahl

- Erregernachweis aus Sputum, Blut (Blutkultur) oder bronchoskopisch gewonnenem Material (evtl. durch Bronchiallavage). Bei einer Bronchiallavage werden die Bronchien mit physiologischer Kochsalzlösung gespült. In dem so gewonnenen Material können Krankheitserreger oder auch maligne Zellen bei einem Tumor nachgewiesen werden
- Antibiogramm: In einer Bakterien- oder Blutkultur wachsen die verursachenden Keime heran. Es werden Antibiotika hinzugegeben und getestet, wie stark der Zusatz bestimmter Antibiotika das Wachstum der Bakterien hemmt. Mit Hilfe des Antibiogramms ist nun eine gezielte Antibiotikatherapie möglich
- Bei Tuberkuloseverdacht Tuberkulintest und weitere spezielle Diagnostik.

Therapie

4

Symptomatisch und abhängig vom Erreger medikamentös

Allgemeinmaßnahmen

- Körperliche Schonung; wichtig u.a., um den O_2-Bedarf zu begrenzen
- Schleimlösende Medikamente und reichlich Flüssigkeitszufuhr
- Inhalationstherapie mit 0,9%iger Kochsalzlösung
- Hustendämpfende Medikamente nur bei quälendem Reizhusten
- Atemübungen (tiefes Ein- und Ausatmen, Lippenbremse, Atemtrainer wie Triflow®, Mediflow®) verbessern die Belüftung der Lungenabschnitte und die Sekretlösung. Nach den Übungen muss der Patient gezielt zum Abhusten aufgefordert werden, um das gelöste Sekret abhusten zu können.
- Vibrationen des Brustkorbes, z. B. durch ein Vibrax®-Vibrationsgerät oder durch Abklopfen, Abklatschen und Hackung unterstützen die Sekretlösung.
- Verschiedene Lagerungen, wie die Dreh-Dehn-Lage, vergrößern die Atemfläche und helfen, das infektiöse Sekret zu mobilisieren und abzuhusten.

Medikamentöse Therapie

Nachdem Material zur Bestimmung des Erregers gewonnen ist, wird mit einer ungezielten Antibiotikatherapie begonnen. Liegt das Antibiogramm vor, kann auf eine gezielte Behandlung umgestellt werden. Ambulant erworbene Pneumonien sprechen meist gut auf Antibiotika an. Im Gegensatz dazu ist eine nosokomiale Pneumonie häufiger unempfindlich gegen Antibiotika. Folgende Medikamente werden eingesetzt:

Antibiotika

- Zu Hause erworbene bakterielle Pneumonie: Aminopenicillin, Makrolidantibiotikum, Tetracyclin
- Nosokomiale Pneumonie: Je nach Erreger Cephalosporine, Acylaminopenicillin, Fluorchinolone, Carbapenem u.a., häufig in Kombination
- Pilzpneumonie: Antimykotika
- Virale Pneumonie: Eine spezifische Therapie mit Virostatika ist nur in einem ganz frühen Stadium erfolgversprechend. Antibiotika sind wirkungslos.

Komplikationen

- Ateminsuffizienz
- Lungenabszesse
- Pleurabeteiligung
- Streuung der Erreger

- Bei schwerem Verlauf kann die Pneumonie zu einer Ateminsuffizienz mit zunehmender Dyspnoe führen. In der Blutgasanalyse zeigt sich ein niedriger pO_2 und evtl. ein Anstieg des pCO_2. Die Patienten benötigen dann O_2, ggf. müssen sie intubiert und beatmet werden
- Die eitrige Einschmelzung von Lungengewebe führt zu Lungenabszessen
- Eine Begleitpleuritis kann mit einem Pleuraerguss oder einem Pleuraempyem (Eiteransammlung im Pleuraspalt) einhergehen
- Weitere Komplikationen entstehen bei Streuung der Erreger: Otitis media, Meningitis, Hirnabszess, Endokarditis.

4.2.4 Tuberkulose

Infektion durch Mycobacterium tuberculosis

Die Tuberkulose (Tbc, Schwindsucht) ist eine Infektionskrankheit, die durch das **Mycobacterium tuberculosis** hervorgerufen wird. Häufig ist die Lunge betroffen, aber auch andere Organe können erkranken. Eine aktive Tuberkulose und Todesfälle durch Tbc sind meldepflichtig.

Ursachen und Einteilung

- Tröpfcheninfektion
- Besondere Gefährdung bei Immunschwäche

Mykobakterien werden durch Tröpfcheninfektion von Mensch zu Mensch übertragen. In den Industrieländern hat die Tbc stark abgenommen, in den Entwicklungsländern gehört sie jedoch zu den häufigsten Infektionskrankheiten. Besonders gefährdet sind AIDS-Kranke, Drogenabhängige, Alkoholkranke, Obdachlose, Immigranten und ältere Menschen. Begünstigend wirken auch Medikamente, die die Immunabwehr schwächen wie Kortikosteroide und Zytostatika. Bei einem intakten Immunsystem erkranken nur etwa 5 % der Infizierten.

Stadieneinteilung

- **Latente tuberkulöse Infektion:** Erster Kontakt mit Mykobakterien, die Tuberkulinreaktion ist positiv, radiologisch kann jedoch kein Organbefund nachgewiesen werden
- **Primärtuberkulose:** Erste Organmanifestation, Mykobakterien kapseln sich in der Lunge ab (Primärkomplex) und können so zum Ausgangspunkt einer erneuten Infektion werden
- **Postprimäre Tuberkulose:** Bakterien, die sich im Organismus abgekapselt haben, werden reaktiviert und lassen die Erkrankung erneut aufflackern. Sie tritt meist auf, wenn der Patient abwehrgeschwächt ist.

Symptome

Primärtuberkulose

Primärtuberkulose verläuft meist unbemerkt

Meist verläuft die Primärtuberkulose für den Patienten unbemerkt oder mit unspezifischen Symptomen wie Husten, leichtem Fieber und Schwäche.

In einem Teil der Fälle kommt es zu:

- Pleuritis tuberculosa
- Starke Anschwellung der Lymphknoten des Lungenhilus (Hiluslymphknoten-Tbc)
- Minimal lesions (engl.: kleinste Läsionen): Vom Primärkomplex ausgehend können Tuberkelbakterien in andere Organe streuen und sich dort abkapseln. Das ist vorerst harmlos. Die Erreger können jedoch von hier Ausgangspunkt einer postprimären Tuberkulose werden
- Miliartuberkulose: Wenn die Tuberkelbakterien über den Organismus streuen und der Patient abwehrgeschwächt ist, kann es zu schweren tuberkulösen Entzündungen der Lunge und anderer Organe mit dicht gesäten kleinen Entzündungsherden (milium = Hirsekorn) kommen
- Sepsis
- Käsige Pneumonie mit Einschmelzungen.

4

Postprimäre Tuberkulose

- Reaktivierung abgekapselter Tuberkelbakterien
- 85 % Lunge, 15 % andere Organe
- Schleichender Beginn

In 80 % der Fälle betrifft eine Reaktivierung der Tuberkelbakterien die Lunge, in 20 % werden durch Aktivierung alter minimal lesions auch andere Organe befallen, vor allem Urogenitaltrakt (Genitaltuberkulose), Knochen, Gelenke, Pleura und Lymphknoten.

Auch die postprimäre Lungen-Tbc verläuft für den Patienten anfangs häufig unbemerkt. Mögliche Symptome sind Leistungsabfall, Müdigkeit, Gewichtsverlust, subfebrile Temperaturen, Nachtschweiß und chronischer Husten mit zunehmendem Auswurf.

Offene und geschlossene Tuberkulose

Offene Tbc: Tuberkelbakterien haben Anschluss nach außen → infektiös

Bei einer offenen Tuberkulose sind in Sputum, Urin, Menstruationsblut oder Magensaft Tuberkelbakterien nachweisbar. Dies bedeutet, dass der Patient ansteckend ist. Bei der geschlossenen Tbc ist das nicht der Fall.

Diagnostik

- Tuberkulin-Hauttest (THT): Tuberkuloprotein wird an der Beugeseite des Unterarmes intrakutan gespritzt. So wird die immunologische Spätreaktion des Organismus auf das Tuberkuloprotein getestet. Der Test wird nach 72 Stunden abgelesen. Ein positives Testergebnis kann frühestens 5–6 Wochen nach einer möglichen Primärinfektion erwartet werden. Bei positiver Reaktion tritt eine Schwellung von mindestens 6 mm Durchmesser auf. Dies beweist lediglich einen stattgefundenen Kontakt des Immunsystems mit Tuberkelbakterien (durch Infektion oder Impfung), nicht aber eine aktive Tbc-Erkrankung. Bei negativem Test ist das Vorliegen einer Tbc unwahrscheinlich
- Interferon-γ-Test
- Röntgen-Thorax: Ein typischer tuberkulöser Primärkomplex besteht aus einem umschriebenen Lungeninfiltrat und vergrößerten Lymphknoten am Hilus. In späteren Stadien einer Lungentuberkulose entwickeln sich oft **Kavernen** (umschriebene Hohlräume durch Gewebseinschmelzung)

- Mehrmalige bakteriologische Untersuchung von Sputum, Bronchialsekret (bronchoalveoläre Lavage), Liquor, (Schleim-)Hautabstriche, Urin (bei Verdacht auf Tbc des Urogenitaltraktes) oder Lymphknotenpunktion mittels Kultur, PCR.

Therapie

Jede aktive Tbc muss behandelt werden, zu Anfang meist stationär. Bei offener Tbc müssen die Patienten isoliert werden. Die medikamentöse Behandlung erfolgt mit einer Viererkombination von **Tuberkulostatika** (= gegen Tuberkulosebakterien wirksame Chemotherapeutika) über zwei Monate und anschließend mit einer Zweierkombination über weitere vier Monate (➢ Tab. 4.2). Die Einnahme der Medikamente muss gut überwacht werden, da sich bei unregelmäßiger Einnahme schnell Resistenzen entwickeln. Aufgrund der Nebenwirkungen müssen Leber- und Nierenwerte engmaschig überwacht werden. Wichtig sind zudem augenärztliche und HNO-ärztliche Kontrolluntersuchungen.
Auch sollen die Patienten auf Alkohol und Nikotin verzichten. Bei besonders gefährdeten Patienten (mit Abwehrschwäche, unter Immunsuppression oder bei AIDS-Erkrankten) kann eine Chemoprophylaxe mit Isoniazid erwogen werden.

- Gabe von Tuberkulostatika
- Gefahr der Resistenzentwicklung bei unregelmäßiger Einnahme
- Kontrolle bzgl. Medikamentennebenwirkungen

Komplikationen

Bei der Lungen-Tbc kann es zur Lungenblutung kommen, die nach Möglichkeit bronchoskopisch gestillt wird. Weiterhin kann ein Pneumothorax (Luftansammlung im Pleuraraum mit Kollaps der Lunge) sowie eine respiratorische Insuffizienz mit Cor pulmonale auftreten. Insbesondere bei einer geschwächten Abwehrlage besteht die Gefahr der Erregerstreuung mit nachfolgender Meningitis, Perikarditis, Peritonitis und Sepsis.

- Lungenblutung
- Pneumothorax
- Meningitis, Perikarditis, Peritonitis, Sepsis

Tab. 4.2 Überblick über die wichtigsten Tuberkulostatika.

Substanz (Abk.)	Handelsname (Bsp.)	Wichtigste Nebenwirkungen	Besonderes
Isoniazid (INH)	Isozid®	Hepatotoxisch, sensible Polyneuropathie	Alkoholverbot, Leberenzymkontrollen
Rifampicin (RMP)	Rifa®	Hepatotoxisch, anaphylaktische Reaktionen	„Pille" evtl. unwirksam
Ethambutol (EMP)	Myambutol®	Sehstörungen, nephrotoxisch	Regelmäßige Sehteste
Pyrazinamid (PZA)	Pyrazinamid® Lederle	Harnsäureanstieg, hepato- und nephrotoxisch, Myopathie, Arthralgie	Zusätzliche Gabe von Allopurinol, Leberenzymkontrollen
Streptomycin (SM)	Strepto-Fatol®	Nephro- und ototoxisch	Regelmäßige Gehörkontrollen, Reservepräparat

4.3 Obstruktive Lungenerkrankungen

Einengung der Atemwege

Bei einer obstruktiven Lungenerkrankung sind die Atemwege eingeengt. Dies führt zu einem erhöhten Atemwegswiderstand und somit zu einer erschwerten Atmung. Bei einer Stenose der oberen Atemwege vom Mund bis zum Kehlkopf kommt es v.a. bei der Inspiration zu einer Atembehinderung und es kann ein pfeifendes Geräusch (Stridor) gehört werden. Ursachen sind z. B.:

- Aspiration
- Schlafapnoe-Syndrom
- Ödem von Glottis oder Kehlkopf

Bei einer Stenose der unteren Atemwege ist v. a. die Exspiration erschwert, verlängert und muss aktiv unterstützt werden. Ursachen sind:

- Asthma bronchiale
- COPD (engl. **c**hronic **o**bstruktive **p**ulmonary **d**isease). Zu ihnen zählen die chronische obstruktive Bronchitis und das obstruktive Lungenemphysem
- Tumoren
- Stark vergrößerte Schilddrüse.

Lungenfunktionsdiagnostik

Mittels Spirometer

Eine wichtige Rolle bei der Diagnostik verschiedener Lungenerkrankungen spielt die Lungenfunktionsprüfung (Spirometrie). Sie umfasst mehrere Untersuchungen, deren Ergebnisse eine Aussage über die Leistungsfähigkeit der Lunge (u.a. Ventilation und Compliance) erlauben. Der Patient atmet dafür durch einen Schlauch aus einem geschlossenen System Luft ein und aus. Dabei werden die Volumenveränderungen innerhalb der Lunge aufgezeichnet.

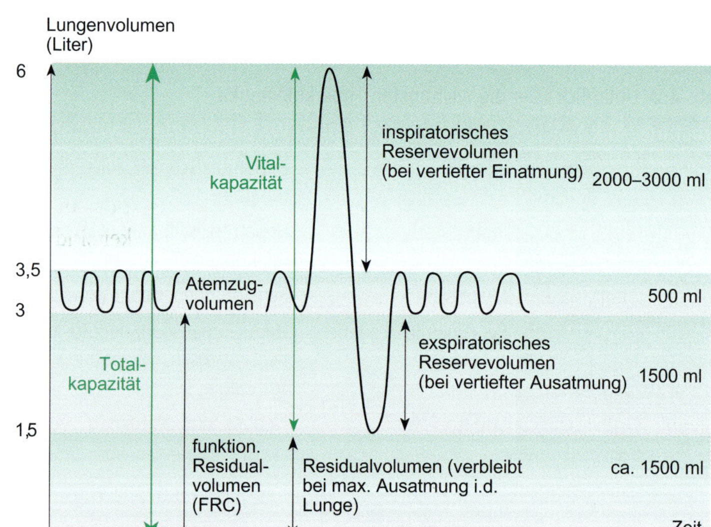

Abb. 4.1 Atem- und Lungenvolumina eines Erwachsenen. [A400]

Atem- und Lungenvolumina

Ein gesunder, erwachsener Mann atmet pro Atemzug etwa 500 ml Luft ein und wieder aus (= **Atemzugvolumen).** Bei 14–16 Atemzügen/Minute ergibt das ein **Atemminutenvolumen** von ca. 7,5 l. Durch verstärkte Inspiration (nach der normalen Einatmung) können zusätzlich weitere 2 bis 3 l Luft eingeatmet werden (= **inspiratorisches Reservevolumen).** Durch verstärkte Ausatmung (nach der normalen Ausatmung) kann eine weitere Luftmenge von ca. 1,5 l ausgeatmet werden (= **exspiratorisches Reservevolumen).** Addiert man zu ihr das Atemzugvolumen und das inspiratorische Reservevolumen, so erhält man die **Vitalkapazität** (ca. 4,5 l). Dieser Wert gibt damit das maximal ein- und ausatembare Luftvolumen wieder.
Aber auch nach stärkster Ausatmung bleibt noch Luft in den Lungen zurück. Diese Restluft wird **Residualvolumen** genannt (ca. 1,5 l). Die Summe aus Vitalkapazität und Residualvolumen ergibt die **Totalkapazität** (ca. 6 l). Sie ist das maximal mögliche Luftvolumen, das die Lunge aufnehmen kann. Die **funktionelle Residualkapazität** setzt sich aus exspiratorischem Reservevolumen und Residualvolumen zusammen und ist das Volumen, das nach normaler Ausatmung in der Lunge verbleibt (ca. 2,5 l).
Bei der Diagnose einer obstruktiven Lungenerkrankung kommt der **Ein-Sekunden-Ausatmungskapazität** (FEV_1, Tiffeneau-Test) besondere Bedeutung zu. Sie gibt an, welches Volumen nach maximaler Einatmung in einer Sekunde ausgeatmet werden kann. Beim Gesunden beträgt sie 80 % der Vitalkapazität, also 3,6 l.

4

4.3.1 Chronische Bronchitis

Laut Definition der Weltgesundheitsorganisation (WHO) besteht eine chronische Bronchitis, wenn in zwei aufeinander folgenden Jahren Husten und Auswurf während mindestens drei aufeinander folgender Monate pro Jahr vorliegen.

In 2 aufeinander folgenden Jahren Auswurf für mind. 3 aufeinander folgende Monate pro Jahr

Ursachen

Eine chronische Bronchitis entsteht durch Schädigung der Bronchialschleimhaut über einen längeren Zeitraum. Wichtigster Risikofaktor ist das Inhalieren von Tabakrauch (auch Passivrauchen). 90 % aller Bronchitiker sind Raucher. Eine geringere Rolle spielen häufige bronchopulmonale Infekte, Schadstoffe in der Luft (Ozon, Schwefeldioxid, Stickoxide), feucht-kalte Witterung.

- Tabakrauch
- Allergien
- Bronchopulmonale Infekte
- Luftverschmutzung
- Feucht-kalte Witterung

Symptome

Eine chronische Bronchitis ist meist in den ersten Jahren noch reversibel und nicht-obstruktiv. Die Patienten klagen über Husten und Auswurf. Im Verlauf der Erkrankung verengen sich die Bronchien mehr und mehr, es kommt zur fixierten Obstruktion. Dadurch kann der Patient die eingeatmete Luft nur erschwert ausatmen. Bei Anstrengung tritt anfallsweise Atemnot auf (Belastungsdyspnoe). Es kommt zum Leistungsabfall.

Unterscheidung zwischen chronisch nicht-obstruktiver und chronisch obstruktiver Bronchitis

Diagnostik

- Lungenauskultation: Oft sind schon ohne Stethoskop aufgrund der Bronchialverengung pfeifende und brummende Rasselgeräusche zu hören. Bei stark ausgeprägtem Lungenemphysem werden die Atemgeräusche sehr leise
- Röntgen-Thorax: Wichtig zum Ausschluss anderer Lungenerkrankungen, insbesondere eines Bronchialkarzinoms. Ein Lungenemphysem ist auf dem Röntgenbild erkennbar
- Lungenfunktion mit Broncholysetest: Bestimmung der Ein-Sekundenausatmungs-Kapazität vor und nach Inhalation eines schnell wirksamen β_2-Sympathomimetikums. Es kann unterschieden werden, ob eine vorhandene Obstruktion reversibel oder bereits irreversibel ist
- Blutgasanalyse: Je nach Schweregrad der Erkrankung zeigt sich eine respiratorische Partial- ($pO_2 \downarrow$) oder Globalinsuffizienz ($pO_2 \downarrow$ und $pCO_2 \uparrow$)
- Sputumkultur und Antibiogramm bei Infekt.

Ausschluss eines Bronchialkarzinoms

Die chronische Bronchitis ist eine Ausschlussdiagnose. Es muss immer sichergestellt sein, dass die einförmige Symptomatik von Husten und Auswurf nicht durch eine andere Erkrankung, insbesondere ein Bronchialkarzinom hervorgerufen wird.

Therapie

- Nikotinverzicht
- Atemgymnastik
- Inhalationen
- Klopfmassage
- Influenza-, Pneumokokken-Impfung

Die Patienten müssen auf das Rauchen verzichten. Eine nicht-obstruktive Bronchitis kann sich dann noch zurückbilden. Es sollten atemgymnastische Übungen durchgeführt werden. Um das Abhusten des Schleims zu erleichtern sollte viel getrunken werden, mit NaCl-Lösungen inhaliert werden und Klopfmassagen durchgeführt werden. Die Patienten sollten jährlich gegen Influenza und Pneumokokken geimpft werden.

Medikamentöse Therapie

Atemwegsinfekte müssen je nach Erreger konsequent mit Antibiotika behandelt werden. Zusätzlich können schleimlösende Medikamente gegeben werden. Die eigentliche Obstruktion der Atemwege wird in vier Stufen therapiert:

Stufe 1: Kurz wirkende β_2-Sympathomimetika (Salbutamol als Sultanol®) und/oder Anticholinergika als Dosieraerosol bei Bedarf (Tiotropim als Spiriva®). Sie führen zu einer Erschlaffung der Bronchialmuskulatur und erweitern so die Bronchien.

Stufe 2: Zusätzlich inhalative Dauertherapie mit β_2-Sympathomimetika und/oder Anticholinergika.

Stufe 3: Zusätzlich Inhalation von Kortikosteroiden, eventuell Gabe von Theophyllin.

Stufe 4: Zusätzlich O_2-Dauertherapie über mehr als 15 Stunden täglich

Liegt eine starke Spastik der Atemwege vor, können vorübergehend systemisch Kortikosteroide gegeben werden.

Komplikationen

- Akute Exazerbation: Über 24 Stunden anhaltende Verschlechterung der Beschwerden (zunehmende Atemnot, Tachypnoe, vermehrt Husten, Zunahme der Sputummenge, Brustenge, Bewusstseinstrübung), die eine Intensivierung der Therapie erfordert
- Ateminsuffizienz: Werden die Patienten ateminsuffizient, müssen sie im Extremfall beatmet werden. Die Problematik besteht in der Entwöhnung vom Beatmungsgerät. Oft treten während einer langen Beatmungszeit zusätzliche Komplikationen auf, an denen der Patient verstirbt
- Pulmonale Hypertonie und Cor pulmonale
- Pneumothorax
- Eitrige Bronchitiden, Pneumonien
- Lungenabszess
- Bronchiektasen: Durch die chronische Entzündung weiten sich die Bronchien irreversibel. In diesen sammelt sich Sekret, welches schwer abgehustet werden kann und zu wiederkehrenden Infekten führt. Bei lange bestehenden Bronchiektasen bilden sich Verbindungen zwischen pulmonalen und bronchialen Blutgefäßen, es kommt zu Links-Rechts-Shunts mit der Folge einer Rechtsherzinsuffizienz und eines chronischen Cor pulmonale.

4.3.2 Lungenemphysem

Bei einem Lungenemphysem kommt es durch die Zerstörung von Alveolarwänden und -septen zu einer irreversiblen Erweiterung der Alveolen, so dass die Gasaustauschfläche vermindert ist.

Ursachen

Häufige Ursachen sind eine chronisch obstruktive Bronchitis, Asthma bronchiale und bronchopulmonale Infekte. Ferner kann es nach operativer Entfernung eines Lungenanteils durch die Ausdehnung des noch verbliebenen Lungengewebes zum **Überdehnungsemphysem** kommen. Bei jungen Patienten ohne Risikofaktoren kann ein erblicher Enzymmangel (α_1-Antitrypsin-Mangel) vorliegen, der ebenfalls zu einem Abbau des Lungengewebes führt. Ein Lungenemphysem kann auch als Alterserscheinung **(Altersemphysem)** auftreten, da das Lungengewebe im Laufe der Zeit an Elastizität verliert.

Mit Fortschreiten der Erkrankung bilden sich Emphysemblasen, die Gasaustauschfläche der Lunge ist reduziert und das Totraumvolumen vergrößert sich. Das bedeutet, dass die O_2-Aufnahme und die CO_2-Abgabe in der Lunge verringert sind. Durch den Umbau der Lunge und der damit verbundenen Reduzierung der kleinen Lungengefäße nimmt der Strömungswiderstand im Lungenkreislauf zu. Das rechte Herz muss gegen einen erhöhten Druck anpumpen, was langfristig durch die Hypertrophie und Dilatation des rechten Herzens zu einer Rechtsherzinsuffizienz und einem Cor pulmonale führt.

Irreversible Erweiterung der Alveolen durch:
- Chronisch obstruktive Bronchitis
- Asthma
- Bronchopulmonale Infekte
- Lungenresektion
- α1-Antitrypsin-Mangel
- Alter

Symptome

Ein Emphysematiker hat häufig einen fassförmigen Thorax mit horizontal verlaufenden Rippen und geringer Atemexkursion. Man unterscheidet zwei Gruppen von Emphysematikern, bei denen die Übergänge jedoch fließend sind:

- **Pink puffer** („rosa Schnaufer"): Er ist hager, hat eine ausgeprägte Dyspnoe mit trockenem Reizhusten, ist jedoch kaum zyanotisch. Es findet sich in der Regel eine respiratorische Partialinsuffizienz
- **Blue bloater** („blauer Bläser"): Er ist übergewichtig, leidet kaum unter Dyspnoe, weist jedoch eine ausgeprägte Zyanose auf. Er hat Husten mit Auswurf und entwickelt frühzeitig eine Rechtsherzinsuffizienz mit Cor pulmonale. Meist findet sich eine respiratorische Globalinsuffizienz.

Diagnostik

- Auskultation
- Rö-Thorax
- BGA
- Lungenfunktionsprüfung

Die Diagnose ist anhand des klinischen Bildes möglich. Außerdem zeigen sich bei der Lungenauskultation, im Röntgen-Thorax, CT, bei der Lungenfunktionsprüfung und den Blutuntersuchungen typische Befunde.

Therapie

- Nikotinverzicht
- Atemgymnastik
- Atemwegsinfekte therapieren
- Influenza- und Pneumokokkenimpfung
- Schleimlösende Medikamente
- 4-Stufentherapie
- O_2-Dauertherapie
- Evtl. Lungentransplantation

Da die zerstörten Strukturen nicht wiederhergestellt werden können, ist es wichtig, das Fortschreiten der Erkrankung aufzuhalten. Dazu gehört ein absolutes Rauchverbot. Infekte müssen konsequent therapiert werden und gegen Influenza und Pneumokokken sollte geimpft werden. Wichtig ist, dass die Patienten regelmäßig atemtherapeutische Übungen zur Ventilationsverbesserung durchführen. Medikamente zur Bronchospasmolyse werden nach dem Stufen-Schema der chronischen Bronchitis eingesetzt. Bei fortschreitender respiratorischer Insuffizienz wird eine kontrollierte O_2-Dauertherapie durchgeführt. Bei ausgewählten Patienten kann eine Lungentransplantation erwogen werden.

Pflege

Verwendung eines Dosieraerosols

Die Patienten müssen für den richtigen Gebrauch eines vom Arzt verordneten Dosieraerosols sorgfältig angeleitet werden, da sich der Verbrauch des Medikamentes so erheblich reduzieren lässt:

- Dosieraerosol schütteln
- Schutzkappe vom Mundstück abnehmen
- Ausatmen
- Mundstück mit den Lippen fest umschließen (Medikamentenpatrone zeigt nach oben), Kopf nach hinten neigen
- Zu Beginn eines langsamen, langen Atemzuges auf die Patrone drücken, dabei wird das Medikament freigesetzt
- Luft anhalten und bis fünf zählen
- Langsam durch die Nase ausatmen.

4.3.3 Asthma bronchiale

Das Asthma bronchiale (kurz: Asthma) ist eine chronische, entzündliche Atemwegsobstruktion, die anfallsweise zu Dyspnoe mit erschwerter und verlängerter Exspiration führt. Sie ist oft von Hustenattacken begleitet. 5 % der Bevölkerung sind betroffen.

Anfallsweise Atemwegsobstruktion mit Dyspnoe und verlängerter Exspiration

Ursachen und Einteilung

Eine erblich bedingte Veranlagung mit einer Überempfindlichkeit der Bronchien spielt beim Auftreten des Asthma bronchiales eine Rolle. Die bronchiale Obstruktion beim Asthma bronchiale wird hervorgerufen durch Verkrampfung der Bronchialmuskulatur (Bronchospasmus), Schleimhautschwellung und Sekretion eines zähen Schleimes. Es werden drei Formen unterschieden:

- **Allergisches Asthma** (extrinsic Asthma, 10 %) wird durch Umweltallergene wie z. B. Blütenpollen, Tierhaare, Hausstaubmilben oder Mehl ausgelöst. Asthma bei einer Pollenallergie kann auf bestimmte Jahreszeiten beschränkt sein
- **Nicht-allergisches Asthma** (intrinsic Asthma, 10 %) wird hervorgerufen:
  - Am häufigsten durch Infektionen der Atemwege
  - Analgetikaasthma, häufig bei Einnahme von Acetylsalicylsäure oder nichtsteroidalen Antirheumatika
  - Chemische oder physikalische Irritationen, z. B. Staub, kalte Luft
  - Gastroösophagealer Reflux (➢ 5.2.1)
- **Mischformen** aus allergischem und nicht-allergischem Asthma (80 %).

Symptome

- Leitsymptom ist die anfallsweise auftretende Dyspnoe mit Stridor (pfeifendes Atemgeräusch) während der verlängerten Ausatemphase sowie Erstickungsangst. Der Patient sitzt aufrecht und stützt seine Arme auf, um die Atemhilfsmuskulatur einzusetzen. Damit können der M. sternocleidomastoideus und die Schultergürtelmuskeln beim Einatmen sowie die Bauchmuskulatur beim Ausatmen besser genutzt werden
- Quälender Hustenreiz, durch den sich der Patient in einen Anfall hinein hustet
- Tachykardie
- Zähes, glasiges Sputum, das am Ende des Anfalles abgehustet wird.

Diagnostik

Bei bestehendem Asthma werden folgende Untersuchungen durchgeführt:

- Lungenauskultation: Giemende und brummende Atemgeräusche; ist die Lunge aufgrund der erschwerten Ausatmung überbläht, kann unter Umständen kaum etwas gehört werden („silent chest“)
- Röntgen-Thorax: Überblähte Lunge, das Zwerchfell ist nach unten verlagert

- Lungenfunktion mit Broncholysetest: Erniedrigte Ein-Sekunden-Ausatmungskapazität, erniedrigte Vitalkapazität, erhöhtes Residualvolumen
- Blut: Bei allergischem Asthma IgE ↑; bei Infekten Leukozyten ↑, BSG ↑, CRP ↑
- Sputum: Wenig, zäh, glasig, bei Infekten grünlich-gelb
- Blutgasanalyse: Während eines Asthmaanfalles werden je nach Schweregrad der Ateminsuffizienz drei Stadien unterschieden: Hyperventilation, respiratorische Partialinsuffizienz, respiratorische Globalinsuffizienz.

Besteht der Verdacht auf allergisches Asthma, muss der Patient sorgfältig nach auslösenden Faktoren befragt werden. Zu einem beschwerdefreien Zeitpunkt werden verschiedene Suchtests auf häufige Allergene durchgeführt (Pollen, Hausstaubmilben, Tierhaare, berufliche Allergene). Beweisend ist allerdings nur ein inhalativer Allergenprovokationstest, bei dem geprüft wird, ob das Allergen an der Bronchialschleimhaut eine Atemwegsobstruktion auslöst. Daneben können Gesamt-IgE und spezifische IgE-Antikörper im Blut bestimmt werden.

4

Hauttest und inhalativer Allergenprovokationstest können im Extremfall einen anaphylaktischen Schock auslösen, daher immer Notfallmedikamente bereithalten!

Therapie

Prophylaktische Maßnahmen

- Nikotinkarenz
- Auslösendes Allergen meiden
- Infektbehandlung

Das Rauchen sollte eingestellt werden. Ebenso sollten Kaltluft, Nebel, Staub, Anstrengung und Medikamente, die einen Asthmaanfall auslösen können, gemieden werden. Bronchopulmonale Infekte müssen konsequent behandelt werden. Ein gastroösophagealer Reflux muss therapiert werden. Der Patient sollte bzgl. einer richtigen Atmung geschult werden und regelmäßig eine Atemselbstmessung mit einem Peak-Flow-Gerät durchführen.

Hyposensibilisierung bei allergischem Asthma

Beim allergischen Asthma sollte versucht werden, das auslösende Allergen zu meiden, z. B. durch Berufswechsel, Verzicht auf Haustiere, Wohnungssanierung, tägliches Staubsaugen und häufigen Wechsel der Bettwäsche bei Milben. Bei Patienten mit allergischem Asthma, die < 55 Jahre alt sind und deren Beschwerden nicht länger als fünf Jahre bestehen, kann eine **Hyposensibilisierung** (spezifische Immuntherapie) im asthmafreien Intervall durchgeführt werden. Dafür wird das Allergen subkutan in kleinsten Dosen gespritzt, die im Verlauf der Therapie langsam gesteigert werden. So lässt sich evtl. eine Toleranz gegenüber dem entsprechenden Allergen erzeugen. Diese Therapie dauert mindestens drei Jahre und zeigt bei einer Pollen- oder Insektengiftallergie gute Erfolge.

Medikamentöse Therapie

Dauertherapie in 5 Stufen

Die Therapie des Asthmas erfolgt je nach Schweregrad der Erkrankung in fünf Stufen:

Stufe 1: Bei Bedarf rasch wirksame β_2-Sympathomimetika (z. B. Fenoterol als Berotec®), eine Dauermedikation erfolgt nicht.

Stufe 2: Inhalative Kortikosteroide niedrig dosiert (z. B. Budenosid als Pulmicort®).

Stufe 3: Inhalative Kortikosteroide niedrig dosiert, zusätzlich lang wirksame β_2-Sympathomimetika (z. B. Formoterol als Foradil®).
Stufe 4: Wie Stufe 3, inhalative Kortikosteroide jedoch in höherer Dosierung und ggf. zusätzlich Leukotrienrezeptor-Antagonist Montelukast (Singulair®) und/oder Theophyllin.
Stufe 5: Inhalative Kortikosteroide in höherer Dosierung, zusätzlich orale Kortikosteroide.
Auf jeder Stufe der Therapie können zusätzlich schleimlösende Medikamente verordnet werden. Das beste Sekretolytikum ist jedoch reichlich Flüssigkeitszufuhr. Atemwegsinfekte werden mit Antibiotika behandelt. Zu jeder Therapie gehören eine Patientenschulung sowie Selbstmessung mit einem Peak-Flow-Messgerät.

Komplikationen

- Obstruktives Lungenemphysem
- Pulmonale Hypertonie mit Cor pulmonale
- Respiratorische Insuffizienz
- Status asthmaticus: Schwerer Asthma-Anfall, der ungenügend auf β_2-Sympathomimetika anspricht, lebensbedrohliches Geschehen.

Therapie eines schweren Asthma-Anfalls

- Patienten beruhigen und aufsetzen mit nach vorn abgestützten Armen (Kutschersitz) für den optimalen Einsatz der Atemhilfsmuskulatur, Lippenbremse einsetzen
- Kortikosteroide i.v. (Decortin®), um der entzündlichen Schwellung der Bronchien entgegenzuwirken
- β_2-Sympathomimetika als Dosieraerosol und Theophyllin i.v., um die Bronchien zu erweitern. Die bereits erfolgte Therapie muss hierbei berücksichtigt werden
- Bronchialsekret absaugen
- O_2-Gabe per Nasensonde (je nach Schweregrad 2–4 l/Min.); bei zunehmender Ateminsuffizienz, drohender Erschöpfung des Patienten und Bewusstseinstrübung Intubation und Beatmung auf der Intensivstation, Blutgase kontrollieren.

Pflege

Im akuten Asthma-Anfall soll der Patient über die Lippenbremse ruhig ausatmen, um der Bronchokonstriktion entgegenzuwirken.
Der Patient wird angeleitet, ein Peak-Flow-Messgerät zu verwenden. In dieses Gerät, das einem Blasrohr ähnelt, bläst der Patient hinein, und der Ausatmungsstrom bei kräftiger Exspiration wird gemessen. Sinkt dieser Wert, ist das ein frühes Anzeichen für eine Verschlechterung des Asthmas. So kann die Therapie umgestellt werden, bevor der Patient durch schwerere Symptome beeinträchtigt wird.

4.4 Restriktive Lungenerkrankungen

Einschränkung des Lungenvolumens

Bei einer restriktiven Lungenerkrankung kommt es zu einer temporären oder irreversiblen Einschränkung des Lungenvolumens. Die Dehnbarkeit (Compliance) der Lunge und somit auch die Blähungsfähigkeit und Diffusionsoberfläche ist verringert. Ursachen können u. a. sein:

- Thoraxdeformitäten wie z. B. Skoliose, M. Bechterew
- Lungenfibrose
- Pleuraerguss, Pleuraschwarte
- Operative Entfernung einzelner Lungenteile
- Atelektasen: Nicht belüftete, kollabierte (zusammengefallene) Lungenabschnitte
- Adipositas.

4.4.1 Lungenfibrose

Bindegewebiger Umbau des Lungengerüstes

Eine Lungenfibrose entsteht durch den bindegewebigen Umbau des Lungengerüstes. Dadurch verringert sich sowohl die Compliance der Lunge während der Atmung als auch die Durchlässigkeit der Alveolarwände für O_2 und CO_2.

Ursachen

- Infektionen, z. B. mit Pneumocystis carinii, Viren
- Einatmung verschiedener Schadstoffe:
  - Anorganische Stäube, die eine **Pneumokoniose** (Staubinhalationskrankheiten) hervorrufen: U.a. Quarzstaub → Silikose, Asbeststaub → Asbestose, Berylliumstaub → Berylliose
  - Organische Stäube, die eine **exogen-allergische Alveolitis** hervorrufen: U.a. schimmeliges Heu → Farmerlunge, Klimaanlagen → „Befeuchterlunge", Vogelexkremente, Federnstaub → Vogelhalterlunge
- Medikamente, z. B. Bleomycin, Busulfan
- Ionisierende Strahlen
- Kreislaufbedingte Lungenschäden wie z. B. chronische Stauungslunge bei Linksherzinsuffizienz, akutes Lungenversagen
- Systemerkrankungen wie z. B. Kollagenosen, Vaskulitiden, rheumatoide Arthritis, Sarkoidose.

Bei 50 % aller Lungenfibrosen bleibt die Ursache unbekannt. Man spricht von **idiopathischer Lungenfibrose** oder **idiopathischer interstitieller Pneumonie.**

Pneumokoniosen und die exogen-allergische Alveolitis sind meldepflichtige Berufskrankheiten, die häufig zur Invalidität des Patienten führen.

Symptome

Die Patienten haben ein allgemeines Krankheitsgefühl und trockenen Reizhusten. Anfangs tritt Atemnot nur bei Belastung auf, später auch in Ruhe, da zu wenig O_2 aus den Alveolen ins Blut gelangt. Die Patienten atmen rasch und oberflächlich.

- Trockener Reizhusten
- Zunehmende Dyspnoe

Diagnostik

- Lungenauskultation: Knistergeräusche während der Einatmung
- Lungenfunktion: Vitalkapazität und totale Lungenkapazität werden kleiner, da die Lunge sich nur noch vermindert ausdehnen kann. Die Diffusionskapazität ist erniedrigt
- Röntgen-Thorax: Je nach Ursache der Lungenfibrose zeigen sich im Röntgenbild verschiedene Veränderungen, z. B. kleine runde oder lineare Fleckschatten, wabige Lungenveränderungen, Lungenschrumpfung, hochstehendes Zwerchfell
- CT
- Transbronchiale Lungenbiopsie.

Therapie

Wichtig ist die Behandlung der Grundkrankheit, z. B. durch antiinfektiöse Therapie, Absetzen auslösender Medikamente, Meiden von Gefahrenstoffen (am Arbeitsplatz, z. B. durch Atemschutzmaßnahmen, zu denen der Arbeitgeber gesetzlich verpflichtet ist), aber auch durch Berufswechsel bzw. Umschulung. Schwere Formen oder idiopathische Lungenfibrosen werden mit Kortikosteroiden und Immunsuppressiva sowie antioxidativ mit N-Acetylcystein behandelt. Bei schwerer Dyspnoe wird O_2 verabreicht (O_2-Dauertherapie). Eine Lungen- oder Herz-Lungen-Transplantation kann erwogen werden.

- Therapie der Grunderkrankung
- Kortikosteroide, evtl. Immunsuppressiva
- O_2-Dauertherapie

Komplikationen

Im fortgeschrittenen Stadium tritt eine respiratorische Insuffizienz mit Zyanose auf. Die chronische Hypoxie führt zur Entwicklung von Trommelschlägelfingern (kolbig verdickte Fingerendglieder) mit stärker gekrümmten, so genannten Uhrglasnägeln. Die Einengung der Lungenstrombahn bedeutet eine Belastung des rechten Herzens, die zum Cor pulmonale führen kann.
Bei der Silikose kommt es vermehrt zu bronchopulmonalen Infekten und in 10 % der Fälle zu einer Lungentuberkulose, der so genannten Silikotuberkulose.
Bei der Asbestose treten gehäuft Bronchialkarzinome, Mesotheliome (bösartige Tumoren der serösen Häute, d.h. von Pleura, Peritoneum oder selten Perikard) und Karzinome des Kehlkopfes auf.

- Respiratorische Insuffizienz
- Cor pulmonale
- Silikose: Silikotuberkulose
- Asbestose: Bronchialkarzinom, Mesotheliom

4.4.2 Sarkoidose

Systemerkrankung mit Ausbildung von Granulomen, bevorzugt in Lunge und Lymphknoten

Die Sarkoidose (M. Boeck, sprich: buhk) ist eine Systemerkrankung mit Ausbildung entzündlicher Knötchen, so genannter Granulome, die im gesamten Körper auftreten können. Am häufigsten sind Lunge und Lymphknoten betroffen.

Ursachen und Einteilung

Röntgenologisch 4 Stadien

Die Ursachen der Sarkoidose sind unbekannt. Es wird eine akute von einer chronischen Sarkoidose unterschieden. Nach dem Röntgenbefund der Lunge wird die chronische pulmonale Sarkoidose in vier Schweregrade eingeteilt:

I Lymphknotenvergrößerung an beiden Lungenhili, reversibles Stadium
II Zusätzlicher Lungenbefall
III Lungenbefall ohne Beteiligung der Lymphknoten
IV Lungenfibrose mit irreversibler Lungenfunktionsstörung.

Symptome und Komplikationen

Akute Sarkoidose:
- Arthritis
- Erythema nodosum
- Lymphknotenvergrößerung am Lungenhilus

Chronische Sarkoidose:
- Anfangs häufig keine Beschwerden
- Entwicklung bis zur Lungenfibrose möglich

Die **akute Sarkoidose,** das Löfgren-Syndrom, ist gekennzeichnet durch eine Arthritis meist des Sprunggelenkes, ein Erythema nodosum (rotblaue, schmerzhafte Knoten meist an der Streckseite der Unterschenkel) und vergrößerte Lymphknoten am Lungenhilus. Fieber, Husten und eine erhöhte BSG können hinzukommen.
Eine **chronische Sarkoidose** ist weitaus häufiger als die akute Form und zeigt im Frühstadium oft keine Beschwerden. Die Diagnose wird meist zufällig bei einer Röntgenkontrolle der Lunge gestellt. Bei stärkerem Lungenbefall setzen Reizhusten und Atemnot ein bis hin zu Symptomen und Komplikationen einer Lungenfibrose.
Je nach befallenem Organ treten zusätzliche Symptome auf:

- Haut (20 %): Erythema nodosum, rotbräunliche Papeln, gelbbräunliche Plaques im Bereich von Narben
- Augen (25 %): Iridozyklitis (Entzündung der Regenbogenhaut), Kalkablagerungen in Binde- und Hornhaut, Tränendrüsenbefall
- Parotitis (Entzündung der Ohrspeicheldrüse)
- Nervensystem: Lähmung des N. facialis (VII. Hirnnerv), Meningitis, Diabetes insipidus (➤ 8.1.3), Hypophysenvorderlappeninsuffizienz (➤ 8.1.2)
- Andere Organe wie Lymphknoten, Leber, Milz, Myokard und Skelettmuskulatur können betroffen sein.

Diagnostik

- Röntgen-Thorax und CT: Lymphknotenvergrößerung bzw. fleckige oder streifige Lungeninfiltrate
- Bronchoskopie mit bronchoalveolärer Lavage (BAL), transbronchiale Lungenbiopsie: Bei der bronchoalveolären Lavage werden die Bronchien mit physiologischer Kochsalzlösung gespült und durch anschließendes

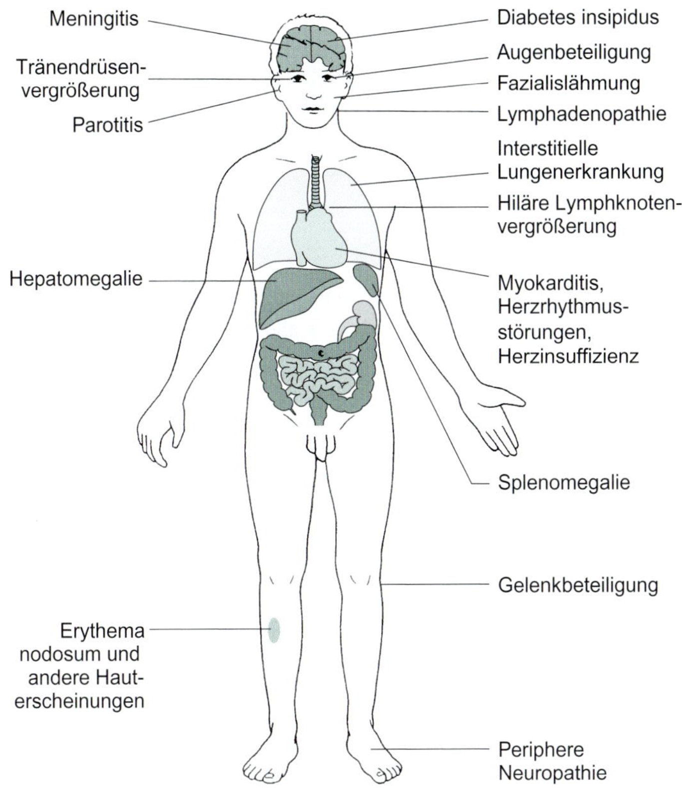

Abb. 4.2 Symptome einer Sarkoidose.

Absaugen Material aus den Bronchien gewonnen. Bei der Sarkoidose finden sich typische Granulome im Biopsat sowie typische Entzündungszellen in der Spülflüssigkeit

- Lungenfunktion: Evtl. Zeichen einer restriktiven Lungenfunktionsstörung
- Augenärztliche Untersuchung bei Befall der Augen
- MRT und Liquordiagnostik bei Befall des Nervensystems
- EKG, Echokardiografie bei Herzbeteiligung.

Therapie

Eine Sarkoidose ist oft nicht behandlungs-, aber immer kontrollbedürftig. Die Sarkoidose vom Schweregrad I und das Löfgren-Syndrom bessern sich in 70–90 % der Fälle auch ohne spezielle Therapie. Ab Stadium II bzw. bei Befall extrapulmonaler Organe werden Kortikosteroide eingesetzt. Wenn diese nur unzureichend wirken, können zusätzlich Immunsuppressiva gegeben werden.

- Oft nicht behandlungs-, aber kontrollbedürftig
- Ab Stadium II: Kortikosteroide

4.5 Mukoviszidose

Häufige autosomal-rezessiv vererbte Stoffwechselerkrankung

Die Mukoviszidose (zystische Fibrose, CF) ist die häufigste erbliche Stoffwechselerkrankung in Mitteleuropa. Sie wird autosomal rezessiv vererbt und betrifft etwa jedes 2 500ste Neugeborene.

Ursachen

Exokrine Drüsen produzieren extrem zähes Sekret

Aufgrund eines Defektes des CFTR-Gens enthalten die Epithelzellmembranen defekte Chloridkanäle. Folge ist, dass alle exokrinen Drüsen (Pankreas, Dünndarmdrüsen, Bronchialdrüsen, Gallenwege, Gonaden, Schweißdrüsen) große Mengen eines abnorm zähen Sekretes produzieren.

Symptome

- Häufige Infektionen der Atemwege
- Exokrine Pankreasinsuffizienz
- Mekoniumileus
- Biliäre Zirrhose

- Bronchien und Lunge: Häufige Infektionen, da der Schleim einen idealen Nährboden für Krankheitserreger bildet, chronischer Husten, Bronchiektasen, Pneumothorax, pulmonale Hypertonie, Ateminsuffizienz
- Pankreas: Exokrine Pankreasinsuffizienz, d.h. mangelnde Sekretion von Verdauungsenzymen mit Durchfällen und Fettstühlen (Steatorrhoe), evtl. pankreatogener Diabetes mellitus
- Darm: Bei 10 % der Betroffenen Mekoniumileus bei der Geburt (Darmverschluss durch den ersten zähen Stuhlgang des Kindes), bei 20 % der Kinder und Jugendlichen kommt es zu einem distalen intestinalen Obstruktionssyndrom
- Leber und Gallenwege: Biliäre Zirrhose bei 10 % der erwachsenen Patienten, Cholelithiasis
- Gedeihstörungen und mangelhafte Gewichtszunahme bei Kindern
- Bei Frauen verminderte Fertilität, bei Männern Infertilität.

Diagnostik

- Schweißtest: Chloridgehalt im Schweiß ↑
- Albumingehalt im Mekonium ↑
- Gennachweis.

Therapie

- Therapie von Atemwegsinfekten, Pankreasinsuffizienz, biliärer Zirrhose
- Spezielle Atem- und Inhalationstechniken
- Lungentransplantation

Die Therapie richtet sich nach den bestehenden Symptomen und sollte in spezialisierten Zentren erfolgen: Infekte des Bronchialsystems müssen dem Erreger entsprechend behandelt werden. Es werden Inhalationen mit DNAse und/oder Tobramycin durchgeführt. Bei Pankreasinsuffizienz müssen Verdauungsenzyme und fettlösliche Vitamine parenteral substituiert werden. Bei biliärer Zirrhose wird Ursodeoxycholsäure gegeben.

Neben der medikamentösen Therapie ist es wichtig, dass die Patienten schon früh spezielle Atem- und Inhalationstechniken erlernen, damit sie möglichst viel infektiöses Bronchialsekret abhusten können. Im Säuglingsalter werden

bestimmte Lagerungsdrainagen und Klopfmassagen angewandt. So kann die Entwicklung schwerer Lungenschäden hinausgezögert werden.
Bei zunehmender respiratorischer Insuffizienz wird eine O_2-Langzeittherapie durchgeführt und eine Lungentransplantation erwogen.

4.6 Schlafapnoe-Syndrom

Das Schlafapnoe-Syndrom ist eine Atemstörung, bei der es während des Schlafes zu Atempause von 10 Sek. und länger kommt.

Atempausen während des Schlafes

Ursachen

Beim Schlafapnoe-Syndrom verringert sich während des Schlafes der Tonus der Pharynxmuskulatur und diese kollabiert. Es kommt zur Hypoxie und Bradykardie. Die nachfolgende Ausschüttung von Stresshormonen führt zur Blutdrucksteigerung. Aufgrund der gesteigerten Atemarbeit wacht der Patient auf, die Muskulatur spannt sich wieder an und es entsteht ein Schnarchgeräusch.

Tonus der Pharynxmuskulatur sinkt

Bradykardie, Hypoxie, Hypertonus

Symptome

Typisch ist das laute und unregelmäßige Schnarchen mit Atemstillständen. Am Tag sind die Patienten dann häufig müde, bei monotonen Tätigkeiten (z. B. Autofahren) kommt es vermehrt zum Sekundenschlaf. Sie leiden unter Konzentrationsstörungen. Morgens treten häufig Kopfschmerzen und Mundtrockenheit auf.

- Lautes Schnarchen
- Sekundenschlaf
- Konzentrationsstörungen
- Morgendliche Kopfschmerzen

Diagnostik

Das klinische Bild mit Schnarchen und Atemstillständen ist typisch und muss über Angehörige erfragt werden. Im Schlaflabor kann eine umfangreiche Polysomnographie durchgeführt werden mit Aufzeichnung von Atemfluss, Pulsfrequenz, Blutdruck, Pulsoxymetrie u.a.

Schlaflabor

Therapie

Die Patienten sollten abnehmen. Atemhindernisse wie Polypen, vergrößerte Tonsillen oder ein schiefes Nasenseptum sollten beseitigt werden. Die Patienten sollten wenn möglich in Seitenlage schlafen, auf Alkohol und Nikotin verzichten und auf einen regelmäßigen Schlafrhythmus achten. Bessern sich die Beschwerden nicht, erhalten sie eine Atemmaske mit kontinuierlicher, nächtlicher Überdruckbeatmung (nCPAP-Atmung).

- Gewichtsreduktion
- Atemhindernisse beseitigen
- Regelmäßiger Schlafrhythmus
- CPAP-Atmung

4.7 Bronchialkarzinom

Ausgehend vom Epithel der Bronchialschleimhaut

Das Bronchialkarzinom ist ein bösartiger Tumor der Bronchien, der vom Epithel der Bronchialschleimhaut ausgeht. In Deutschland ist es die häufigste zum Tode führende Krebserkrankung bei Männern, bei Frauen nimmt die Häufigkeit zu.

Ursachen und Einteilung

- Zigarettenrauch
- Arbeitsstoffe wie Asbest, Chrom
- Genetische Veranlagung

85 % aller Bronchialkarzinome sind auf das Inhalieren von Zigarettenrauch (auch passiv) zurückzuführen. Eine zahlenmäßig untergeordnete Rolle spielt die Inhalation bestimmter Arbeitsstoffe (z. B. Asbest, Chrom) oder von Luftschadstoffen (Ruß, Stäube). Personen, bei denen ein Elternteil an einem Bronchialkarzinom erkrankt ist, haben ein 2–3fach höheres Risiko, selbst zu erkranken.
Je nach Zellart des Karzinoms werden unterschieden: Kleinzelliges Bronchialkarzinom (25 %), Plattenepithelkarzinom (40 %), Adenokarzinom (25 %), großzelliges Bronchialkarzinom (10 %).

4

Symptome

Symptome zeigen sich oft erst spät:
- Husten, Atemnot
- Thoraxschmerzen
- Hämoptyse
- Gewicht ↓, Fieber, Nachtschweiß
- Heiserkeit, Zwerchfelllähmung
- Paraneoplastisches Syndrom

Ein Bronchialkarzinom macht sich meist erst spät bemerkbar. Anfangs kommt es zu Husten, Atemnot und Thoraxschmerzen, später auch zu Hämoptysen (Aushusten von Blut, bzw. blutigem Sputum). Wie bei vielen bösartigen Tumorerkrankungen treten im fortgeschrittenen Stadium Leistungsabfall, Gewichtsabnahme, Fieber und Nachtschweiß auf. Der Tumor kann den N. recurrens und den N. phrenicus (Zwerchfellnerv) infiltrieren und so zu Heiserkeit bzw. Zwerchfelllähmung mit -hochstand führen.
Paraneoplastisches Syndrom: Wie andere Tumoren auch können Bronchialkarzinome hormonähnliche Stoffe mit entsprechenden Wirkungen produzieren: Eine ACTH-Produktion z. B. führt zum Cushing-Syndrom, die Freisetzung von Parathormon-ähnlichen Substanzen zur Hyperkalzämie. Weitere Symptome eines paraneoplastischen Syndroms sind Thrombozytose mit Thromboseneigung sowie Neuro- und Myopathie.

Bei Rauchern ≥ 40 Jahre sollte man bei unspezifischen Lungensymptomen immer auch an ein Bronchialkarzinom denken. Jeder Husten, der trotz Therapie länger als vier Wochen andauert, wiederholte Pneumonien, Asthma und Bronchitis mit kurzer Krankheitsdauer müssen definitiv abgeklärt werden.

Diagnostik

- Röntgen-Thorax in zwei Ebenen: Hinter jeder Lungenverschattung kann sich ein Bronchialkarzinom verstecken
- CT, endobronchialer Ultraschall um die genaue Lage und Ausbreitung des Tumors zu bestimmen und vergrößerte mediastinale Lymphknoten zu entdecken
- Untersuchung des Sputums auf Tumorzellen

- Bronchoskopie mit Biopsie des verdächtigen Gewebes und bronchoalveolärer Lavage. Kann die Tumorart so nicht bestimmt werden, muss eine Biopsie von außen durch die Brustwand (Thorakotomie) vorgenommen werden
- Suche nach Metastasen durch Sonographie des Abdomens, Schädel-CT, Skelettszintigraphie
- Präoperative Lungenfunktionsprüfung, um abschätzen zu können, ob bei dem Patienten eine Lungenteilresektion möglich ist. Bei einer schlechten Lungenfunktion kann nicht operiert werden
- Bestimmung folgender Tumormarker zur Verlaufskontrolle: NSE (neuronenspezifische Enolase), SCC (engl. squamous cell carcinoma antigen), CEA (carcinoembryonales Antigen), CYFRA 21–1.

Therapie

Wenn der Tumor noch nicht zu weit fortgeschritten ist und keine Metastasen vorliegen, ist eine Operation angezeigt: Dabei wird meistens entweder ein Lungenlappen (Lobektomie) oder eine Lungenhälfte (Pneumektomie) entfernt. Allerdings sind ⅔ der Patienten bei Diagnosestellung bereits inoperabel. Dann erfolgt eine Strahlen-, Laser- und/oder Chemotherapie, um den Tumor zu verkleinern bzw. in seinem Wachstum zu stoppen und so die Lebenserwartung und -qualität der Patienten zu verbessern. Bei einem kleinzelligen Bronchialkarzinom stellt die Chemotherapie das zentrale Behandlungsverfahren dar, oft wird sie mit einer Strahlentherapie kombiniert.
Im fortgeschrittenen Stadium werden außerdem Analgetika, hustendämpfende Medikamente u. a. unterstützende Medikamente eingesetzt.

Abhängig von Karzinomtyp und Erkrankungsstadium:
- OP
- Strahlen-, Laser-, Chemotherapie
- Analgetika, hustendämpfende Medikamente

Komplikationen

- Metastasen: Früh in die regionalen Lymphknoten; hämatogene Streuung in Leber, Gehirn, Nebennieren und Skelett (Wirbelsäule)

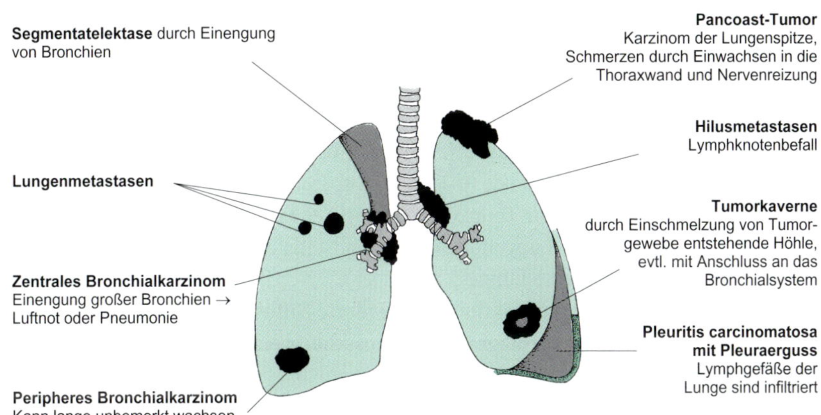

Abb. 4.3 Mögliche Befunde im Röntgen-Thorax bei einem Bronchialkarzinom. [A400–215]

- Atelektasen
- Pleuritis carcinomatosa: Ein Tumorbefall der Pleura geht oft von Lymphgefäßen der Lunge aus. Er führt zu einer chronischen Entzündung, häufig mit Pleuraerguss.

4.8 Akutes Lungenversagen

Das akute Lungenversagen (ARDS, engl. adult respiratory distress syndrome, Schocklunge) tritt bei vorher lungengesunden Personen durch unterschiedliche Schädigungen der Lunge auf.

Ursachen

- Einatmung toxischer Gase
- Sepsis
- Polytrauma
- Verbrennung
- Schock
- DIC
- Akute Pankreatitis

Das Lungengewebe kann direkt geschädigt werden, z. B. durch Aspiration von Mageninhalt oder Inhalation von toxischen Gasen wie Stickstoffdioxid (NO_2) oder Rauchgasen. Weitere Ursachen sind indirekte Schädigungen des Lungengewebes durch Sepsis, Polytrauma (lebensbedrohliche Verletzung mehrerer Organe, z. B. durch Verkehrsunfall), Verbrennung, Schock, disseminierte intravasale Gerinnung (DIC), akute Pankreatitis.
Alle Ursachen bewirken, dass die Kapillarwände des Lungengewebes durchlässiger werden und so Flüssigkeit ins Lungeninterstitium und die Alveolen übertritt. Damit liegt ein Lungenödem vor. Wenig später bildet sich eine Lungenfibrose, wodurch der Gasaustausch schwer behindert wird.

Symptome

- Anfangs: pO_2 ↓, Hyperventilation, respiratorische Alkalose
- Später: pO_2 ↓, CO_2 ↑, respiratorische Azidose

Anfangs kommt es zu einer Hypoxie (pO_2 ↓) mit Hyperventilation und respiratorischer Alkalose. Bei Fortschreiten der Erkrankung entwickelt sich eine zunehmende Dyspnoe mit Globalinsuffizienz (pO_2 ↓, pCO_2 ↑) und respiratorischer Azidose. Die Symptome können sich innerhalb weniger Stunden bis mehrerer Tage ausbilden.

Diagnostik

- Blutgasanalyse: Je nach Schwere des Krankheitsbildes zeigt sich anfangs eine Hypoxie (pO_2 ↓) und später eine zusätzliche Hyperkapnie (pCO_2 ↑)
- Röntgen-Thorax: Zu Beginn der Erkrankung normal, dann typisches Bild eines Lungenödems mit beidseitig erkennbarer diffuser Verschattung („weiße Lunge")
- Lungenfunktion: Verminderte Diffusionskapazität und Vitalkapazität
- Echokardiografie zum Ausschluss einer Linksherzinsuffizienz.

Therapie

Die Patienten müssen so schnell wie möglich auf der Intensivstation behandelt werden. Schock und auslösende Erkrankung müssen therapiert werden. Problematisch ist die ausreichende Versorgung mit O_2. Dafür wird der Patient mit einer besonderen Technik beatmet, bei der durch erhöhten Beatmungsdruck der Gasaustausch verbessert wird. Die Hochfrequenzoszillationsventilation stellt eine alternative Beatmungsform dar. Weitere Beatmungsverfahren, z. B. extrakorporale Verfahren des Gasaustausches, befinden sich in der klinischen Erprobung. Als letzte Möglichkeit kann eine Lungentransplantation in Erwägung gezogen werden. Bei bakteriellen Infekten werden hochdosiert Antibiotika verabreicht.

Intensivmedizinisches Krankheitsbild:
- Schockbekämpfung
- Therapie der Grunderkrankung
- Beatmung
- Antibiotika

4.9 Lungenembolie

Eine Lungenembolie wird durch den plötzlichen Verschluss einer Lungenarterie durch Material verursacht, das mit dem Blutstrom in eine Lungenarterie geschwemmt wurde (z. B. Thrombus, Luft, Fett).

Verschluss einer Lungenarterie

Ursachen

In der überwiegenden Zahl der Fälle handelt es sich bei dem eingeschwemmten Material um einen Thrombus. Voraussetzung für eine solche **Thrombembolie** ist eine venöse Thrombose (➢ 2.2.3). Ein Blutgerinnsel reißt sich von der Thrombose los und wird mit dem Venenblut zum rechten Herzen und von dort in die Lunge gespült. Auslösende Faktoren sind z. B. morgendliches Aufstehen, Pressen auf der Toilette oder körperliche Anstrengung.

Meistens durch Thrombembolie ausgelöst

Der Embolus stammt in 60 % der Fälle aus den Venen der unteren Extremitäten, in 30 % aus den Beckenvenen und in 10 % aus den Venen der oberen Extremitäten, des Kopfes oder aus dem rechten Herzen. Die Risikofaktoren der Lungenembolie entsprechen denen der tiefen Venenthrombose (➢ 2.2.3). Embolien können aber auch durch Gewebeteile, Fett (aus den großen Röhrenknochen, z. B. nach einer Fraktur) oder Luft (z. B. aus defekten Infusionspumpen) entstehen.

Verschiedene Risikofaktoren

Symptome

Je größer das Lungenareal ist, das durch die verschlossene Lungenarterie versorgt wird, desto schwerer ist die Symptomatik des Patienten (➢ Tab. 4.3). Kleinere Lungenembolien werden aufgrund ihrer geringen Symptome häufig übersehen, sind jedoch trotzdem gefährlich, da sie oft Vorboten größerer Embolien sind.

Tab. 4.3 Schweregradeinteilung der Lungenembolie.

	I (klein)	II (submassiv)	III (massiv)	IV (fulminant)
Ausdehnung der Gefäßverschlüsse	Periphere Äste	Segmentarterien	Pulmonalarterienast	Pulmonalarterienhauptstamm oder mehrere Lappenarterien
Klinik	Leichte Dyspnoe, Thoraxschmerz	Akute Dyspnoe, Thoraxschmerz, Tachypnoe	Akute schwere Dyspnoe, Thoraxschmerz, Zyanose, Unruhe, Synkope	Dyspnoe, Schocksymptomatik, drohender Herz-Kreislauf-Stillstand
Blutdruck	Normal	Leicht erniedrigt	Stark erniedrigt	Schock

Diagnostik

- Bestimmung der D-Dimere (Fibrinogen-Spaltprodukt)
- Blutgasanalyse (BGA): Da in einem Teil der Lunge kein Gasaustausch mehr stattfindet, ist der O_2-Gehalt des Blutes erniedrigt. Diesen O_2-Mangel versucht der Organismus durch Hyperventilation auszugleichen. Dadurch wird Kohlendioxid verstärkt abgeatmet, und die Kohlendioxid-Konzentration im Blut sinkt: $pO_2 \downarrow$, $pCO_2 \downarrow$ (respiratorische Alkalose)
- Röntgen-Thorax: Ist häufig normal, kann jedoch z. B. durch eine Aufhellungszone hinter dem Gefäßverschluss auf eine Lungenembolie hinweisen
- EKG und Echokardiographie: Verändert durch die Rechtsherzbelastung
- CT- oder MR-Angiographie: Unauffälliger Befund schließt eine Lungenembolie nahezu aus
- Perfusionsszintigraphie: Intravenöse Gabe von ^{99m}Technetium-markierten Albuminmakroaggregaten, die sich in den durchbluteten Lungengefäßen absetzen. Nicht durchblutete Lungenbezirke stellen sich nicht dar und können auf diese Weise identifiziert werden
- Pulmonalisangiographie und digitale Subtraktionsangiographie (DSA): Hierbei werden die Lungengefäße mittels Röntgenkontrastmittel dargestellt. Eine Lungenembolie lässt sich so sicher nachweisen. Diese Untersuchung sollte jedoch nur durchgeführt werden, wenn sich daraus Konsequenzen für die weitere Therapie ergeben.

Therapie

Eine Lungenembolie stellt ein bedrohliches Krankheitsbild dar, deshalb muss schnell gehandelt werden.

- Patienten halbsitzend lagern und beruhigen, evtl. Beruhigungsmittel (z. B. Valium®)
- O_2-Gabe nasal (2–6 l/Min.), ggf. Intubation
- Antikoagulation: 5 000–10 000 IE Heparin im Bolus, danach 400–500 IE/kg KG über 24 Std. infundieren. Nach 7–10 Tagen Therapie auf Cumarine (Marcumar®) umstellen, um zu verhindern, dass sich der Embolus durch Anlagerung weiteren thrombotischen Materials vergrößert
- Bei ausgedehnten Lungenembolien wird versucht, den Embolus und die verursachende Thrombose mittels Streptokinase oder rt-PA aufzulösen (Lyse ➤ 1.3)

- Ggf. Schmerzmittelgabe, z. B. Fentanyl®
- Ggf. Embolektomie mittels Kathetermethoden
- Nach einer Lungenembolie erhalten die Patienten für 6–12 Monate orale Antikoagulantien (Marcumar®), bei sich wiederholenden Lungenembolien ist eine lebenslange Antikoagulation erforderlich.

Komplikationen

- Lungeninfarkt: Wird der Embolus nicht rechtzeitig aufgelöst, so stirbt in etwa 10 % der Fälle der betroffene Lungenabschnitt ab, da er nur noch über kleine Bronchialarterien mit O_2 und Nährstoffen versorgt wird und dies besonders bei Linksherzinsuffizienz oft nicht ausreicht
- Infarktpneumonie
- Pleuritis, Pleuraerguss
- Rechtsherzversagen, Cor pulmonale
- Weitere Embolien (ohne Antikoagulation des Patienten in 30 % der Fälle), 70 % aller zum Tode führenden Embolien treten in Schüben auf.

Pflege

Nach einer Operation werden die Patienten früh mobilisiert, um eine Phlebothrombose und damit die Gefahr einer Lungenembolie zu vermeiden. Sind die Patienten über diesen Zusammenhang informiert, erhöht sich ihr Verständnis für das Tragen der Anti-Embolie-Strümpfe sowie die Motivation für selbstständige Mobilisation (z. B. Beingymnastik im Bett).

4.10 Erkrankungen der Pleura

4.10.1 Pleuritis

Die Pleuritis ist eine Entzündung der Pleura (Rippen- oder Brustfellentzündung).

Entzündung der Pleura

Ursachen und Einteilung

Eine Pleuritis entsteht meist sekundär im Gefolge einer anderen Erkrankung, z. B. einer Tuberkulose, einer Pneumonie oder eines Tumors von Lunge oder Pleura. Aber auch eine Urämie, ein Lungeninfarkt, ein Myokardinfarkt, eine Pankreatitis oder Kollagenosen können eine Pleuritis hervorrufen.

Meist sekundär als Folge anderer Erkrankungen

Man unterscheidet die trockene **Pleuritis sicca** von der feuchten **Pleuritis exsudativa.** Bei letzterer gibt die entzündete Pleura Flüssigkeit in die Pleurahöhle ab, sodass ein Pleuraerguss entsteht. Die trockene Form geht meist in die feuchte über.

Pleuritis sicca: ohne Pleuraerguss.

Pleuritis exsudativa: mit Pleuraerguss

Symptome

- Reizhusten
- Schmerzen beim Atmen
- Atemnot

Die Pleuritis sicca verursacht Reizhusten und stechende Schmerzen beim Atmen, weshalb der Patient versucht, möglichst flach zu atmen (Schonatmung mit eingeschränkter Atembewegung). Die Schmerzen lassen häufig nach, wenn ein Pleuraerguss auftritt. Verdrängt der Pleuraerguss das Lungengewebe, hat der Patient Atemnot.

Diagnostik

- Lungenauskultation: Reibegeräusche beim Atmen, die wie Lederknarren klingen
- Blut: BSG ↑, CRP ↑, Leukozytose
- Röntgen-Thorax: Zwerchfellhochstand, Verschattung bei Pleuraerguss
- Punktion eines Pleuraergusses und Untersuchung der Ergussflüssigkeit.

Therapie

- Therapie der Grunderkrankung
- Analgetika

Die auslösende Grundkrankheit muss behandelt werden. Wenn der Patient aufgrund der Schmerzen flach atmet, müssen Schmerzmittel gegeben werden, um das tiefe Durchatmen zu erleichtern.

Pflege

Pflegerisch steht die Pneumonieprophylaxe mit Atemübungen (➤ 4.2.3) im Vordergrund. Der Patient sollte möglichst auf der gesunden Lungenseite liegen, um die Ausdehnung und Belüftung der erkrankten Seite zu fördern.

4.10.2 Pleuraerguss

Flüssigkeitsansammlung im Pleuraspalt

Ein Pleuraerguss (Pleura = Brustfell) ist eine Flüssigkeitsansammlung im Pleuraspalt (Brustfellhöhle).

Ursachen und Einteilung

Ursachen eines Pleuraergusses können sein:
- Bösartige Tumoren (60 %), insbesondere metastasierendes Mammakarzinom, Bronchialkarzinom, maligne Lymphome
- Infektionen (30 %), z. B. Tuberkulose, Pneumonie
- Pleuritis
- Lungenembolie
- Dekompensierte Linkserzinsuffizienz
- Niedriger kolloidosmotischer Druck, z. B. bei Leberzirrhose, nephrotischem Syndrom
- Pankreatitis, Leberzirrhose
- Kollagenosen.

Je nach Zusammensetzung der Flüssigkeit im Pleuraspalt wird zwischen Transsudat und Exsudat unterschieden:
Transsudat: Die Ergussflüssigkeit tritt aus den Kapillaren aus, z. B. aufgrund einer Lungenstauung bei Linksherzinsuffizienz. Sie ist serös, enthält kaum Eiweiß, wenig Zellen und Bakterien.
Exsudat: Die Ergussflüssigkeit wird von dem umliegenden Gewebe produziert. Sie ist serös, eitrig, fibrinös oder blutig und enthält größere Mengen Eiweiß. Je nach Ursache des Ergusses können auch Bakterien, Blutbestandteile, Cholesterin oder Tumorzellen in der Flüssigkeit nachgewiesen werden.

Unterscheidung zwischen Transsudat und Exsudat

Symptome

Die Flüssigkeit im Pleuraspalt kann das Lungengewebe verdrängen. Je nach Flüssigkeitsmenge (wenige Milliliter bis mehrere Liter) treten in unterschiedlicher Stärke Atemnot und Druckgefühl in der Brust auf.

- Atemnot
- Druckgefühl in der Brust

Diagnostik

- Lungenauskultation: Abgeschwächtes Atemgeräusch über dem Pleuraerguss
- Röntgen-Thorax: Ab etwa 100 ml ist der Erguss zu erkennen; durch die Flüssigkeitsansammlung erscheinen die Zwerchfellkuppeln abgeflacht
- Sonographie: Ab ca. 20 ml ist der Erguss nachweisbar
- **Pleurapunktion:** Unter örtlicher Betäubung wird unter sterilen Bedingungen der Pleuraerguss punktiert und Flüssigkeit entnommen (Probepunktion). Diese wird chemisch, bakteriologisch und zytologisch untersucht, um die Ursache zu klären. Behindert der Erguss die Atmung, werden größere Mengen Flüssigkeit abgelassen.

Ein Pleuraerguss wird aus diagnostischen Gründen punktiert. Ein blutiger Pleuraerguss gilt solange als tumorverdächtig, bis das Gegenteil bewiesen ist.

Therapie

Im Vordergrund steht die Therapie der auslösenden Grunderkrankung. Bei ständig wiederkehrenden Pleuraergüssen wird der Erguss drainiert oder das Rippenfell wird mit einer speziellen Technik, der Pleurodese, mit dem Lungenfell verklebt, um die Ergussbildung zu verhindern.

- Therapie der Grunderkrankung
- Pleurodese

4.10.3 Pneumothorax

Bei einem Pneumothorax strömt Luft durch die verletzte Pleura in den Pleuraspalt. Dadurch wird der physiologische interpleurale Unterdruck aufgehoben. Aufgrund der Eigenelastizität der Lunge kommt es zu einem teilweisen oder kompletten Kollaps des betroffenen Lungenflügels. Er steht dann nur vermindert oder gar nicht für den Gasaustausch zur Verfügung.

Ansammlung von Luft im Pleuraspalt → Lungenkollaps

Einteilung

Spontanpneumothorax: Ruptur einer unter der Pleura gelegenen Emphysemblase

Der idiopathische **Spontanpneumothorax** kommt am häufigsten bei Männern zwischen 20 und 40 Jahren vor. Er entsteht oft ohne äußere Gewaltanwendung durch die Ruptur einer direkt unter der Pleura gelegenen Emphysemblase. Dem sekundären Spontanpneumothorax liegt eine andere Lungenerkrankung zugrunde, z. B. ein Lungenabszess oder ein Bronchialkarzinom.

- Traumatischer Pneumothorax: Bei Thoraxtrauma, Rippenfraktur
- Unterscheidung zwischen offen und geschlossen

Vom Spontanpneumothorax wird der **traumatische Pneumothorax** unterschieden, der nach einem Thoraxtrauma oder Rippenfraktur auftritt. Er kann entweder offen oder geschlossen sein:

- Offener Pneumothorax: Luft strömt von außen durch die verletzte Brustwand ein (z. B. nach einer Stichverletzung)
- Geschlossener Pneumothorax: Luft aus verletzten Atemwegen oder Lungengewebe dringt durch die verletzte Pleura, z. B. nach Rippenfraktur oder Bronchusriss.

4

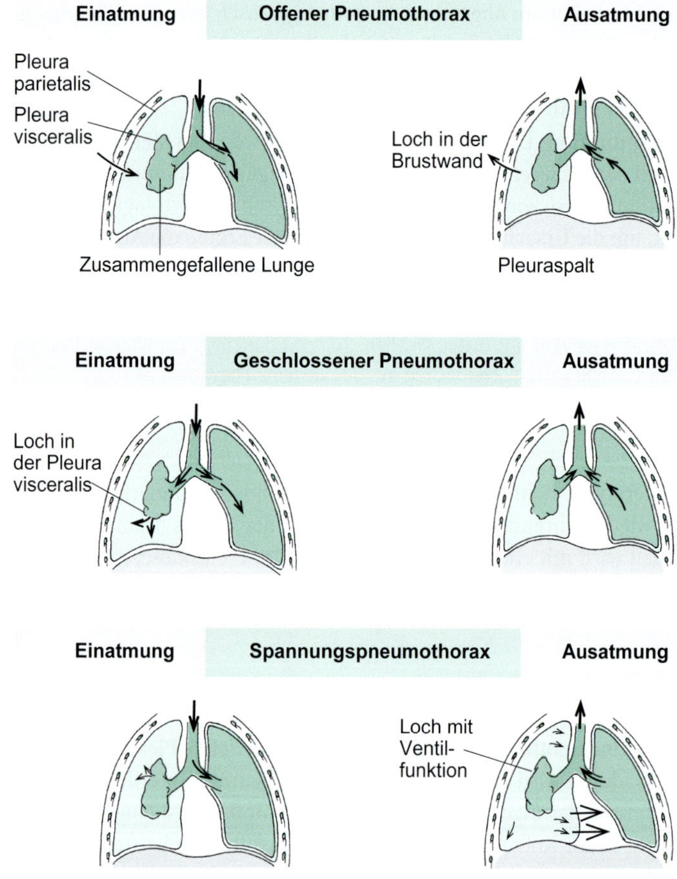

Abb. 4.4 Verschiedene Formen des Pneumothorax. [L190]

Ein lebensbedrohlicher Notfall ist der **Spannungspneumothorax:** Luft dringt durch die verletzte Pleura beim Einatmen in den Thorax ein, entweicht aber beim Ausatmen nicht. Die „Spannung", d. h. der starke Überdruck auf der verletzten Seite, drückt das Mediastinum zur gesunden Seite. Die Herzfunktion und die Funktion der gesunden Lunge werden mit jedem Atemzug stärker beeinträchtigt.

Spannungspneumothorax: Lebensbedrohlicher Notfall

Symptome

- Akut einsetzende Dyspnoe, Husten, Zyanose
- Stechende Schmerzen auf der betroffenen Thoraxseite
- Asymmetrische Atembewegungen
- Einseitig hypersonorer Klopfschall, einseitig fehlendes Atemgeräusch.

Diagnostik

- Perkussion und Auskultation der Lunge
- Rö-Thorax.

Therapie

Beim kleinen Spontanpneumothorax wird die Luft innerhalb von 3–4 Tagen von selbst resorbiert. Diese Spontanresorption kann durch O_2-Gabe gefördert werden. Ist der Pneumothorax größer, muss die Luft durch eine Pleurasaugdrainage entfernt werden.

- O_2-Gabe
- Pleura-Saugdrainage

Beim Spannungspneumothorax wird notfallmäßig mit einer großlumigen Kanüle in den 2. ICR am Rippenoberrand gestochen, um ihn zu entlasten. Die Luft kann so entweichen und der Überdruck wird aufgehoben. Die endgültige Versorgung besteht dann in einer Dauersaugdrainage.

Spannungspneu: Entlastung im 2. ICR, Luft kann entweichen

Übungsfragen

1. Durch welche Erreger kann eine Pneumonie verursacht sein?
2. Was ist der Unterschied zwischen primären und sekundären Pneumonien?
3. Was ist eine chronische Bronchitis und was sind ihre Symptome?
4. Was ist ein Lungenemphysem und wie entsteht es?
5. Nennen Sie Faktoren, welche die Obstruktion der Atemwege bei einem Asthmaanfall verursachen!
6. Wie äußert sich ein Asthma bronchiale?
7. Welche klinischen Symptome treten bei einem Bronchialkarzinom auf und welches ist der bedeutenste Risikofaktor für ein Bronchialkarzinom?
8. Welcher Personenkreis ist prädestiniert für eine Lungenembolie?
9. Nennen Sie die Symptome einer Lungenembolie!

KAPITEL

5 Erkrankungen des Magen-Darm-Traktes

5.1 Leitsymptome

Zu den typischen Symptomen bei Erkrankungen des Magen-Darm-Traktes zählen Dysphagie (Schluckstörungen), Übelkeit und Erbrechen, Abdominalschmerzen, Obstipation, Diarrhoe sowie Blut im Stuhl.

5.1.1 Dysphagie

Bei der Dysphagie (Schluckstörung) hat der Patient das Gefühl, beim Schlucken ein Hindernis überwinden zu müssen. Häufig klagt er über ein Druckgefühl hinter dem Sternum, erbricht oder verschluckt sich.

Schluckstörung

Ursachen

- Einengung des Ösophagus, z. B. durch Ösophaguskarzinom, verschluckten Fremdkörper, Ösophagusdivertikel, vergrößerte Nachbarorgane (Struma), Narbenstrikturen
- Achalasie, Sklerodermie (➤ 10.3.2)
- Gastroösophageale Refluxkrankheit
- Lähmung von Schlundmuskeln, z. B. nach ischämischem Insult (Schlaganfall) (➤ 13.2.2), Multiple Sklerose.

Schluckstörungen sind immer ein Alarmsymptom, das abgeklärt werden muss. Bei Patienten > 45 Jahre sind sie zu 40 % durch ein Ösophaguskarzinom bedingt.

Komplikationen

Die Gefahr einer Dysphagie besteht in der **Aspiration** von Nahrung (Eindringen fester oder flüssiger Stoffe in die Atemwege). Damit gelangt Speise in Trachea und Lunge. Können die Speisen durch Husten nicht wieder nach oben befördert werden – insbesondere bei Patienten mit gestörtem Schluckreflex – rufen sie eine Aspirationspneumonie (➤ 4.2.3) hervor.

Aspirationspneumonie

5.1.2 Übelkeit und Erbrechen

Übelkeit und Erbrechen (*Emesis*) gehören zu den typischen Symptomen gastroenterologischer Erkrankungen. Beim Erbrechen ziehen sich Magen, Bauch-

- Nahrungsbrei wird retrograd durch den Mund entleert
- Evtl. Dehydratation und Elektrolytverschiebungen
- Gefahr v.a. für Kinder und alte Menschen

Hämatemesis: Blutiges Erbrechen

muskulatur und Zwerchfell unwillkürlich zusammen und der Nahrungsbrei wird retrograd (rückläufig) durch den Mund entleert. Durch starkes Erbrechen verliert der Körper Flüssigkeit und Elektrolyte. Die Folgen sind Dehydratation (➤ 7.3.1) und Elektrolytverschiebungen. Besonders gefährdet sind Kinder und alte Menschen, da sie über geringere Flüssigkeitsreserven verfügen. Blutiges Erbrechen wird als Hämatemesis bezeichnet und kommt u.a. bei oberen gastrointestinalen Blutungen und Blutungen aus dem Nasen-Rachen-Raum vor.

Ursachen

Die Ursachen von Übelkeit und Erbrechen sind sehr vielfältig. Neben einer Reizung der Magenschleimhaut kann auch die Reizung des zentralen Brechzentrums im Gehirn Erbrechen auslösen:

- Erkrankungen des Magen-Darm-Traktes z. B. Ulkus, Ileus
- Infektionen durch Bakterien oder Viren z. B. Gastroenteritis, Peritonitis
- Medikamente, z. B. Eisentabletten, Zytostatika, Antibiotika
- Vergiftungen, z. B. mit Alkohol
- Neurologische Erkrankungen, z. B. Hirnhautentzündung, Hirndruck, Migräne
- Stoffwechselentgleisungen, z. B. bei Diabetes mellitus, Urämie
- Frühschwangerschaft
- Psychisch bei Angst oder Aufregung.

Pflege

Erbricht ein Patient, muss er vor Aspiration geschützt werden. Deshalb sollte der Patient sofort aufgesetzt werden und den Kopf nach vorne beugen; bettlägerige Patienten werden auf die Seite gedreht. Zahnprothesen sollten entfernt werden. Bei häufigerem Erbrechen stehen Nierenschale und Papiertücher zwar in Griff-, nicht aber in Sichtweite des Patienten: Manchmal genügt allein der Anblick, um erneutes Erbrechen auszulösen.

5.1.3 Abdominalschmerzen

Abdominalschmerzen werden durch verschiedene Erkrankungen von Bauchorganen, seltener durch Krankheiten anderer Organsysteme hervorgerufen.

Ursachen

Die Schmerzbeschreibung des Patienten gibt wichtige Hinweise auf die Grunderkrankung:

- Zunehmende Schmerzen: Appendizitis, Cholangitis, Cholezystitis, Pankreatitis
- Kolikartig (an- und abschwellende Schmerzen durch abwechselnde Kontraktion und Erschlaffung der glatten Muskulatur von Hohlorganen), z. B. bei Gallen- oder Nierensteinen, aber auch bei entzündlichen Darmerkrankungen mit Durchfall

- Ausstrahlende Schmerzen, z. B. in die rechte Schulter bei Cholezystitis, in den Rücken bei Pankreatitis, in die Schamlippen/Hoden bei Harnsteinen.

Pflege

Solange die Ursache der Schmerzen nicht bekannt ist, bleibt der Patient nüchtern, damit ggf. invasive Maßnahmen wie Endoskopie und Operation durchgeführt werden können. Es dürfen keine schmerzstillenden (Analgetika) oder krampflösenden Medikamente (Spasmolytika) gegeben werden, weil Art und Verlauf des Schmerzes für die Diagnosefindung wichtig sind. Dem Patienten wird das Vorgehen erklärt; die Mitteilung, dass es sich um Routinemaßnahmen handelt, wirkt häufig beruhigend. Bei der Krankenbeobachtung muss besonders auf Vitalzeichen, Schmerzen und Ausscheidungen (Erbrochenes, Urin, Stuhl) geachtet werden.

5.1.4 Obstipation

Obstipation (Verstopfung) ist eine verzögerte Darmentleerung, die durch eine geringe Stuhlfrequenz (weniger als drei Stuhlgänge in der Woche) mit hartem Stuhl und mangelndem Defäkationsreiz gekennzeichnet ist. Die Patienten müssen in der Regel stark pressen, haben das Gefühl einer unvollständigen Stuhlentleerung und unterstützen diese häufig manuell.

≤ 3 Stuhlgänge/Woche

Ursachen

- Bei etwa 10 % der Bevölkerung: Faserarme Kost, geringe Flüssigkeitsaufnahme, mangelnde Bewegung und ein unterdrückter Defäkationsreiz
- Medikamente, z. B. Antidepressiva, Opiate, aluminiumhaltige Antazida, Anti-Parkinsonmittel, Laxantienabusus (Missbrauch von Abführmitteln)
- Elektrolytstörungen, z. B. Hypokaliämie (➤ 7.3.3)
- Schmerzhafte Hämorrhoiden, Analfissur, die zu einer unwillkürlichen Unterdrückung des Defäkationsreizes führen
- Einengung des Darmlumens, z. B. durch ein Kolonkarzinom oder -adenom, Verwachsungen (Briden), Fremdkörper
- Neurologische Erkrankungen, z. B. Parkinson-Syndrom, Multiple Sklerose
- Hypothyreose (➤ 8.2.3), Diabetes mellitus
- Reizdarm-Syndrom.

> Laxantien führen zu einem Gewöhnungseffekt. Der Patient benötigt immer mehr und immer stärker wirkende Abführmittel. Diese rufen als Nebenwirkung eine Hypokaliämie hervor, die die Obstipation langfristig weiter verschlechtert.

Pflege

- Mindestens 1,5–2 l Mineralwasser oder Tee (kein Kaffee oder schwarzen Tee) täglich trinken. Ältere Menschen müssen meist zum Trinken angehalten werden, da ihr Durstgefühl vermindert ist

- Ballaststoffreiche Ernährung in Form von Früchten, Gemüse, Vollkornbrot, Salat
- Meiden von obstipierenden Nahrungsmitteln wie Schokolade, Weißbrot, schwarzer Tee, Rotwein
- Körperliche Betätigung
- Bei Stuhldrang sofort eine Toilette aufsuchen, Stuhldrang nicht unterdrücken
- Die Einnahme von Laxantien sollte auf wenige Ausnahmen beschränkt sein, wenn der Patient nicht pressen darf (z. B. nach Herzinfarkt, nach bestimmten Operationen) oder zur Darmreinigung vor Darmspiegelungen oder anderen Eingriffen.

5.1.5 Diarrhoe

- ≥ 3 Stuhlgänge/Tag
- Stuhl flüssig
- Stuhlmenge ↑

Bei der Diarrhoe (Durchfall) kommt es zu mehr als drei Stuhlentleerungen pro Tag, der Stuhlgang ist flüssig und die Stuhlmenge vermehrt (≥ 250 g/Tag). Eine starke Diarrhoe führt zu einem Flüssigkeits- und Elektrolytverlust, der besonders für Kinder und ältere Menschen bedrohlich werden kann.

Ursachen

- Infektionen des Magen-Darm-Traktes durch Viren, Bakterien, seltener durch Würmer oder Protozoen (z. B. Amöben)
- Lebensmittelvergiftungen durch bakterielle Toxine
- Nebenwirkung von Medikamenten wie Antibiotika, Zytostatika, Laxantien
- Nahrungsmittelallergie (häufig in Kombination mit Hauterscheinungen wie Urtikaria)
- Entzündliche Darmerkrankungen: M. Crohn, Colitis ulcerosa, Divertikulitis
- Kolonkarzinom, -adenom (Alarmzeichen: Diarrhoe im Wechsel mit Obstipation)
- Pankreasinsuffizienz mit ungenügender Sekretion von Verdauungsenzymen
- Hormonelle Störungen: Hyperthyreose, Gastrinom
- Autonome Neuropathie (Schädigung des vegetativen Nervensystems), z. B. bei Diabetes mellitus
- Reizdarm-Syndrom bei psychischen Einflüssen, z. B. Angst, Nervosität (häufig, aber nur als Ausschlussdiagnose akzeptabel).

- Akute Durchfälle: meist infektiös
- Chronische Durchfälle: meist nicht-infektiös

Während akute Durchfälle meist infektiös bzw. durch eine Lebensmittelvergiftung bedingt sind, haben chronische Durchfälle (Dauer länger als ein Monat) oft nicht-infektiöse Ursachen.

Pflege

Das Aussehen des Stuhlgangs gibt Hinweise auf die Grunderkrankung und auf den Krankheitsverlauf. Auffällig veränderten Stuhl dem Arzt zeigen, damit er weitere Untersuchungen veranlassen kann.

5.1.6 Blut im Stuhl

Die Ursachen von Blut im Stuhl decken sich mit denen von Blutungen im Gastrointestinaltrakt. Im Vordergrund stehen Magen- und Duodenalulzera, Karzinome des Gastrointestinaltrakts, entzündliche Darmerkrankungen, Divertikel, Hämorrhoiden.

Einteilung

Je nach Ort der Blutung unterschiedliches Aussehen

- Bei Blutungen im oberen Gastrointestinaltrakt treten **Teerstühle** (Melaena) auf: Dieser schwarze, glänzend und klebrige Stuhl entsteht durch Abbau von Hämoglobin im Darm. Bei träger Darmpassage können auch Blutungen aus dem unteren Dünndarm oder oberen Dickdarm Teerstuhl verursachen
- Rote Blutauflagerungen auf dem Stuhl (Hämatochezie) stammen in der Regel aus dem Rektum oder dem Analkanal, kommen aber auch bei massiven Blutungen im oberen Gastrointestinaltrakt mit schneller Darmpassage vor. Hellrote spritzende Blutungen sind meist auf Hämorrhoiden zurückzuführen
- Blutiger Durchfall wird häufig bei entzündlichen Darmerkrankungen beobachtet
- Bei leichten Blutungen ist das Blut nicht im Stuhlgang sichtbar. Dieses **okkulte Blut** kann mit Hilfe eines Testbriefes (z. B. Haemoccult®) nachgewiesen werden.

Test auf okkultes Blut

> Bei einem positiven Testergebnis – „Blut im Stuhl" – muss die Ursache der Blutung festgestellt werden. Meistens wird eine Gastro- und Koloskopie durchgeführt

5

5.2 Erkrankungen des Ösophagus

5.2.1 Gastroösophageale Refluxkrankheit

Bei der gastroösophagealen Refluxkrankheit (GERD, engl. gastroesophageal reflux disease) kommt es zum Rückfluss von Mageninhalt in den Ösophagus (Speiseröhre). In der Folge kann es zu entzündlichen Veränderungen der Ösophagusschleimhaut kommen, der Refluxösophagitis.

Reflux von Mageninhalt mit gesundheitlichen Beschwerden.

Ursachen und Einteilung

Die Kardia wird vom unteren Ösophagussphinkter (Speiseröhrenschließmuskel) verschlossen. Er öffnet sich beim Gesunden nur während des Schluckens, um Speisebrei vom Ösophagus in den Magen zu transportieren. Bei der gastroösophagealen Refluxkrankheit öffnet sich der untere Ösophagussphinkter auch, wenn nicht geschluckt wird. Der saure Mageninhalt gelangt

Unterer Ösophagussphinkter gestört

Tab. 5.1 Klassifikation der gastroösophagealen Refluxkrankheit (GERD).

0	Gastroösophagealer Reflux ohne Schleimhautveränderungen
I	Einzelne Erosionen in geröteter Schleimhaut
II	Zusammenfließende Läsionen, die jedoch nicht den gesamten Umfang einnehmen
III	Zirkuläre, d.h. über den gesamten Umfang ausgedehnte Läsionen
IV	Komplikationen wie Ulkus oder Striktur (Verengung)

in den Ösophagus und greift dort die Schleimhaut an, die darauf mit einer Entzündung reagiert. Auch eine Schwangerschaft ruft häufig einen Reflux hervor. Weitere Ursachen sind Magenausgangsstenose, Sklerodermie, Hiatushernie oder Achalasie.

Symptome

- Sodbrennen
- Regurgitationen
- Dysphagie
- Reizhusten
- Magenschmerzen

Hauptsymptom der Refluxkrankheit sind brennende Schmerzen hinter dem Sternum, sog. **Sodbrennen,** die besonders nach dem Essen und im Liegen auftreten. Häufig geben die Patienten (saures) Aufstoßen an. Insbesondere wenn, wie z. B. beim Bücken, Druck auf den Magen ausgeübt wird, können Nahrungsreste aus dem Magen zurück in den Mund fließen (Regurgitation). Weiterhin können Schluckbeschwerden, Magenschmerzen, Luftaufstoßen, Reizhusten und Heiserkeit auftreten.

5

Diagnostik

- Ösophagoskopie mit Biopsien
- pH-Metrie

Die Ösophagusschleimhaut wird mittels einer Spiegelung des Ösophagus (Ösophagoskopie, Endoskopie) beurteilt. Dabei werden Biopsien (Gewebeproben) entnommen, um die Diagnose zu sichern. Allerdings sind bei etwa 60 % der Betroffenen während der Spiegelung keine Veränderungen der Schleimhaut festzustellen. Weiterhin kann eine pH-Metrie der unteren Speiseröhre über 24 Stunden durchgeführt werden. Dafür wird dem Patienten eine pH-Messsonde in den unteren Ösophagus eingeführt, die den pH-Wert registriert. Es werden verlängerte und vermehrte Refluxzeiten gemessen.

Endoskopien des Magen-Darm-Traktes

Endoskopien sind „Spiegelungen“ innerer Hohlorgane und Hohlräume, um u.a. deren Schleimhaut betrachten und beurteilen zu können. Vor allem bei Karzinomverdacht werden auch Gewebeproben (Biopsien) entnommen. Weiterhin können endoskopisch Adenome abgetragen oder Blutungen gestillt werden. Endoskopien des Magen-Darm-Traktes werden nach dem jeweilig gespiegelten Abschnitt bezeichnet:

- **Ösophagoskopie:** Spiegelung der Speiseröhre
- **Gastroskopie:** Spiegelung des Magens

- **Koloskopie:** Spiegelung des Kolons (Dickdarm). Hierbei werden entweder nur Rektum und Sigma eingesehen (Rektosigmoidoskopie) oder aber das gesamte Kolon
- **Rektoskopie:** Spiegelung des Rektums (Enddarm). Die Rektoskopie wird im Gegensatz zu den anderen Endoskopien mit einem starren statt einem flexiblen Endoskop durchgeführt.

Therapie

- Verhaltensänderungen
- Protonenpumpenblocker
- Fundoplicatio

Treten lediglich geringe Symptome einer Refluxkrankheit auf, so sind häufig gezielte Verhaltensänderungen des Patienten ausreichend, um die Beschwerden zu lindern:

- Gewicht reduzieren
- Regelmäßig vier bis fünf kleine, fettarme Mahlzeiten pro Tag einnehmen
- Drei Stunden vor dem Schlafen nichts mehr essen
- Mit erhöhtem Oberkörper und in Rechtsseitenlage schlafen
- Keine einengenden Kleidungsstücke (z. B. Gürtel, Korsett) tragen
- Auf bestimmte Speisen und Getränke wie Alkohol, Nikotin, Süßspeisen, säurehaltige Getränke verzichten, da sie die Säureproduktion im Magen anregen
- Medikamente meiden, die als Nebenwirkung den Druck des unteren Ösophagus senken (z. B. Nitrate, Kalziumantagonisten, Theophyllin).

Bei stärkeren Beschwerden werden Protonenpumpenblocker (z. B. Esomeprazol als Nexium®) eingesetzt, die die Säureproduktion im Magen hemmen. Bessern sich im Stadium IV die Beschwerden unter der medikamentösen Therapie nicht, so ist eine operative Verengung des Mageneingangs (Fundoplicatio nach Nissen) in Erwägung zu ziehen.

Komplikationen

- Aus den Schleimhauterosionen einer chronischen Refluxösophagitis können Ulzera entstehen, die in seltenen Fällen bluten
- Narbige Veränderungen der Ösophaguswand führen zu Stenosen des Ösophagus mit Schluckbeschwerden
- Nächtliche Aspiration von Mageninhalt (Aspirationspneumonie)
- **Barrett-Ösophagus:** Das Plattenepithel des unteren Ösophagus wird durch spezialisiertes Zylinderepithel ersetzt. Der Barrett-Ösophagus ist eine Präkanzerose, die sich zum Adenokarzinom entwickeln kann. Daher sind regelmäßige endoskopische Kontrollen mit Entnahme von Gewebe notwendig.

Pflege

Die Refluxösophagitis erfordert Verhaltensänderungen, die den meisten Patienten schwer fallen. Sie brauchen dafür die Unterstützung ihrer Umgebung. Meist bessern sich die Beschwerden dadurch nach kurzer Zeit deutlich, sodass der Patient motiviert ist, die Änderungen beizubehalten.

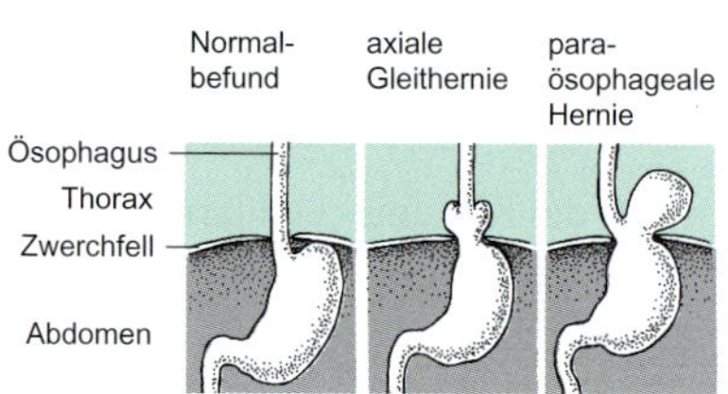

Abb. 5.1 Formen der Hiatushernie. [L190]

5.2.2 Hiatushernie

Zwerchfellbruch → Organe des Abdomens verlagern sich in den Thorax

Die Hiatushernie ist ein Zwerchfellbruch. Der Ösophagus zieht aus dem Brustraum durch eine Öffnung (lat.: Hiatus) im Zwerchfell in den Bauchraum. Werden durch diese Öffnung Organe – meistens Magenanteile – aus dem Bauchraum in den Brustraum gedrängt, liegt eine Hiatushernie vor. Es werden unterschieden:

- **Axiale Gleithernie:** Häufigste Form (90 %), bei der der obere Teil des Magens, die Kardia, in den Brustraum verlagert ist
- **Paraösophageale Hernie:** Die Kardia liegt in regelrechter Position; Teile des Magens oder tiefer gelegener Bauchorgane sind *neben* den Ösophagus in den Brustraum verschoben.

Ursachen

- Lockerung des Bandapparates
- Druck im Abdomen ↑, z. B. bei Schwangerschaft

Ursache einer Hiatushernie ist oft der gelockerte Bandapparat am Mageneingang. Gleithernien treten mit zunehmendem Alter häufiger auf. Daneben kann auch ein erhöhter Druck im Bauchraum, z. B. bei Schwangerschaft oder ausgeprägter Obstipation, für eine Hiatushernie verantwortlich sein.

Symptome

Häufig asymptomatisch

90 % aller Patienten mit einer Gleithernie haben keinerlei Beschwerden. Selten tritt ein Reflux von Mageninhalt in den Ösophagus mit nachfolgender gastroösophagealer Refluxerkrankung auf.
Auch die paraösophageale Hernie kann asymptomatisch verlaufen. Die Patienten klagen jedoch häufiger über Völlegefühl mit Aufstoßen, ein Druckgefühl in der Herzgegend sowie über Atemnot.

Diagnostik

- Ösophagusbreischluck
- Ösophagoskopie

Über den Ösophagusbreischluck – möglichst in Kopftieflage des Patienten bei gleichzeitiger Bauchpresse – wird eine Hiatushernie dargestellt: Während der Patient Kontrastmittel trinkt, wird der Ösophagus geröntgt. Zur weiteren Diagnostik wird die Ösophagoskopie hinzugezogen.

Therapie

Eine Gleithernie wird lediglich therapiert, wenn Beschwerden aufgrund des Refluxes vorliegen.
Eine paraösophageale Hernie hingegen ist eine komplikationsträchtige Erkrankung. Deshalb bedarf sie auch als Zufallsbefund bei beschwerdefreien Personen der operativen Behandlung. Bei der Operation werden der Magen und andere Bauchorgane ins Abdomen zurückverlagert und der Magen an der vorderen Bauchwand fixiert.

- Bei Gleithernie Therapie nur bei Beschwerden
- OP bei paraösophagealer Hernie

Komplikationen

Komplikationen treten insbesondere bei der paraösophagealen Hiatushernie auf: An der Durchtrittsstelle der Bauchorgane in den Brustraum kann es zu Einklemmungen dieser Organe und damit zur Unterbrechung ihrer Blutzufuhr kommen (Inkarzeration). Weiterhin können Schleimhauterosionen und -ulzera mit Blutungen auftreten.

- Organeinklemmungen mit Inkarzeration
- Ulzera

5.2.3 Ösophagusdivertikel

Das Ösophagusdivertikel ist entweder eine Aussackung der gesamten Ösophaguswand, ein **echtes Divertikel,** oder eine Ausstülpung von Schleimhaut durch eine bestehende Muskellücke der Ösophaguswand, ein **Pseudodivertikel.**

- Echtes Divertikel: Aussackung der gesamten Ösophaguswand
- Pseudodivertikel: Ausstülpung von Schleimhaut durch eine Muskellücke

Ursachen

Ösophagusdivertikel entstehen entweder durch erhöhten Druck im Ösophagusinneren bei gestörtem Muskelzusammenspiel, sog. **Pulsionsdivertikel,** oder durch Zug von außen, sog. **Traktionsdivertikel.**
Sie sind typischerweise an drei verschiedenen Stellen des Ösophagus lokalisiert:

- Pulsionsdivertikel: Erhöhter Druck im Ösophagus
- Traktionsdivertikel: Zug von außen

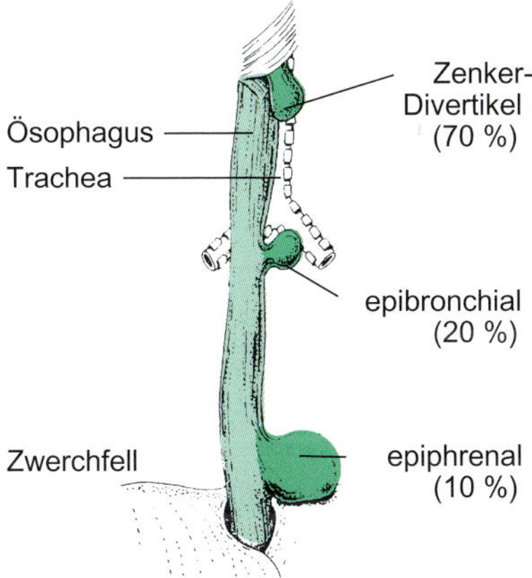

Abb. 5.2 Lage der Ösophagusdivertikel. [A300]

- Zervikale Zenker-Divertikel (70 %) am Ösophaguseingang (ein Pulsionsdivertikel)
- Bifurkationsdivertikel (epibronchiale Divertikel, 20 %) in Höhe der Trachealbifurkation (ein Traktionsdivertikel durch Narbenzug, meist infolge von Entzündungen der mediastinalen Lymphknoten)
- Epiphrenale Divertikel (10 %) dicht oberhalb des Zwerchfells (ein Pulsionsdivertikel).

Symptome und Diagnostik

Symptome:
- Schluckbeschwerden
- Regurgitationen

Diagnostik:
- Ösophagusbreischluck
- Ösophagoskopie

Die Patienten klagen über Schluckbeschwerden. Oft fällt Mundgeruch auf, der durch Regurgitation verursacht wird: Speisereste sammeln sich im Divertikel und fließen vor allem beim Liegen in den Mund zurück. Beim zervikalen Zenker-Divertikel kommt es typischerweise zu Druckbeschwerden im Halsbereich und zunehmender Schluckbehinderung. Die Diagnose wird über den Ösophagusbreischluck und Ösophagoskopie gestellt.

Therapie

OP meist nur beim Zenker-Divertikel

Beim zervikalen Zenker-Divertikel ist in der Regel die operative Entfernung die Therapie der Wahl. Dies ist auch als endoskopische Wandresektion möglich. Aufgrund der geringen Beschwerden und Komplikationen ist bei den übrigen Divertikelformen eine Resektion nur selten erforderlich.

Komplikationen

- Aspirationspneumonie
- Ulzera → Blutung, Perforation

Nachts besteht die Gefahr, dass bei Regurgitation Speisereste unbemerkt aspiriert werden und so eine Aspirationspneumonie verursachen. Ulzerationen im Divertikelsack können zu Blutungen oder Perforation des Ösophagus führen.

5.2.4 Achalasie

Erweiterung des Ösophagus aufgrund unzureichender Öffnung des unteren Ösophagussphinkters

Die Achalasie ist gekennzeichnet durch einen erhöhten Druck des unteren Ösophagussphinkters, der durch Degeneration des Nervenplexus innerhalb der Sphinktermuskulatur (Plexus myentericus) verursacht ist. Folge ist, dass der Sphinkter während des Schluckens nicht ausreichend erschlafft, die Nahrung sammelt sich im Ösophagus an und wird nur verzögert in den Magen transportiert. Dadurch weitet sich der Ösophagus oberhalb des Zwerchfells. Die Ursache ist unbekannt.

Symptome

- Schluckbeschwerden
- Regurgitationen
- Gewichtsverlust

Die Patienten klagen über Schluckbeschwerden und Regurgitation von Speisebrei aus dem erweiterten Ösophagus. Meistens bevorzugen die Patienten flüssige Kost. Aufgrund der gestörten Nahrungsaufnahme kann es zu massivem Gewichtsverlust kommen.

Die Symptome einer Achalasie können auch durch ein Karzinom der Kardia oder des Ösophagus hervorgerufen werden.

Diagnostik

- Ösophagusbreischluck
- Manometrie
- Ösophagoskopie

Im Ösophagusbreischluck zeigt sich ein typischer Befund: Die sog. Sektglasform des stark erweiterten Ösophagus oberhalb des Zwerchfells. Das Kontrastmittel wandert nur langsam in den Magen. Mit Hilfe der Manometrie wird der Ruhedruck des unteren Ösophagussphinkters gemessen, der bei Achalasie regelmäßig erhöht ist. Ebenso lässt sich die fehlende Erschlaffung des Sphinkters während des Schluckens feststellen. Um einen Tumor des Ösophagus oder der Kardia auszuschließen, wird eine Ösophagoskopie mit Biopsien durchgeführt.

Therapie

- Kalziumantagonisten
- Ballondilatation
- Botulinumtoxin
- Myotomie
- Endoskopische Langzeitkontrolle

Ziel der Therapie ist es, den Druck des unteren Ösophagussphinkters zu senken, so dass die Nahrung wieder ungehindert in den Magen gelangen kann. Bei leichten Achalasieformen kann der Druck des unteren Ösophagussphinkters medikamentös gesenkt werden (z. B. durch Kalziumantagonisten wie Nifedipin). Langzeitresultate sind jedoch enttäuschend, so dass meist eine **Ballondilatation** angezeigt ist: Hierzu wird ein Katheter in den Magen vorgeschoben. In Höhe des unteren Ösophagussphinkters wird ein am Katheter befestigter Ballon aufgeblasen, der den Ösophagus aufdehnt. Diese Therapie muss aufgrund von Rezidiven häufig wiederholt werden. Weiterhin kann das Nervengift **Botulinumtoxin** endoskopisch in den unteren Ösophagussphinkter gespritzt werden. Dies führt zu dessen Erschlaffung. Allerdings muss diese Therapie regelmäßig wiederholt werden. Bei Erfolglosigkeit dieser beiden Verfahren wird operativ vorgegangen, indem die Muskulatur des unteren Ösophagussphinkters geschlitzt wird **(Myotomie).** Sowohl bei der Ballondilatation als auch bei der Myotomie kann es nachfolgend zu einer Refluxkrankheit kommen.
Eine Achalasie muss endoskopisch kontrolliert werden, da eine erhöhte Gefahr für ein Ösophaguskarzinom besteht.

Komplikationen

- Aspirationspneumonie
- Karzinomatöse Entartung

Insbesondere bei nächtlichen Regurgitationen von Speiseresten aus dem erweiterten Ösophagus besteht die Gefahr einer Aspirationspneumonie. Langfristig kann sich im erweiterten Ösophagusabschnitt ein Karzinom entwickeln.

5.2.5 Ösophaguskarzinom

Meist Plattenepithelkarzinom, bevorzugt an den drei physiologischen Engen des Ösophagus

Das Ösophaguskarzinom ist ein bösartiger Tumor, der vorzugsweise an einer der drei physiologischen Engen des Ösophagus (Ösophaguseingang, Aortenbogen, Zwerchfellenge) lokalisiert ist. In der Mehrzahl der Fälle handelt es sich um ein Plattenepithelkarzinom. Aus einem vorbestehenden Barrett-Ösophagus entwickelt sich meist ein Adenokarzinom. Männer sind häufiger betroffen als Frauen mit einem Altersgipfel um 65 Jahre.

Ursachen

- Rauchen, Alkohol
- Heiße Getränke
- Vorschädigung des Ösophagus

Rauchen, Alkoholkonsum und heiße Getränke begünstigen ein Ösophaguskarzinom. Auch Vorschädigungen des Ösophagus, z. B. durch Achalasie oder gastroösophagealer Refluxerkrankung, sind Risikofaktoren.

Symptome

- Symptome oft erst spät
- Leitsymptom ist die Dysphagie

Die Symptome eines Ösophaguskarzinoms treten spät auf und sind oft wenig spezifisch:

- Leitsymptom ist die Dysphagie (Schluckstörung), die allerdings erst auftritt, wenn bereits ⅔ des Ösophaguslumens verlegt sind
- Gewichtsabnahme wegen der eingeschränkten Nahrungsaufnahme sowie der Tumorerkrankung
- Schmerzen hinter dem Sternum und im Rücken.

Karzinomausschuss

Bei Schluckstörungen im Alter über 40 Jahre muss immer ein Ösophaguskarzinom ausgeschlossen werden!

Diagnostik

- Ösophagoskopie mit Biopsie, um den Tumor histologisch einordnen zu können
- Endosonographie, um die Infiltrationstiefe des Tumors zu beurteilen und Lymphknotenmetastasen zu suchen
- Röntgen und CT-Thorax zur Metastasensuche im Brustraum (Lunge, Lymphknoten), Ultraschall und CT-Abdomen zur Metastasensuche im Bauchraum (Leber, Lymphknoten), Skelettszintigraphie zur Suche nach Knochenmetastasen.

Therapie

- Wenn möglich, radikale OP
- Strahlen-/Chemotherapie
- Im fortgeschrittenen Stadium: palliative Therapie, z. B. PEG

Einzig die radikale operative Entfernung des Tumors bietet dem Patienten Heilungschancen. Da das Ösophaguskarzinom jedoch meist erst spät Symptome zeigt, kann nur noch ⅓ der Patienten mit dieser Zielsetzung operiert werden. Durch eine präoperative Radiochemotherapie kann der Tumor unter Umständen verkleinert werden, um dann operiert zu werden. Ist er noch auf die Schleimhaut beschränkt, kann er durch eine endoskopische Mukosaresektion therapiert werden.

Im fortgeschrittenen Stadium ist Ziel der Therapie, die Nahrungsaufnahme zu sichern und so die Lebensqualität des Patienten zu verbessern. Es wird versucht, den Tumor mittels Lasertherapie zu verkleinern und so das Lumen des Ösophagus zu vergrößern. Endoskopisch kann ein Kunststofftubus eingelegt werden, um so das Lumen des Ösophagus offen zu halten. Ist dies nicht mehr möglich, wird eine perkutane endoskopische Gastrostomie (PEG) angelegt.

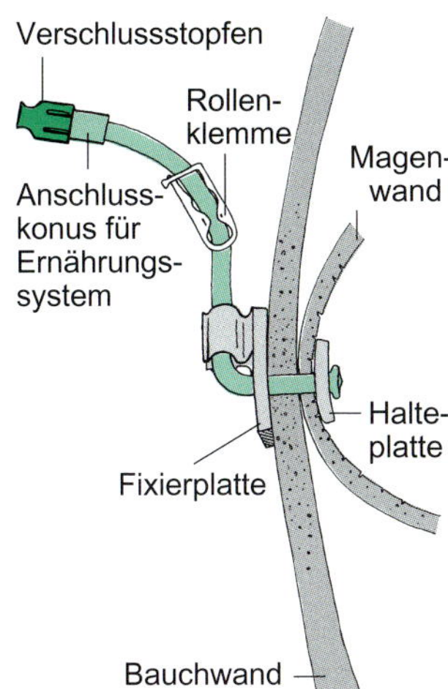

Abb. 5.3 Perkutane endoskopische Gastrostomie. [L157]

5

Komplikationen

- Rekurrensparese: Wenn der Tumor den N. recurrens (innerviert die Stimmbandmuskulatur) infiltriert, wird der Patient heiser
- Ösophago-bronchiale Fistel, wenn der Tumor ins Bronchialsystem einwächst. Nahrung gelangt in die Lunge, und es kommt zur Aspirationspneumonie
- Metastasen in Leber, Lunge, Knochen und Lymphknoten; Tumorausbreitung in die umliegenden Strukturen.

5.3 Erkrankungen von Magen und Duodenum

5.3.1 Gastritis

Die Gastritis ist eine Entzündung der Magenschleimhaut, die akut oder chronisch verlaufen kann.

Magenschleimhautentzündung

Ursachen und Einteilung

Akute Gastritis

Eine akute Gastritis entwickelt sich schnell. Sie kann durch übermäßigen Alkoholkonsum oder aufgrund einer Lebensmittelvergiftung durch toxinbildende Bakterien hervorgerufen werden. Weiterhin kann sie als Nebenwirkung bestimmter Medikamente wie nichtsteroidaler Antirheumatika (NSAR), Kortikosteroiden und Zytostatika auftreten, wenn diese Medikamente in höherer Dosierung oder über einen längeren Zeitraum eingenommen werden. Auch Stresssituation, wie schweres Trauma, Schock oder Operation können eine Gastritis auslösen.

- Medikamentennebenwirkung
- Stress

Tab. 5.2 Klassifikation der chronischen Gastritis.

Typ A (ca. 5 %)	Autoimmungastritis: Es finden sich Autoantikörper gegen die Belegzellen der Magenschleimhaut und den intrinsic factor. Da Belegzellen die Magensäure (HCl) produzieren, kommt es zur Anazidität (fehlende Magensäure). Aufgrund des Mangels an intrinsic factor kann der Körper kein Vitamin B_{12} mehr aufnehmen und es kommt zu einer perniziösen Anämie (➤ 3.2.1).
Typ B (ca. 80 %)	Bakterielle Besiedelung: Infektion der Magenschleimhaut mit dem Bakterium Helicobacter pylori (H. pylori). Je dichter die Magenschleimhaut besiedelt ist, desto ausgeprägter sind die Symptome.
Typ C (5–15 %)	Chemische Reizung der Magenschleimhaut durch zurückfließenden Gallensaft oder Medikamente.

Chronische Gastritis

Drei Typen der chronischen Gastritis, abhängig von ihrer Ursache

Die chronische Gastritis entwickelt sich hingegen über einen längeren Zeitraum. Sie wird in drei verschiedene Typen eingeteilt (➤ Tab. 5.2).

Symptome und Diagnostik

Die meisten Patienten haben nur geringe oder gar keine Beschwerden. Manche klagen über ein Druckgefühl im Oberbauch, Appetitlosigkeit und gelegentliche Übelkeit.

Gastroskopie mit Biopsie

Über die Gastroskopie verbunden mit Biopsien der Magenschleimhaut wird die Diagnose gesichert. Das entnommene Biopsiematerial wird gezielt auf Helicobacter pylori untersucht (Helicobacter-Urease-Test). Das Bakterium kann auch mit Hilfe eines ^{13}C-Atemtestes oder einer Antigensuche im Stuhl nachgewiesen werden. Bei einer Typ A-Gastritis werden Autoantikörper gegen Belegzellen und intrinsic factor nachgewiesen.

Therapie

Akute Gastritis

- Ursache beseitigen
- Verzicht auf Kaffee, Alkohol, Nikotin
- Ggf. Antazida

Die Ursache muss beseitigt werden, z. B. durch Absetzen entbehrlicher Medikamente. Nach Nahrungskarenz erfolgt ein stufenweiser Kostaufbau unter Verzicht auf Kaffee, Alkohol und Nikotin. Medikamente sind meist nicht erforderlich, evtl. können Protonenpumpenhemmer (Lansoprazol, z. B. Pantozol®) verordnet werden. Bei Risikopatienten, z. B. Intensivpatienten, müssen prophylaktisch Medikamente zum Schutz der Magenschleimhaut gegeben werden.

Chronische Gastritis

Vit.-B_{12}-Injektion

Typ A: Bei perniziöser Anämie wird Vitamin B_{12} i.m. gespritzt. Regelmäßige Gastroskopien sind angezeigt, da ein erhöhtes Magenkarzinom-Risiko besteht.

Eradikationstherapie

Typ B: Ziel ist die Beseitigung von Helicobacter pylori mit der Eradikationstherapie. Dazu werden Protonenpumpenblocker und zwei verschiedene Antibiotika (Clarithromycin, z. B. Klacid®, und Amoxicillin, z. B. Clamoxyl®) über sieben Tage gegeben (Tripel-Therapie).

Typ C: Auslösende Medikamente absetzen. Wenn dies nicht möglich ist, müssen zusätzlich Protonenpumpenblocker gegeben werden.

Komplikationen

Die Gefahr einer akuten Gastritis besteht in einer gastrointestinalen Blutung, wenn durch Schleimhautdefekte Blutgefäße geschädigt werden. Bei chronischen Gastritiden werden vermehrt Magenkarzinome und MALT-Lymphome (ausgehend vom Lymphgewebe des Gastrointestinaltrakts) beobachtet. Bei einer Typ B-Gastritis entwickeln sich häufiger gastroduodenale Ulzera.

- Blutungen
- Ulzera
- Magenkarzinom
- MALT-Lymphom

5.3.2 Ulcus ventriculi und Ulcus duodeni

Schädigungen der Schleimhaut, die die Muscularis mucosae nicht durchdringen, heißen **Erosionen.** Ein **Ulkus** (Geschwür) ist ein Schleimhautdefekt, der die Muscularis mucosae durchbricht und so tiefere Wandschichten des Magens bzw. Duodenums schädigt. Das **Ulcus duodeni** (Zwölffingerdarmgeschwür) tritt etwa dreimal so häufig auf wie das **Ulcus ventriculi** (Magengeschwür).

- Erosion: Muscularis mucosae intakt
- Ulkus: Muscularis mucosae durchbrochen

Ein Ulkus entwickelt sich, wenn das Gleichgewicht zwischen schleimhautschädigenden und schleimhautschützenden Faktoren gestört ist. Schädigende Faktoren sind u.a. Helicobacter pylori, Salzsäure des Magensaftes, Stress, Rauchen und nichtsteroidale Antirheumatika. Bei 99 % der Patienten mit Ulcus duodeni, bei 75 % der Patienten mit Ulcus ventriculi sowie bei 50 % der gesunden Erwachsenen (älter als 50 Jahre) findet sich eine Besiedlung der Schleimhaut mit Helicobacter pylori. Zu den schleimhautschützenden Faktoren zählen Schleim, Bikarbonat, Epithelerneuerung und eine gute Durchblutung der Magenschleimhaut.

Ungleichgewicht schleimhautschädigender und -schützender Faktoren

Seltene Ursachen eines Ulkus sind das Zollinger-Ellison-Syndrom (➤ 6.4.4) oder ein Hyperparathyreoidismus (➤ 8.3.1).

Symptome

Die Symptome können Hinweise auf die Lokalisation des Ulkus geben:

- Schmerzen nach dem Essen oder unabhängig davon → Ulcus ventriculi
- Nacht- und Nüchternschmerz, der sich meist nach dem Essen bessert → Ulcus duodeni
- Blutiges oder kaffeesatzartiges Erbrechen und Teerstühle sind Anzeichen für eine Ulkusblutung.

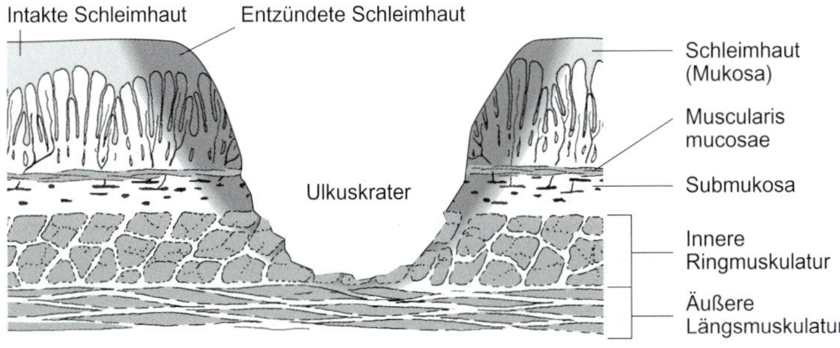

Abb. 5.4 Schematische Darstellung eines Ulkus. [L190]

5

Diagnostik

Endoskopie mit Biopsie

Endoskopisch werden mehrere Biopsien entnommen. Das Gewebe wird histologisch und mikrobiologisch auf Helicobacter pylori untersucht. Daneben kann Helicobacter pylori auch durch einen ^{13}C-Atemtest oder durch eine Antigentestung im Stuhl nachgewiesen werden. Gleichzeitig muss ein Magenkarzinom sicher ausgeschlossen werden: 5–10 % aller Ulzera sind exulzerierte (geschwürig aufgebrochene) Karzinome.

Therapie

- Bei Helicobacter pylori: Tripel-Therapie

Helicobacter pylori wird mit der Tripel-Therapie behandelt (➤ 5.3.1), woraufhin die Ulkuskrankheit in der Regel ausheilt. Rezidive sind selten. Der Eradikationserfolg muss 6–8 Wochen nach der Therapie durch eine Gastroskopie überprüft werden.
Bei Helicobacter pylori-negativen Ulcera werden Protonenpumpenblocker verordnet, welche die Magensäureproduktion hemmen. Häufige, kleine Mahlzeiten sind sinnvoll, hochprozentiger Alkohol und Nikotin müssen vermieden werden. Ulkus-begünstigende Medikamente sind nach Möglichkeit abzusetzen. Die Patienten sollten versuchen, ihren Tagesablauf stressfrei zu gestalten.
Operiert wird, wenn Komplikationen auftreten oder ein Magenkarzinom nicht sicher ausgeschlossen werden kann.

Komplikationen

- Perforation → Lebensgefahr
- Penetration
- Blutung
- Magenausgangsstenose
- Karzinom

Komplikationen treten oft aus heiterem Himmel auf, ohne dass der Patient bis dahin von seiner Ulkuserkrankung wusste:
Perforation: bei etwa 5 % aller Ulkuspatienten. Das Ulkus durchbricht die Wand des Magens oder des Duodenums. Der Patient verspürt einen plötzlichen starken Schmerz, der in den Rücken oder die Schulter ausstrahlt. Es besteht eine Verbindung zur freien Bauchhöhle, so dass Magensaft, Luft und Bakterien in diese austreten können. Folge kann eine lebensbedrohliche Peritonitis (Bauchfellentzündung) sein. Eine Perforation muss so schnell wie möglich operativ verschlossen werden.
Penetration: Das Ulkus bricht in ein Nachbarorgan ein, am häufigsten in Pankreas oder Kolon. Auch hier ist eine Operation notwendig, um die pathologische Verbindung zwischen den Organen wieder zu verschließen. Der Krankheitsverlauf ist meist nicht so dramatisch wie bei der Perforation.
Obere gastrointestinale Blutung: Bei 20 % aller Ulkuspatienten. Ist die Blutung massiv, kommt es zum Bluterbrechen (Hämatemesis) und Volumenmangel mit Schockzeichen. Ist die Blutung schwach, kann Blut nur im Stuhl nachgewiesen werden (Haemoccult®, Teerstuhl) Aufgrund der meist unbemerkten Sickerblutung entwickelt sich eine Anämie.
Zu den Spätkomplikationen eines Ulkus zählen eine **narbige Magenausgangsstenose** sowie die **karzinomatöse Entartung** eines chronischen Ulcus ventriculi.

Obere gastrointestinale Blutung

Eine obere gastrointestinale Blutung wird in 50 % der Fälle durch ein Ulkus hervorgerufen. Weitere Ursachen sind:

- Gastroduodenale Schleimhautläsionen (25 %)
- Gastroösophageale Refluxerkrankung (15 %)
- Ösophagusvarizen (5 %)
- Mallory-Weiss-Syndrom (Schleimhauteinrisse im Ösophagus-Kardiabereich nach heftigem Erbrechen, 3 %)
- Magenkarzinom

Der Patient erbricht rotes oder kaffeesatzfarbenes Blut (Hämatemesis) und setzt Teerstuhl (Melaena) ab, bei sehr starken Blutungen sogar rotes Blut.

5.3.3 Magenkarzinom

Das Magenkarzinom tritt vorwiegend zwischen dem 50. und 70. Lebensjahr auf. In Westeuropa ist seine Häufigkeit rückläufig.

Ursachen

Risikofaktoren für ein Magenkarzinom sind:

- Chronische Gastritis Typ A (Autoimmungastritis) und chronische Gastritis Typ B (Besiedelung mit Helicobacter pylori)
- Gutartige adenomatöse Magenpolypen und M. Ménétrier (Riesenfaltenmagen)
- Hoher Nitratgehalt der Nahrung, z. B. in geräucherten und gesalzenen Speisen: Nitrate werden im Magen durch Bakterien in Nitrite umgewandelt, aus denen karzinogene Nitrosamine entstehen
- Genetische Faktoren, positive Familienanamnese.

Symptome

Die Patienten haben meist nur geringe, unspezifische Magenbeschwerden, zu denen folgende Symptome hinzutreten können:

Symptome meist unspezifisch

- Gewichtsabnahme, Leistungsknick
- Abneigung gegen Fleisch
- Brechreiz
- Druckgefühl im Oberbauch.

Diagnostik

- Gastroskopie mit Biopsie aller verdächtigen Veränderungen und deren histologische Untersuchung
- Endosonographie: Um das Ausmaß der Infiltration des Karzinoms in die Magenwand zu erkennen, wird endoskopisch ein Ultraschallkopf in den Magen eingeführt

- Sonographie der Leber und des Abdomens, CT-Abdomen, Röntgen-Thorax, Skelettszintigraphie, Schädel-CT, um vorhandene Metastasen zu erkennen
- Bestimmung des Tumormarkers CA 72–4 zur Verlaufskontrolle.

Therapie

Entscheidend ist die Frühdiagnose. Wenn möglich OP, sonst palliative Maßnahmen

Entscheidend für die Therapie ist eine frühzeitige Diagnose des Magenkarzinoms. Daher muss bei anhaltenden Magenbeschwerden eine Gastroskopie zum Ausschluss eines Karzinoms erfolgen. Patienten mit bekannten Risikofaktoren sollten regelmäßig gastroskopisch untersucht werden.

Operation

Je nach Lokalisation und Ausdehnung des Tumors wird eine Gastrektomie (Entfernung des gesamten Magens) oder eine Magenteilresektion durchgeführt. Zusätzlich werden großes und kleines Netz, Lymphknoten, Milz und unter Umständen Teile des Ösophagus entfernt. Es folgt eine Chemotherapie. Große, primär nicht operable Tumore können durch eine präoperative Radio-/Chemotherapie evtl. verkleinert werden, um dann operiert zu werden.

5

Palliative Therapie

- Lasertherapie
- Ernährungsfistel
- Stent
- Schmerztherapie

Ist die Erkrankung bereits zu weit fortgeschritten, wird palliativ (die Beschwerden lindernd) behandelt: Die Nahrungspassage wird mittels Lasertherapie oder durch endoskopisches Einsetzen eines Kunststofftubus bzw. Stents gesichert, ggf. auch über eine perkutane endoskopisch kontrollierte Jejunostomie (Ernährungsfistel). Hinzu kommt eine gezielte Schmerztherapie.

Komplikationen

- Metastasierung des Tumors
  - Per continuitatem, d.h. durch direktes Einwachsen in Nachbarorgane wie Ösophagus, Duodenum, Pankreas, Kolon oder Peritoneum (Bauchfellkarzinose, häufig mit Aszites)
  - Lymphogen in regionale Lymphknoten
  - Hämatogen vor allem in Leber, Lunge, Skelett und Gehirn
- Akute Magenblutung
- Tumorkachexie (Auszehrung).

Andere Magentumoren

- Non-Hodgkin-Lymphome des Magens, z. B. Malt-Lymphom
- Gastrointestinale Stromatumoren (GIST)
- Gutartige Magentumoren wie Polypen und Adenome, Leiomyome (Muskeltumoren), Lipome (Fettgewebstumoren, selten) sowie Neurofibrome (Tumoren der Nervenscheiden).

5.4 Erkrankungen des Dünndarms, Dickdarms und Enddarms

5.4.1 Malassimilationssyndrom

Das Malassimilationssyndrom ist ein Symptomenkomplex, der bei verschiedenen Erkrankungen des Verdauungssystems auftreten kann. Hierbei verliert der Körper aufgenommene Nährstoffe über den Darm mit der Folge von Mangelerscheinungen.

Mit der Nahrung aufgenommene Nährstoffe gehen über den Darm verloren

Ursachen

Das Malassimilationssyndrom kann durch eine Maldigestion oder eine Malabsorption hervorgerufen werden.

Maldigestion

Die Nahrung wird nur mangelhaft verdaut. Dabei ist die Vorverdauung der Nahrung im Magen oder die Aufspaltung der Nahrungsbestandteile durch Pankreassaft und Galle aufgrund fehlender Enzyme gestört, z. B. nach Magenresektion, chronischer Pankreatitis oder Cholestase (Gallestau, z. B. durch Tumor).

Mangelhafte Verdauung

5

Malabsorption

Die Resorption der bereits gespaltenen Nahrungsbestandteile und/oder deren Abtransport über die Blut- und Lymphbahnen sind gestört. Dies tritt z. B. auf bei:

Störung der Resorption und/oder des Abtransportes von Nährstoffen

- **Laktoseintoleranz** (häufig): Eine verminderte Aktivität des Milchzucker spaltenden Enzyms Laktase führt zu Beschwerden nach Genuss von Milch/Milchprodukten
- Nach Dünndarmresektion
- M. Crohn
- **Zöliakie** (einheimische Sprue): Sie beruht auf einer Unverträglichkeitsreaktion gegen Gluten, einem Getreideprotein, mit reaktiver Zottenatrophie der Dünndarmschleimhaut. Unter einer glutenfreien Diät (Verzicht auf Produkte aus Weizen, Roggen, Hafer, Gerste) normalisiert sich die Schleimhaut wieder
- Störungen der enteralen Durchblutung oder Lymphdrainage, z. B. Angina intestinalis, M. Whipple
- Hormonal aktive Tumoren, z. B. Zollinger-Ellison-Syndrom.

Symptome

Leitsymptome sind chronische Diarrhoen, mitunter auch Fettstühlen (Steatorrhoe) und Gewichtsverlust. Der Mangel an den fettlöslichen Vitaminen A, D, E und K ruft entsprechende Mangelerscheinungen hervor. Werden zu wenig Vitamin B_{12}, Folsäure oder Eisen resorbiert, tritt eine Anämie auf. Eiweißmangel führt zu hypoproteinämischen Ödemen. Erniedrigte K^+ - sowie Ca^{2+}-Spiegel im Blut rufen entsprechende Symptome hervor (➤ 7.3.3, ➤ 7.3.4).

- Diarrhoe, Steatorrhoe
- Gewichtsverlust
- Vitaminmangelerscheinungen
- Anämie
- Eiweißmangelödeme

Diagnostik

- Symptomatik
- Xylose-Toleranztest
- Biopsien zur genauen Diagnose bei Malassimilationssyndrom

Ein Malassimilationssyndrom wird anhand der klinischen Symptomatik diagnostiziert. Der Fettgehalt des Stuhls kann bestimmt werden. Ein Fettstuhl besteht, wenn mehr als 7 g Fett am Tag ausgeschieden werden. Eine Malabsorption lässt sich von einer Maldigestion durch den Xylose-Toleranz-Test und den Vitamin B_{12}-Resorptionstest (Schilling-Test) unterscheiden. Für den Xylose-Toleranz-Test nimmt der nüchterne Patient 25 g D-Xylose zu sich. Bei einer Malabsorption werden im Urin verminderte Xylosewerte nachgewiesen. Um die Ursache eines Malassimilationssyndroms festzustellen, erfolgen je nach Symptomatik verschiedene weitere Untersuchungen. Bei Verdacht auf M. Crohn, Zöliakie oder M. Whipple sind Magen-Darm-Spiegelungen mit Entnahme von Biopsien zur histologischen Untersuchung angezeigt.

Therapie

- Therapie der Grunderkrankung
- Substitution fehlender Nährstoffe

An erster Stelle steht die Behandlung der Grunderkrankung. Fehlende Verdauungsenzyme bzw. mangelhaft resorbierte Substanzen, u.a. fettlösliche Vitamine, Vitamin B_{12} und Eisen, müssen ersetzt werden. Der Wasser- und Elektrolythaushalt muss überwacht und ausgeglichen werden. Unter Umständen ist eine vorübergehende parenterale Ernährung nötig.

5.4.2 Kolonpolypen

Vorwölbungen der Schleimhaut

Als Polypen bezeichnet man alle umschriebenen Vorwölbungen der Schleimhaut ohne Rücksicht auf ihre gewebliche Abstammung, Größe oder Dignität (Gut- bzw. Bösartigkeit). Bei über 60-Jährigen finden sich in ca. 30 % der Fälle Kolonpolypen. Sie nehmen mit dem Alter an Häufigkeit zu.

Ursachen und Einteilung

Wahrscheinlich spielen Ernährungsfaktoren eine Rolle bei der Entstehung von Polypen: Wenig Ballaststoffe und viel Fleisch scheinen begünstigend zu wirken.
Es werden unterschieden:

- Meistens Adenome
- V.a. im Rektum lokalisiert

- **Adenome:** Häufige, gutartige Tumoren, die vom Oberflächenepithel der Schleimhaut ausgehen, über die Hälfte der Adenome ist im Rektum lokalisiert. Aus Kolonadenomen entwickeln sich schrittweise Kolonkarzinome (Adenom-Karzinom-Sequenz). Sonderformen sind:
  - Familiäre adenomatöse Polyposis (FAP): Autosomal-dominant vererbt, mehr als 100 Adenome, hohes Entartungsrisiko, Vorsorgeuntersuchungen ab dem 12. Lebensjahr
  - Peutz-Jeghers-Syndrom: Autosomal-dominant vererbt, Polyposis des Dünndarmes
- Entzündliche und hyperplastische Polypen: Gutartige Veränderung der Schleimhaut
- Harmatome (gutartiger Tumor, der selten entartet).

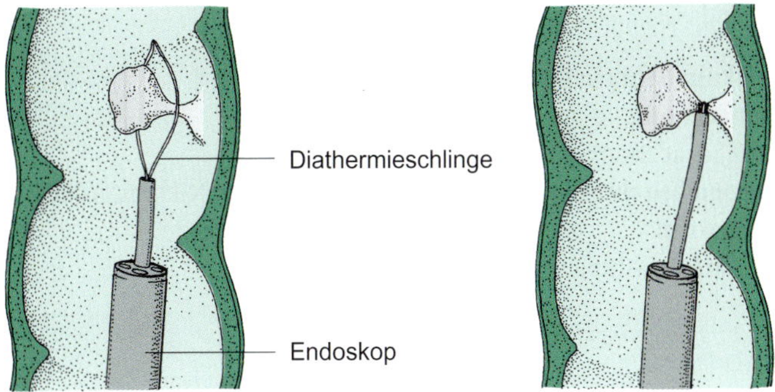

Abb. 5.5 Polypektomie mit Diathermieschlinge. [L190]

Symptome und Diagnostik

Die meisten Patienten haben keinerlei Beschwerden. Häufig sind Polypen ein Zufallsbefund während einer Koloskopie. Tiefgelegene Polypen können rektal getastet werden. Polypen können bluten oder Schleim absondern, was dann als Stuhlbeimengung zu sehen ist. Wird ein Kolonadenom festgestellt, muss der gesamte Dickdarm auf weitere Adenome untersucht werden.

- In der Regel symptomlos
- Blut, Schleimabsonderung

5

Therapie

Kolonadenome können maligne entarten und sollten daher immer vollständig reseziert werden. Dies ist bei den meisten gestielten Adenomen schon während der Endoskopie möglich. Sie werden mit einer Biopsiezange oder Schlinge abgetragen. Größere Polypen werden operativ über eine Kolonteilresektion entfernt. In jedem Fall schließt sich eine histologische Untersuchung an.
Bei der familiären adenomatösen Polyposis wird aufgrund des hohen Entartungsrisikos nach der Pubertät eine prophylaktische Proktokolektomie (sphinktererhaltende Entfernung des Dickdarms) durchgeführt.

Endoskopische oder operative Entfernung, da Gefahr der Entartung

Komplikationen

Es treten Blutungen, Ileus (Darmverschluss) und maligne Entartung auf.

5.4.3 Kolorektales Karzinom

Das kolorektale Karzinom ist sowohl bei Männern als auch bei Frauen das zweithäufigste Karzinom. Es geht meist von den Drüsenzellen aus (Adenokarzinom). In 90 % der Fälle tritt es nach dem 50. Lebensjahr auf. Die Prognose ist bei frühzeitigem Erkennen relativ günstig.

Bösartiger Tumor des Kolons oder Rektums, meist von Drüsenzellen ausgehend

Ursachen

Verschiedene Risikofaktoren

Risikofaktoren für ein kolorektales Karzinom sind:
- Kolonadenome
- Familiäre adenomatöse Polyposis, Colitis ulcerosa
- Fett- und fleischreiche, ballaststoffarme Ernährung, Nikotin, Alkohol, Übergewicht
- Familiäre Belastung.

Symptome

Symptome oft erst im fortgeschrittenen Stadium

Die Symptome sind uncharakteristisch und treten meist erst auf, wenn die Erkrankung schon weiter fortgeschritten ist:
- Blut im Stuhl
- Plötzliche Änderung der Stuhlgewohnheiten, z. B. Wechsel zwischen Obstipation und Diarrhoe
- Leistungsminderung, Müdigkeit.

Bei Blut im Stuhl immer Koloskopie durchführen und nicht mit der Diagnose Hämorrhoiden zufrieden geben. Viele Karzinompatienten haben gleichzeitig Hämorrhoiden.

Diagnostik

- Rektale Austastung
- Untersuchung auf Blut im Stuhl
- Koloskopie
- Metastasensuche
- CEA zur Verlaufskontrolle

- Tastbefund: 10 % aller kolorektalen Karzinome können rektal getastet werden
- Stuhluntersuchung: Der Stuhl wird auf okkultes Blut hin untersucht. Ist kein Blut im Stuhl nachzuweisen, ist ein Karzinom jedoch nicht ausgeschlossen
- Die Koloskopie stellt die diagnostische Methode der Wahl dar. Ist diese nicht möglich, kann ein Spiral-CT oder eine virtuelle Koloskopie (3D-MRT) durchgeführt werden
- Blutuntersuchungen:
  - Aufgrund wiederholter Blutungen aus dem Tumor kann eine Anämie vorliegen.
  - Ggf. sind die BSG und der Tumormarker CEA (**c**arcino-**e**mbryonales **A**ntigen) erhöht. CEA dient auch der Verlaufskontrolle
- Sonographie, CT-Abdomen, Zystoskopie (endoskopische Untersuchung der Harnblase über die Harnröhre), gynäkologische Untersuchung sowie Röntgen-Thorax, um Metastasen und Infiltrationen zu erkennen.

Therapie

Operative Therapie

- OP, evtl. mit Strahlen- und Chemotherapie kombiniert

Heilungsaussichten bestehen nur, wenn der betroffene Kolon- bzw. Rektumabschnitt mit Mesenterium und regionalen Lymphknoten entfernt werden kann (in ca. 70 % der Fälle). Hierbei ist häufig die vorübergehende oder dauerhafte Anlage eines Anus praeter naturalis (künstlicher Darmausgang) notwendig. Bei fortgeschrittenen Rektumkarzinomen wird eine prä-

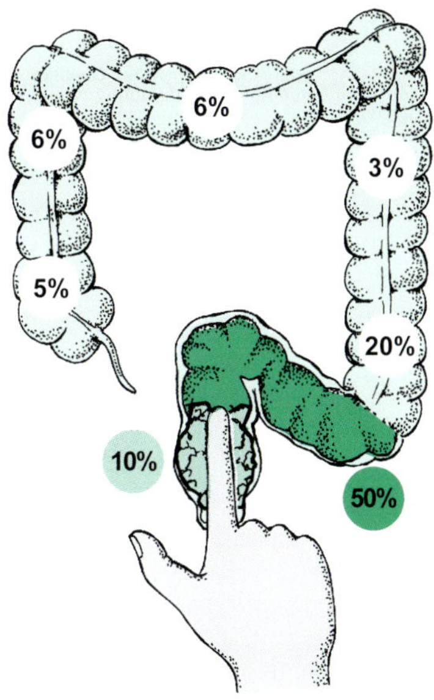

Abb. 5.6 Prozentuale Verteilung der kolorektalen Karzinome auf die einzelnen Darmabschnitte. [L190]

operative Radio-/Chemotherapie durchgeführt, um den Tumor zu verkleinern. Nach etwa sechs Wochen erfolgt dann die Operation. Daran anschließend wird sowohl beim Rektum- als auch beim Kolonkarzinom oftmals eine Chemotherapie angeschlossen; beim Rektumkarzinom auch eine Strahlentherapie. Einzelne Metastasen in Lunge oder Leber können operativ entfernt werden.

Palliative Therapie

Nicht-operable Tumoren können durch Laser-, Radio- und Chemotherapie sowie durch Gabe monoklonaler Antikörper (Bevacizumab als Avastin®) therapiert werden. Wie bei allen Tumorpatienten ist der Erhalt der Lebensqualität, z. B. durch eine ausreichende Schmerztherapie, vorrangig.

- Laser-, Radio- und Chemotherapie
- Monoklonale Antikörper
- Schmerztherapie

Anus praeter naturalis, Stoma

Ein Stoma („Mund") ist eine operativ angelegte Öffnung eines Hohlorgans nach außen, um Urin, Magen- oder Darminhalt abzuleiten. Je nachdem, welcher Darmabschnitt nach außen abgeleitet wird, wird das Stoma benannt (➤ Abb. 5.7). Ebenso ist davon die Beschaffenheit des Stuhles abhängig:

- **Ileostoma** (Stomaanlage im Dünndarm): Im rechten oder linken Mittelbauch gelegen. Der Stuhl ist dünnflüssig und aufgrund der Verdauungsenzyme und Gallensäuren aggressiv. Deshalb reizt er die Bauchhaut, wenn der Stomabeutel die umgebende Haut nicht ausreichend schützt
- **Kolostoma** (Stomaanlage im Dickdarm): Lokalisation unterschiedlich, abhängig vom entfernten Darmanteil, z. B. Zökostoma, Transversostoma, Sigmoidostoma. Der Stuhl ist fester und nicht so aggressiv wie beim Ileostoma.

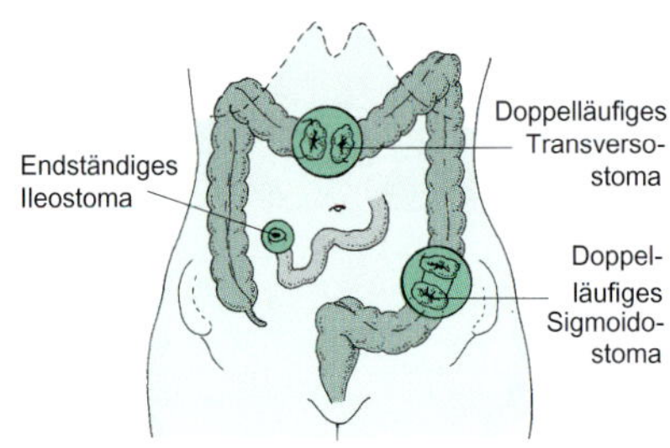

Abb. 5.7 Verschiedene Enterostomaarten und ihre typischen Platzierungen in der Bauchdecke. [L190]

5

Nachsorge

- Rö-Thorax
- Sonographie Leber
- CT Abdomen/Becken
- CEA

Tumorrezidive treten häufig in den ersten beiden Jahren nach der Operation auf. Daher sollte der Patient regelmäßig zur Nachsorgeuntersuchung gehen, bei der ein Röntgen-Thorax, eine Endoskopie und Sonographie der Leber, evtl. ein CT des Abdomens bzw. Beckens sowie Blutuntersuchungen durchgeführt werden. Bei einem Rezidiv steigen die CEA-Werte im Blut wieder an.

Komplikationen

- Metastasen: Lymphogen, hämatogen in Leber und Lunge
- Ileus
- Einbrechen des Tumors in Nachbarorgane wie z. B. die Harnblase.

Prophylaxe

Untersuchungen zur Krebsfrüherkennung

Ab dem 50. Lebensjahr besteht für jeden die Möglichkeit einer kostenlosen Krebsvorsorgeuntersuchung, bei der nach okkultem Blut im Stuhl gesucht und der Patient rektal untersucht wird. Weiterhin wird auch bei unauffälligem Befund und fehlenden Risikofaktoren alle 10 Jahre eine Koloskopie empfohlen und von der Krankenkasse bezahlt. Personen mit Risikofaktoren sollten schon früher regelmäßig Koloskopien durchführen lassen.

Pflege

Patienten sollen lernen, Stomapflege selbstständig durchzuführen

Viele Patienten müssen nicht nur lernen, die Lebensveränderungen durch ihre Erkrankung anzunehmen, sondern ebenso ihren künstlichen Darmausgang zu akzeptieren. Damit der Betroffene seine Selbstständigkeit nicht einbüßt, ist es wichtig, dass er selbst die Stomapflege erlernt. Kontakte zu anderen Stomapatienten z. B. in Selbsthilfegruppen, sowie zu einer Stomatherapeutin unterstützen den Patienten bei der Akzeptanz des Stomas.

5.4.4 Divertikulose und Divertikulitis

Bei den meisten Divertikeln des Dünn- und Dickdarms handelt es sich um Ausstülpungen der Darmschleimhaut durch Gefäßmuskellücken, sog. **Pseudodivertikel** (falsche Divertikel). Sie treten am häufigsten im Colon sigmoideum auf. Seltener sind Ausstülpungen der gesamten Darmwand, sog. **echte Divertikel,** die z. B. im Zoekum lokalisiert sind. Liegen mehrere Divertikel vor, handelt es sich um eine **Divertikulose.** Entzünden sich die Divertikel, so besteht eine **Divertikulitis.** Divertikel nehmen mit dem Alter zu, jenseits des 70. Lebensjahres haben etwa 60 % der Menschen Kolondivertikel.

- Pseudodivertikel: Ausstülpung der Darmschleimhaut durch Muskellücken
- Echtes Divertikel: Ausstülpung der gesamten Darmwand
- Divertikulitis: Entzündung der Divertikel

Ursachen

Divertikel entstehen aufgrund einer Darmwandschwäche bei gleichzeitig erhöhtem Innendruck im Darmlumen. Ballaststoffarme Ernährung und Obstipation begünstigen die Entstehung. Bei 20 % der Patienten mit Divertikeln kommt es durch Stuhlstau (Obstipation) und Entzündung der Divertikelwand zu einer Divertikulitis.

- Darmwandschwäche
- Darminnendruck ↑, z. B. bei Obstipation

Symptome

Eine Divertikulose verursacht meist keine Beschwerden. Erst die Divertikulitis bereitet Schmerzen, Stuhlunregelmäßigkeiten und evtl. Temperaturerhöhung.

Erst Divertikulitis zeigt Symptome

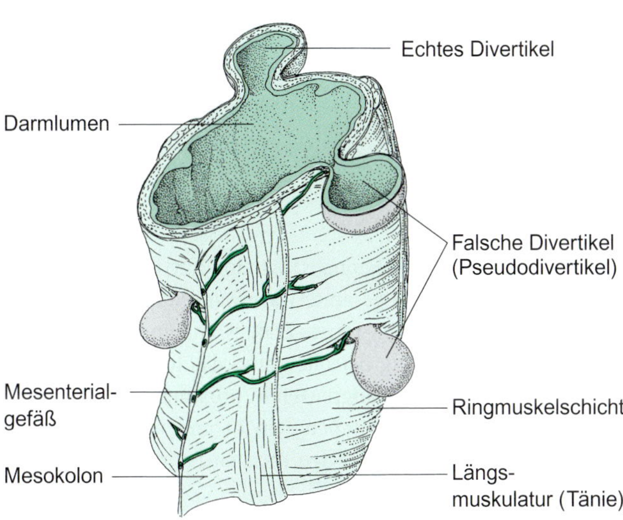

Abb. 5.8 Echte und falsche Divertikel des Kolons. [L190]

Diagnostik

Divertikulose: Nebenbefund bei Koloskopie

Divertikulitis: druckschmerzhafte Walze, Leukozyten ↑, BSG ↑, evtl. CT

Eine Divertikulose ist meist ein Nebenbefund bei einer Koloskopie.
Eine Divertikulitis wird aufgrund der Symptome diagnostiziert. Bei der Divertikulitis ist der entzündete Darmabschnitt manchmal als druckschmerzhafte Walze zu tasten, da die Stuhlpassage behindert ist. Im Blut findet sich eine Leukozytose, die BSG ist erhöht. Entzündete Divertikel können mittels Sonographie und CT nachgewiesen werden. Eine Endoskopie sollte aufgrund der Perforationsgefahr nur nach strenger Indikationsstellung durchgeführt werden.

Therapie

Therapie je nach Beschwerden und Entzündungsgrad

Die Therapie richtet sich nach den Beschwerden und dem Grad der Entzündung:

- Divertikulose: Stuhlregulierung, ballaststoffreiche Ernährung, reichlich Flüssigkeit, Bewegung
- Leichte Divertikulitis: Breitbandantibiotikum, schlackenarme Kost
- Schwere Divertikulitis: Nahrungskarenz, parenterale Ernährung, Breitbandantibiotikum, Eisblase
- Komplikationen oder Therapieresistenz: Operative Entfernung des divertikeltragenden Darmabschnitts.
- Sind die Symptome abgeklungen, wird wieder auf ballaststoffreiche Ernährung umgestellt.

Komplikationen

- Perforation mit Abszessbildung oder nachfolgender Peritonitis (Bauchfellentzündung)
- Blutung
- Stenose, evtl. Ileus
- Fisteln in angrenzende Organe.

5.4.5 Morbus Crohn

- Schubweise auftretende Entzündung des Magen-Darm-Traktes
- Betrifft alle Wandschichten
- Häufig im terminalen Ileum und proximalen Kolon lokalisiert
- Diskontinuierliche Ausbreitung

Der M. Crohn (Enterocolitis regionalis) ist eine Entzündung des gesamten Gastrointestinaltrakts, die die gesamte Darmwand durchdringt. Meist sind einzelne Abschnitte des Magen-Darm-Traktes entzündet, zwischen denen gesundes Gewebe liegt. Häufig betroffen sind das terminale Ileum (letzter Dünndarmabschnitt) und das angrenzende proximale Kolon. Der Krankheitsbeginn liegt in der Regel zwischen dem 20. und 30. Lebensjahr. Die Erkrankung verläuft in Schüben. Bei den meisten Patienten nehmen die Beschwerden mit zunehmendem Alter ab.

Ursachen

Die Ursachen des M. Crohn sind unbekannt. Immunologische Faktoren (gesteigerte Abwehrreaktion der T-Lymphozyten, Zunahme der Entzündungsmediatoren) spielen eine Rolle. Bei 50 % der Patienten findet sich eine Mutation auf dem Chromosom 16.

Symptome

- Kolikartige Schmerzen, deren Lokalisation abhängig vom betroffenen Darmabschnitt ist, häufig im rechten Unterbauch
- Durchfälle, meist ohne Blutbeimengungen
- Subfebrile Temperaturen
- Bei 30 % der Patienten liegt gleichzeitig eine Laktoseintoleranz vor
- Typisch sind auch Symptome, die nicht den Magen-Darm-Trakt betreffen:
  - Haut: Erythema nodosum (rotblaue, druckschmerzhafte Flecken, meist an den Schienbeinen), Aphten
  - Augen: Uveitis, Iritis (Entzündung von Aderhaut bzw. Iris), Episkleritis (Entzündung des lockeren Gewebes zwischen Lederhaut und Bindehaut)
  - Gelenke: Arthritis
  - Leber: Primär sklerosierende Cholangitis.

Auch Symptome außerhalb des Magen-Darm-Traktes sind möglich

Diagnostik

- Kolo-Ileoskopie mit Entnahme von Biopsien. Ist die Diagnose gestellt, muss der gesamte Verdauungstrakt vom Ösophagus bis zum Anus auf weitere Manifestationen untersucht werden
- Hydro-MRT des Dünndarmes, Röntgen des Dünndarmes, da dieser endoskopisch kaum beurteilt werden kann
- Bakteriologische Stuhluntersuchung, um eine infektiöse Darmerkrankung auszuschließen
- Blut: BSG ↑, CRP ↑, Leukozytose, evtl. Anämie durch den Blutverlust bei blutigen Durchfällen.

Therapie

Diätetische und unterstützende Therapie

Die Patienten sollen Speisen die sie nicht vertragen (z. B. Milchprodukte) meiden. Im akuten schweren Krankheitsschub erhalten die Patienten ballaststofffreie Flüssignahrung oder sie werden parenteral ernährt. Dies entlastet die entzündeten Darmabschnitte. Bei Malabsorption werden fehlende Nährstoffe substituiert. Eine Osteoporoseprophylaxe wird mit Vitamin D und Kalzium durchgeführt

Selbsthilfegruppen und psychosomatische Hilfe sollten allen Patienten angeboten werden.

- Diätetische und medikamentöse Therapie
- OP nur bei Komplikationen
- Evtl. Substitution von Nährstoffen

Medikamentöse Therapie

- Topische Kortikosteroide (Budenosid, z. B. Budenofalk®) bei leichtem bis mittelschwerem Schub
- Systemische Kortikosteroide im schweren Schub oder im mittelschweren Schub sowie bei extraintestinalem Befall
- Immunsuppressiva Azathioprin, wenn Kortikosteroide nicht wirken sowie zur Remissionserhaltung, um Rezidiven vorzubeugen
- Biological TNF-Antikörper (Infliximab als Remicade®) als Reservemittel bei schweren Schüben
- Metronidazol (z. B. Clont®) bei Fisteln.

Operative Therapie

Sparsame Resektion

Operiert wird nur bei Komplikationen, z. B. Fistelbildung. Dabei wird so wenig Darm wie nötig reseziert, da die Operation die Erkrankung an sich nicht heilt.

Komplikationen

- Fisteln (40 %): Bei Fisteln zwischen Darm und Harnblase bemerken die Betroffenen Luftblasen (Darmgase) beim Wasserlassen. Es treten vermehrt Harnwegsinfekte auf, da Darmbakterien in die Harnwege gelangen. Fisteln zwischen Anus und Haut sind häufig das erste Symptom eines M. Crohn. Sie führen zu unkontrolliertem Austritt von Darminhalt (Wäscheverschmutzung) und sind dadurch für die Patienten äußerst unangenehm. Weiterhin treten Fisteln zwischen verschiedenen Darmschlingen auf
- Anorektale Abszesse (25 %)
- Darmstenose mit Ileus: Einengungen des Darms durch narbige Veränderungen oder durch entzündliches Anschwellen der Darmschleimhaut
- Malabsorptionssyndrom mit Gewichtsverlust, Vitamin B_{12}-Mangel mit megaloblastärer Anämie
- Wachstumsstörungen bei Kindern.

Als Spätkomplikationen können ein kolorektales Karzinom oder eine Amyloidose auftreten.

Pflege

Der Umgang mit den Patienten kann schwierig sein. Sie sind häufig sehr empfindlich und verschlossen, weshalb die Pflege besonders einfühlsam erfolgen sollte. Die Patienten profitieren evtl. von einer Psychotherapie oder einer Selbsthilfegruppe.

5.4.6 Colitis ulcerosa

- Chronisch-entzündliche Darmerkrankung
- Betrifft nur die Kolonschleimhaut
- Kontinuierliche Ausbreitung vom Rektum nach proximal

Die Colitis ulcerosa ist wie der M. Crohn eine chronisch-entzündliche Darmerkrankung, die jedoch nur die Schleimhaut des Dickdarms betrifft. Sie breitet sich meist kontinuierlich vom Rektum nach proximal aus.

Ursachen

Die genauen Ursachen sind wie beim M. Crohn ungeklärt. Genetische, immunologische und psychosomatische Faktoren werden auch hier diskutiert.

Symptome

Leitsymptom sind blutig-schleimige Durchfälle, hinzu kommen Abdominalschmerzen, subfebrile Temperaturen und Gewichtsabnahme. Symptome außerhalb des Magen-Darm-Traktes entsprechen denen beim M. Crohn, sind aber seltener.

- Blutig-schleimige Durchfälle
- Abdominalschmerzen
- Fieber, Gewicht ↓
- Extraintestinale Symptome

Diagnostik

- Koloskopie mit Entnahme von Biopsien, die histologisch beurteilt werden
- Sonographie, um Wandverdickungen des Kolons zu erkennen
- Bakteriologische Stuhluntersuchung zum Ausschluss einer infektiösen Darmerkrankung
- Blut: BSG ↑, CRP ↑, Anämie, Leukozytose.

Therapie

Die diätetische Therapie entspricht der des M. Crohn. Im akuten Schub wird 5-Aminosalicylsäure (5-ASA, Mesalazin) gegeben, bei mittelschweren bis schweren Verläufen zusätzlich Kortikosteroide und evtl. die Immunsuppressiva Cyclosporin A oder Azathioprin. Beschränkt sich der Befall auf Rektum und Colon sigmoideum, werden 5-Aminosalicylsäure und Kortikosteroide auch rektal als Klysma oder Schaumpräparat angewandt. Nach einem Schub wird die Therapie mit 5-Aminosalizylsäure über mehrere Jahre fortgesetzt. Selbsthilfegruppen und psychosomatische Hilfe sollten allen Patienten angeboten werden.

Diätetische Therapie wie bei M. Crohn

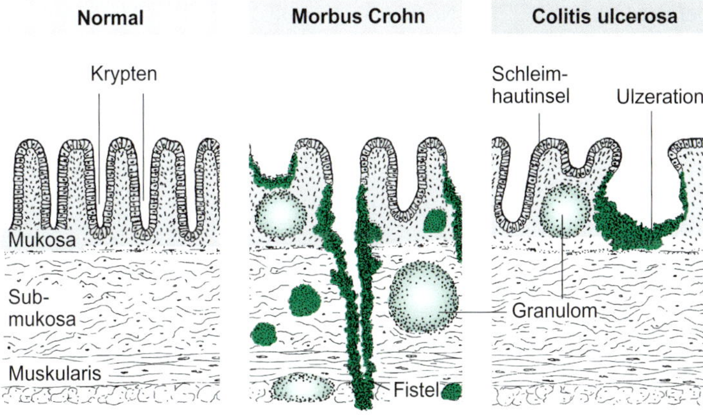

Abb. 5.9 Wandbefall bei M. Crohn und Colitis ulcerosa im Vergleich. [L190]

Operative Therapie

Proktokolektomie

Bei Komplikationen oder erfolgloser medikamentöser Therapie ist eine Proktokolektomie angezeigt: Dabei wird das gesamte Kolon inkl. Rektum entfernt und der Dünndarm mit dem Anus verbunden, so dass der Patient keinen Anus praeter naturalis benötigt. Mit dieser Operation sind die Betroffenen im Gegensatz zu Patienten mit M. Crohn geheilt.

Komplikationen

- Toxisches Megakolon: Bei massiver Entzündung der Darmwand kann es zur hochgradigen Erweiterung des Dickdarms kommen. Die Patienten sind schwer krank, haben hohes Fieber, einen aufgetriebenen Leib und zeigen evtl. Schockzeichen. Wegen der Gefahr einer Perforation müssen sie operiert werden
- Massive Blutung
- Kolorektales Karzinom: Je länger die Krankheit besteht und je mehr Kolonabschnitte befallen sind, desto höher ist das Risiko einer malignen Entartung
- Wachstumsstörungen bei Kindern
- Seltene Spätkomplikation: Amyloidose (➤ 3.5).

Übungsfragen

1. Nennen Sie die Ursachen einer Dysphagie!
2. Welche Ursachen können einer chronischen Obstipation zugrunde liegen?
3. Für welche Erkrankung spricht Sodbrennen?
4. Nennen Sie Hauptsymptome und Hauptursachen der akuten Gastritis!
5. Was sind die Symptome eines Ulcus ventriculi und Ulcus duodeni?
6. Welche Ulkuskomplikationen können auftreten?
7. Nennen Sie Symptome eines Magenkarzinoms!
8. Welche Untersuchung wird bei Verdacht auf ein Magenkarzinom durchgeführt, um die Diagnose zu stellen?
9. Ein 65-jähriger Patient klagt über Blutbeimengungen im Stuhl und über Wechsel von Obstipation und Diarrhoe. Welcher Krankheitsverdacht muss diagnostisch vollständig abgeklärt werden?
10. Nennen Sie diagnostische Maßnahmen beim Verdacht auf Vorliegen eines kolorektalen Karzinoms! Welches ist die häufigste Lokalisation des kolorektalen Karzinoms?
11. Nennen Sie Behandlungsmöglichkeiten des kolorektalen Karzinoms!
12. Nennen Sie Komplikationen des M. Crohn!
13. Was verstehen Sie unter einer Colitis ulcerosa?

KAPITEL

6 Erkrankungen der Leber, der Gallenwege und der Bauchspeicheldrüse

6.1 Leitsymptome

Typische Leitsymptome für Erkrankungen der Leber, der Gallenwege und der Bauchspeicheldrüse (Pankreas) sind Abdominalbeschwerden (➤ 5.1.3), Ikterus und Aszites.

6.1.1 Ikterus

Gelbfärbung von Skleren und Haut, wenn Bilirubin ≥ 2 mg/dl

Ikterus (Gelbsucht) ist eine Gelbfärbung der Skleren und der Haut, die durch eine erhöhte Bilirubinkonzentration im Blut und Gewebe (Gesamt-Bilirubinkonzentration im Serum ≥ 2 mg/dl bzw. 34 µmol/l) hervorgerufen wird. Bilirubin ist ein Abbauprodukt des Hämoglobins, das im Blut an Albumin gebunden wird, sog. indirektes Bilirubin. In der Leber wird es durch Konjugation (Bindung) an Glukuronsäure wasserlöslich, sog. direktes Bilirubin, und mit der Galle über die Gallenwege in den Darm ausgeschieden.

Ursachen und Einteilung

Unterscheidung nach dem Ort der Störung:
- Prähepatischer Ikterus
- Intrahepatischer Ikterus
- Posthepatischer Ikterus

Unterschiedliche Störungen in der Bilirubinproduktion und Bilirubinausscheidung in den Darm können zu einem Anstieg des Bilirubinspiegels führen. Je nachdem an welcher Stelle die Störung auftritt, werden unterschieden:
- **Hämolytischer Ikterus** (auch prähepatischer Ikterus): Erythrozyten, und damit auch Hämoglobin, werden vermehrt abgebaut. Ursache ist z. B. eine Hämolyse bei Transfusionszwischenfällen. Das anfallende Bilirubin kann von der Leber nicht mehr bewältigt werden und sammelt sich im Blut an → indirektes Bilirubin im Serum ↑
- **Hepatozellulärer Ikterus** (auch intrahepatischer Ikterus): Das Lebergewebe (Parenchym) ist geschädigt, so dass die Aufnahme des Bilirubins in die Leberzellen, die Konjugation oder – am häufigsten – seine Abgabe in die Gallenwege gestört sind, z. B. bei Leberzirrhose, Hepatitis, als Medikamentennebenwirkung → direktes und evtl. indirektes Bilirubin im Serum ↑
- **Cholestatischer Ikterus** (Verschlussikterus, posthepatischer Ikterus): Er ist die Folge eines gestörten Galleabflusses und kann aufgrund einer gestörten Gallesekretion innerhalb der Leber auftreten wie z. B. bei Leberzirrhose oder Hepatitis. Weiterhin kann es zu einer Abflussstörung in den außerhalb der Leber liegenden Gallenwegen kommen wie z. B. bei Gallen-

steinen, Tumoren der Gallenwege oder des Pankreas → direktes Bilirubin im Serum ↑.

Bei Störungen der Bilirubinausscheidung färbt sich der Stuhl hell (acholischer Stuhl), der Urin aufgrund der ersatzweisen Ausscheidung von direktem Bilirubin über die Nieren dagegen dunkel.

6.1.2 Aszites

Flüssigkeit in der freien Bauchhöhle

Aszites (Bauchwassersucht) ist die Ansammlung von Flüssigkeit in der freien Bauchhöhle und ist in der Regel Zeichen einer ernsten Erkrankung. Klinisch ist Aszites erst ab einer Flüssigkeitsmenge von etwa 1 l nachweisbar, sonographisch ab etwa 30 ml. Der Bauchumfang des Patienten kann im Verlauf der Aszitesentwicklung stark zunehmen.

Ursachen und Einteilung

Folge verschiedener Faktoren

Aszites kann durch den Einfluss verschiedener Faktoren entstehen:

- Pfortaderhochdruck, z. B. bei Leberzirrhose (80 %), Lebervenenverschluss (Budd-Chiari-Syndrom) oder Rechtsherzinsuffizienz mit Abpressen von Flüssigkeit aus den Leberkapillaren
- Gestörter Lymphabfluss, z. B. durch Tumoren oder Fibrosen
- Tumoren der Eierstöcke oder des Bauchfells (Peritonealkarzinose)
- Entzündungen, z. B. von Peritoneum oder Pankreas
- Verminderter Proteingehalt des Blutes (Hypoproteinämie), z. B. beim nephrotischen Syndrom (➤ 7.21) oder bei fortgeschrittener Lebererkrankung
- Unterstützt wird die Aszitesentstehung durch einen sekundären Hyperaldosteronismus (➤ 8.4.2), der sich zur Aufrechterhaltung des arteriellen Blutdrucks ausbildet.

Nicht selten treffen mehrere Faktoren aufeinander: Eine Leberzirrhose verursacht z. B. einen Pfortaderhochdruck und führt gleichzeitig durch Störung der Albuminsynthese in der Leber zu einer Hypoproteinämie.

Therapie

- Behandlung der Grunderkrankung
- Flüssigkeits- und Kochsalzeinschränkung
- Diuretikagabe
- Punktion und Ablassen von Aszites

Neben der Behandlung der Grunderkrankung, müssen Flüssigkeits- und Kochsalzaufnahme beschränkt werden. Mit Diuretika (z. B. Aldosteron-Gegenspieler wie Spironolacton als Aldactone®) wird versucht, den Aszites auszuschwemmen. Versagt diese Therapie, wird der Aszites im linken Unterbauch des Patienten auf einer gedachten Linie zwischen Spina iliaca anterior superior und Bauchnabel punktiert. Um den durch die Aszitespunktion entstandenen Proteinverlust auszugleichen, wird anschließend Albuminlösung intravenös infundiert.

6.2 Erkrankungen der Leber

6.2.1 Hepatitis

Die Hepatitis ist eine Leberentzündung.

Ursachen

Häufigste Ursache einer infektiösen Hepatitis sind spezifische Viren, die mit den Großbuchstaben A bis E gekennzeichnet werden. Weiterhin kann eine Hepatitis als Begleiterscheinung bei verschiedenen anderen Infektionserkrankungen auftreten. Davon abgegrenzt werden nicht-infektiöse Hepatitiden.

Leberentzündung durch Viren, als Begleiterscheinung bei Infektionserkrankungen, aber auch nicht-infektiöse Ursachen

Infektiöse Hepatitiden

Die Hepatitis-Viren unterscheiden sich u.a. in ihrem Übertragungsweg:

- **Hepatitis A:** Das Hepatitis-A-Virus wird fäkal-oral durch verunreinigtes Wasser oder Nahrungsmittel übertragen
- **Hepatitis B:** Das Hepatitis-B-Virus wird parenteral durch Blut und kontaminierte Instrumente z. B. bei Bluttransfusionen oder Verletzungen mit einer Kanüle, sexuell und während der Geburt von der Mutter auf das Kind übertragen (perinatal)
- **Hepatitis C:** Das Hepatitis-C-Virus wird parenteral, perinatal, seltener auch sexuell übertragen
- **Hepatitis D:** Das Hepatitis-D-Virus ist an das Vorhandensein des Hepatitis-B-Virus gebunden und wird wie dieses parenteral, sexuell oder während der Geburt übertragen
- **Hepatitis E:** Das Hepatitis-E-Virus wird fäkal-oral übertragen
- Eine **Begleithepatitis** kann im Rahmen verschiedener Infektionskrankheiten auftreten, wie einer Infektion mit Herpes-Viren, Coxsackie-Viren, Leptospiren, Brucellen oder Salmonella typhi.

Infektiöse Hepatitiden:
- Hepatitis A, B, C, D, E
- Begleithepatitiden

Nicht-infektiöse Hepatitiden

- Alkoholhepatitis
- Medikamentös-toxische Hepatitis z. B. durch Tetrazykline, Thyreostatika, Sulfonylharnstoffe
- Andere Lebererkrankungen wie primär biliäre Zirrhose, autoimmune Hepatitis, Tumoren.

Hepatitiden werden nach ihrer Verlaufsform in akute und chronische Hepatitiden unterteilt. Eine akute Hepatitis liegt vor, wenn die Erkrankung innerhalb von sechs Monaten ausgeheilt ist, ansonsten wird sie als chronisch bezeichnet.

Nicht-infektiöse Hepatitiden:
- Alkoholhepatitis
- Medikamentös-toxische Hepatitis
- Stoffwechselerkrankungen

Chronische Hepatitis: Erkrankungsdauer > 6 Monate

Symptome

Etwa ⅔ aller Patienten mit einer Hepatitisinfektion sind symptomfrei. Nach unterschiedlich langen Inkubationszeiten (2–25 Wochen) verläuft das akute Stadium einer Virushepatitis weitgehend gleich: Zu Beginn treten All-

Oft symptomlos.
- Allgemeinbeschwerden
- Ikterus
- Juckreiz
- Hepatosplenomegalie

gemeinsymptome wie Müdigkeit, Appetitlosigkeit, Gelenkbeschwerden und Druckgefühl im rechten Oberbauch auf. Bei einem Teil der Patienten kommt es daran anschließend zum Ikterus, verbunden mit dunklem Urin, hellem Stuhl und – durch den Anstieg der Gallensäuren – zum Juckreiz. Leber und Milz können vergrößert sein (Hepatosplenomegalie).
Eine chronische Hepatitis äußert sich durch Müdigkeit, Leistungsminderung, Gelenkbeschwerden, Druckschmerz im rechten Oberbauch und Leberhautzeichen (Palmarerythem, Gefäßspinnen, Lackzunge u.a.). Bei Frauen können Menstruationsstörungen auftreten, bei Männern eine Hodenatrophie.

Diagnostik

- GOT ↑, GPT ↑, Bilirubin ↑, γ-GT ↑, AP ↑
- Albumin ↓, Cholinesterase ↓, Quick- Wert ↓
- Nachweis viraler Antigene und Antikörper

Typischerweise steigen die Transaminasen GOT und GPT an, weiterhin sind Bilirubin, γ-GT und die alkalische Phosphatase erhöht. Bei schwerem Verlauf sinken die Syntheseparameter der Leber wie Albumin, Cholinesterase und Quick-Wert (als Maß für die Bildung von Gerinnungsfaktoren) ab.
Entscheidend für die Diagnose einer Hepatitis ist die Bestimmung der viralen Antigene und Antikörper. So beweisen IgM-Antikörper gegen die einzelnen Viren eine frische Infektion. Der alleinige Nachweis von IgG-Antikörpern zeigt eine bereits durchgemachte Infektion an.
Bei Vorliegen einer chronischen Hepatitis kann mithilfe einer Leberbiopsie die entzündliche Aktivität und die Entwicklung einer Leberfibrose beurteilt werden.

Therapie

- Verzicht auf Alkohol und Medikamente
- Bettruhe
- Medikamente: α-Interferon, Peginterferon, Nukleosidanaloga, Ribavirin

Eine kausale Therapie der akuten viralen Hepatitis existiert nicht. Es muss auf Alkohol und alle nicht unbedingt erforderlichen Medikamente verzichtet werden, um das entzündete Organ zu entlasten. Im akuten Stadium erweist sich Bettruhe als günstig.
Die Hepatitiden A und E werden rein symptomatisch therapiert. Eine akute Hepatitis B wird mit Interferon-α und/oder antiviralen Substanzen wie Nukleosidanaloga (Lamivudin, Tenofovir) therapiert. Bei einer akuten Hepatitis C wird Peginterferon gegeben, bei einer chronischen Hepatitis C zusätzlich Ribavirin.

Prophylaxe

Hepatitis A und E:
- Nahrungsmittelhygiene

Hepatitis A und E: In Endemiegebieten kann einer Infektion durch konsequente Nahrungsmittelhygiene vorgebeugt werden: Wasser sollte abgekocht und auf Rohkostsalat und ungekochte Muscheltiere verzichtet werden. Gegen Hepatitis A kann geimpft werden. Schutz vor einer Ansteckung besteht etwa zehn Jahre.

Hepatitis B, C und D:
- Sorgfältiger Umgang mit Blutprodukten
- Aktive oder passive Impfung

Hepatitis B, C und D: Mit Blut(produkten) sollte – im klinischen Bereich generell – sorgfältig umgegangen werden: Einmalhandschuhe tragen und die benutzten Kanülen und Instrumente nach Gebrauch sofort sicher entsorgen. Im Krankenhaus und Rettungsdienst Tätigen sowie Säuglingen, Patienten mit chronischen Lebererkrankungen, Immunschwäche oder Dialysepatienten wird eine aktive Impfung gegen Hepatitis B mit gentechnisch hergestellten Antigenen (Gen H-B-Vax®) empfohlen. Nach Kontakt mit virushaltigem Material, z. B. Nadelstichverletzungen, wird in den ersten 48 Stunden neben der passiven Immunisierung eine aktive Immunisierung mit Hepatitis-B-Hyperimmunglobulin durchgeführt.

Komplikationen

- Übergang in eine chronische Hepatitis bei Infektion mit Hepatitis B-, C- oder D-Virus, wenn das Virus durch das Immunsystem nicht eliminiert werden kann (Viruspersistenz)
- Bei Viruspersistenz besteht ein erhöhtes Risiko für das Auftreten einer Leberzirrhose und eines Leberzellkarzinoms

- Übergang von akuter in chronische Form
- Leberzellkarzinom
- Leberversagen

6.2.2 Fettleber

Eine Fettleber liegt vor, wenn in mehr als einem Drittel aller Leberzellen Fetttropfen aus Triglyzeriden abgelagert sind. Betroffen sind etwa 20 % der erwachsenen Bevölkerung.

Ursachen

Ist die Fettzufuhr bzw. -synthese in der Leber größer als der Fettabbau bzw. -abtransport, verfetten Leberzellen. Ursachen sind:

- Metabolisches Syndrom (➤ 9.1)
- Alkohol
- Medikamente, z. B. Kortikosteroide, Amiodaron, Nifedipin.

Fettzufuhr höher als Fettabbau

6

Symptome und Diagnostik

Die Fettleber verursacht meist keinerlei Beschwerden. Sie kann jedoch in eine Fettleberhepatitis und weiter in eine Fettzirrhose übergehen.

Keine Beschwerden

Die Leber ist vergrößert und unterhalb des Rippenbogens zu tasten. Sie wird häufig zufällig bei einer Sonographie des Abdomens diagnostiziert. γ-GT und Transaminasen können erhöht sein.

Meist Zufallsbefund bei Sonographie

Therapie

Eine medikamentöse Therapie der Fettleber gibt es nicht. Entscheidend ist, auf Alkohol zu verzichten, Gewicht zu reduzieren, Sport zu treiben und einen eventuell vorhandenen Diabetes optimal einzustellen.

- Alkoholverzicht
- Gewichtsreduktion

6.2.3 Leberzirrhose

Funktionstüchtige Leberzellen gehen zugrunde und es kommt zu einem knotig-narbigen Umbau der Leber. Folge ist eine Leberzirrhose, bei der die typi-

- Absterben von funktionstüchtigem Lebergewebe
- Ersatz durch Bindegewebe

sche Läppchenarchitektur der Leber irreversibel zerstört ist und damit die Mikrozirkulation der Leber behindert ist. Das Organ kann seine Synthese- und Entgiftungsfunktion im Stoffwechsel nur noch eingeschränkt wahrnehmen.

Ursachen

- 50 % durch regelmäßig erhöhten Alkoholkonsum
- 45 % Folge einer Virushepatitis B, C oder D.

Hinzu kommen seltenere Erkrankungen bzw. Schädigungen durch:

- Autoimmunhepatitis
- Primär biliäre (von den kleinen Gallengängen ausgehende) Zirrhose, primär sklerosierende Cholangitis (vernarbende Gallenwegsentzündung, z. B. bei Colitis ulcerosa)
- Stoffwechselerkrankungen, z. B. M. Wilson (Kupferspeicherkrankheit), Hämochromatose (Eisenspeicherkrankheit), Mangel an α_1-Proteasen-Inhibitor, Mukoviszidose
- Kardiovaskuläre Erkrankungen, die zur Minderung der Leberdurchblutung führen, z. B. chronische Rechtsherzinsuffizienz
- Verschluss der Lebervenen (Budd-Chiari-Syndrom)
- Medikamente, z. B. Methotrexat, α-Methyldopa oder Arbeitsstoffe, z. B. chlorierte Kohlenwasserstoffe.

6

Symptome und Komplikationen

Symptome und Komplikationen durch eingeschränkte Synthese- und Entgiftungsfunktion:

- Leistungsminderung, Müdigkeit
- Gerinnungsstörungen
- Leberhautzeichen
- Hormonell bedingte Symptome
- Hepatische Enzephalopathie
- Pfortaderhochdruck mit Varizen
- Hepatorenales Syndrom
- Hepatopulmonales Syndrom
- Aszites
- Spontan bakterielle Peritonitis
- Leberzellkarzinom

Die Symptome einer Leberzirrhose erklären sich aus der Funktion der Leber als zentralem Stoffwechselorgan mit seinen unterschiedlichen Aufgaben. Nicht selten wird eine Leberzirrhose erst beim Auftreten von Komplikationen diagnostiziert.

Störung der Eiweißsynthese

- Körperliche und geistige Leistungsminderung, Müdigkeit
- Übelkeit, Gewichtsabnahme, Druckgefühl im Oberbauch.

Leberhautzeichen

- Spider naevi (Gefäßspinnen), Palmarerythem (Rötung der Handinnenflächen), Lacklippen, Dupuytren-Kontraktur (Verkürzung von Sehnen an der Hand, vor allem der Beugesehne des Ringfingers), Hautatrophie
- Ikterus
- Juckreiz (ggf. mit Kratzspuren) durch den erhöhten Gallensäurespiegel.

Hormonelle Störungen

Verzögerter Abbau von Hormonen (z. B. Östrogenen). Dies führt beim Mann zu Potenzstörungen, Ausfall von Achsel- und Schambehaarung, Gynäkomastie (Größenzunahme der Brust beim Mann), Verkleinerung der Hoden. Bei der Frau treten Menstruationsstörungen auf.

Tab. 6.1 Vier Stadien der hepatischen Enzephalopathie.	
Stadium I	Beginnende Schläfrigkeit, Konzentrationsschwäche, Verwirrung
Stadium II	Starke Schläfrigkeit, Tremor
Stadium III	Patient schläft, ist jedoch erweckbar, Foetor hepaticus (typischer Lebergeruch)
Stadium IV	Patient ist komatös (Leberausfallskoma), reagiert nicht auf Schmerzreize, Reflexe sind erloschen

Hepatische Enzephalopathie

Eine hepatische Enzephalopathie (Hirnschädigung) tritt aufgrund der mangelnden Entgiftung ZNS-toxischer Substanzen wie Ammoniak, Mercaptanen u.a. auf. Sie wird in vier Stadien eingeteilt (➤ Tab. 6.1).

Pfortaderhochdruck

Durch den bindegewebigen Umbau der Leber ist die Leberstrombahn eingeengt. Das Blut staut sich vor der Leber und sucht sich Umgehungskreisläufe über Venen des Magen-Darm-Traktes. Diese Venen erweitern sich aufgrund des hohen Blutdurchflusses. Es bilden sich:

- Ösophagus- und Magenfundusvarizen, die zu einer lebensgefährlichen Blutung führen können. Diese ist aufgrund der verminderten Synthese von Gerinnungsfaktoren durch die Leber schwer zu stillen
- Caput medusae durch erweiterte Venen der Bauchwand

Außerdem treten auf:

- Splenomegalie mit übermäßigem Abbau von Blutzellen in der Milz
- Aszites (➤ 6.1.2) aufgrund des erhöhten Pfortaderdrucks in Verbindung mit einer verminderten Eiweißsynthese in der Leber und vermehrter Lymphproduktion. Der Bauchumfang und das Gewicht des Patienten nehmen zu. Ein Aszites kann sonographisch nachgewiesen werden. Komplikationen des Aszites sind:
  - **Spontane bakterielle Peritonitis:** Häufig durch E. coli verursacht. Evtl. treten Fieber und Abdominalschmerzen auf, häufig jedoch auch symptomlos
  - **Hepatorenales Syndrom:** Abnahme der glomerulären Filtrationsrate mit Oligurie bei dekompensierter Leberzirrhose ohne eigenständige Nierenerkrankung; häufig ausgelöst durch Volumenverluste wie Blutungen, massive Diuretikatherapie, Aszitesausschwemmung, spontane bakterielle Peritonitis
  - **Hepatopulmonales Syndrom:** Lungenfunktionsstörung bei Leberzirrhose.

Verminderte Syntheseleistung der Leber

Es werden nicht mehr genügend Gerinnungsfaktoren gebildet mit der Folge einer gesteigerten Blutungsneigung (Quick-Wert ↓). Die verminderte Albuminsynthese begünstigen aufgrund des erniedrigten kolloidosmotischen Druckes die Aszites- und Ödembildung.

Spätfolgen

Auf dem Boden einer Leberzirrhose tritt gehäuft ein Leberzellkarzinom auf.

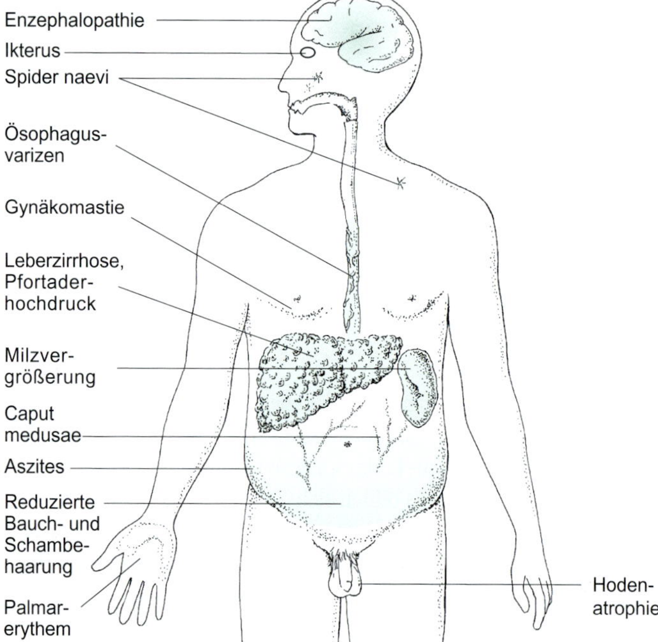

Abb. 6.1 Symptome und Komplikationen eines Patienten mit Leberzirrhose. [L190]

6

Diagnostik

- Albumin ↓, Cholinesterase ↓, Antithrombin ↓, Quick ↓
- Bilirubin ↑, AP ↑
- Erythrozyten ↓, Leukozyten ↓, Thrombozyten ↓
- Sonographie
- Biopsie

Neben den o.g. Symptomen kann die Leber vergrößert, normal groß oder verkleinert sein. In der Sonographie zeigen sich die zirrhotischen Veränderungen der Leber sowie eine Splenomegalie. Ist die Zirrhose fortgeschritten, sind die Lebersyntheseparameter (Albumin, Cholinesterase, Antithrombin) im Serum als Zeichen der eingeschränkten Organfunktion erniedrigt. Erhöht sind Bilirubin und alkalische Phosphatase. Im Blutbild sind Hämoglobin, Leukozyten und Thrombozyten erniedrigt.
Die endgültige Diagnose wird meist histologisch durch eine Leberpunktion gesichert.

Therapie

Grundsätzlich: Verzicht auf Alkohol und leberschädigende Medikamente

Die Therapie der Leberzirrhose richtet sich nach der Ursache. Oberstes Gebot ist, auf jeglichen Alkohol und soweit wie möglich auf hepatotoxische (leberschädigende) Medikamente zu verzichten.

- Im komplikationslosen Stadium sollen sich die Patienten eiweiß- und kalorienreich, aber fettarm ernähren. Ggf. müssen Vitamine (Vitamin A, D, E, K, Vitamin B_1 und Folsäure) substituiert werden
- Bei Aszites werden Flüssigkeits- und Na^+-Zufuhr reduziert. Mit Diuretika wird der Aszites vorsichtig ausgeschwemmt
- Eine spontane bakterielle Peritonitis wird mit Cephalosporinen (Cefotaxim, Ceftriaxon) oder Gyrasehemmern therapiert

- Zur Behandlung einer hepatischen Enzephalopathie muss die Eiweißzufuhr vermindert werden, da Eiweiß u.a. zum ZNS-toxischen Ammoniak umgebaut wird. Zusätzlich wird durch Gabe von Laktulose und des nicht resorbierbaren Antibiotikums Rifaximin die Zahl ammoniakproduzierender Bakterien im Darm reduziert
- Die Leber wird alle sechs Monate sonographisch untersucht, um ein Leberzellkarzinom frühzeitig zu entdecken
- In geeigneten Fällen (beispielsweise Alkoholabstinenz) erfolgt eine Lebertransplantation.

Ösophagusvarizenblutung

Eine Ösophagusvarizenblutung ist eine gefürchtete Komplikation der Leberzirrhose. Sie erfordert eine sofortige intensivmedizinische Behandlung mit Kreislaufstabilisierung. Die blutenden Varizen werden endoskopisch mit einem Multi-Band-Ligatur-System verschlossen. Eine Sklerosierung der Varizen, Behandlung mit Gewebeklebern oder Ballontamponade erfolgt nur noch selten. Medikamentös kann mit Somatostatin oder Somatostatin-Analoga (Octreotid als Sandostatin®) während der akuten Blutung eine Vasokonstriktion hervorgerufen werden. Vorgebeugt wird einer Ösophagusvarizenblutung mit β-Blockern.

- Verschluss mit Multi-Band-Ligatur-System
- Somatostatin
- Prophylaxe: β-Blocker
- Intensivtherapie

Pflege

Patienten mit einer Leberzirrhose bedürfen einer sorgfältigen Krankenbeobachtung, um z. B. die Verschlechterung des Krankheitsbildes rechtzeitig zu erkennen und anderweitige Komplikationen zu verhindern:

- Bewusstsein und Allgemeinbefinden: Zunehmende Apathie und Teilnahmslosigkeit sprechen für ein beginnendes Leberausfallskoma
- Unruhe und Verwirrtheit können auf ein beginnendes Alkoholdelir hinweisen. Zu berücksichtigen ist, dass die Patienten in ihrer Angabe zum Alkoholkonsum u.U. nicht ehrlich sind
- Hautzustand: Häufig haben die Patienten eine trockene Haut. Bei eingeschränkter Beweglichkeit, z. B. bei Aszites oder Enzephalopathie, ist die Dekubitus-, Thrombose- und Kontrakturgefahr erhöht
- Die Mundpflege muss sorgfältig und vorsichtig durchgeführt werden, um Infektionen und Schleimhautblutungen zu vermeiden. Sind die Gerinnungsparameter schlecht, darf die Zahnpflege nur noch mit Tupfern oder ggf. mit einer Mundduche vorgenommen werden
- Körpergewicht und Ausscheidung müssen täglich überprüft werden; bei Aszites wird der Bauchumfang täglich gemessen.

6.2.4 Tumoren der Leber

Es werden gutartige von bösartigen Lebertumoren und Lebermetastasen unterschieden.

Gutartige Lebertumoren

Gutartige Lebertumoren sind insgesamt selten. Sie sind meist symptomlos und stellen häufig einen Zufallsbefund in der Sonographie dar. Man unterscheidet das **Leberzelladenom,** die **fokale noduläre Hyperplasie** (lokal begrenzte, knotenförmige Leberzellhyperplasie), das **Leberhämangiom** (Blutgefäßtumor) und das **Gallengangsadenom** vor.

Bösartige Lebertumoren

Das **primäre Leberzellkarzinom** hat die größte Bedeutung unter den bösartigen Lebertumoren. Bei Erwachsenen können auch ein **Cholangiokarzinom** (Gallengangskarzinom) und bei Kindern ein **Hepatoblastom** auftreten.

Primäres Leberzellkarzinom

Risikofaktoren:
- Leberzirrhose
- Hepatitis B, C
- Hämochromatose
- Aflatoxin

Das primäre Leberzellkarzinom (hepatozelluläres Karzinom, HCC) geht von den Leberzellen aus und tritt häufig bei einer bereits bestehenden Leberzirrhose auf. Besonders gefährdet sind Patienten mit einer Leberzirrhose bei chronischer Hepatitis B- oder C-Infektion sowie Hämochromatose (Eisenspeicherkrankheit) oder Alkoholabusus. In Asien und Afrika spielt das Aflatoxin B_1 des Pilzes Aspergillus flavus, das hauptsächlich in verdorbener Nahrung vorkommt, als Kanzerogen eine wichtige Rolle. In Deutschland gehört das primäre Leberzellkarzinom zu den seltenen Malignomen, in Teilen Afrikas und Asiens zu den häufigsten malignen Tumoren.

Symptome:
- Oberbauchschmerzen
- Appetitlosigkeit, Gewicht ↓
- Müdigkeit, Fieber
- Tumormarker AFP

Häufige **Symptome** sind Gewichtsverlust, Druckgefühl bzw. Schmerzen im rechten Oberbauch, Appetitlosigkeit, Müdigkeit und gelegentlich Fieber. Bei bestehender Leberzirrhose prägt diese das Beschwerdebild. Als Tumormarker im Serum dient α-Fetoprotein (AFP).

Therapie der Wahl ist die operative Entfernung des Tumors (Leberteilresektion), die jedoch nur in wenigen Fällen möglich ist. Besteht zusätzlich eine Leberzirrhose kann eine Lebertransplantation erwogen werden. Bei kleinen Tumoren können lokale Therapieverfahren angewendet werden, wie z. B. Ethanolinjektion in den Tumor, Radiofrequenzablation, Chemoembolisation.

Lebermetastasen

Viel häufiger als primäre Lebertumoren treten Lebermetastasen auf. Sie gehen meist von gastrointestinalen Tumoren, Bronchialkarzinom, Tumoren des weiblichen Genitales, Nierenzell- oder Prostatakarzinom aus. Einzelne Lebermetastasen werden nach Möglichkeit operativ entfernt, bei mehreren Metastasen kommen Chemotherapie oder lokale Therapieverfahren zur Anwendung.

6.3 Erkrankungen der Gallenblase und der Gallenwege

6.3.1 Cholelithiasis

Bei der Cholelithiasis (Gallensteinerkrankung) bilden sich solide Konkremente in Gallenblase oder Gallenwegen. Nach ihrer Zusammensetzung werden Cholesterinsteine (etwa 80 %) von Pigmentsteinen und gemischten Steinen unterschieden.

Gallensteine in Gallenblase oder Gallenwegen

Ursachen

Cholesterinsteine entstehen, wenn die Blasengalle mit Cholesterin übersättigt ist und dessen Auskristallisation begünstigt wird. Gefördert wird die Steinbildung auch durch längeres Verweilen der Galle in der Gallenblase (bei geringer Gallenblasenbeweglichkeit). Auffällig ist das häufige Auftreten beim weiblichen Geschlecht, bei Übergewicht, nach mehreren Schwangerschaften und bei Einnahme der Antibabypille. Daraus leitet sich folgender Merksatz ab:

- Längeres Verweilen der Galle in der Gallenblase
- 6F-Regel

„6F-Regel": **f**emale (weibliches Geschlecht), **f**air (hellhäutig), **f**at (übergewichtig), **f**ourty (vierzig), **f**ertile (fruchtbar), **f**amily (Familie bzw. Schwangerschaften).

6

Symptome

70–80 % aller Patienten mit Gallensteinen haben keinerlei Beschwerden, 20–30 % klagen über uncharakteristische Symptome wie Völlegefühl, Druckschmerz im rechten Oberbauch und Fettunverträglichkeit. Tritt zusätzlich Fieber über 38,5 °C liegt wahrscheinlich eine **Cholezystitis** (➤ 6.3.2) oder **Cholangitis** (➤ 6.3.2) vor. Bei der Cholangitis findet sich häufig zusätzlich ein Ikterus.

- 70–80 % keine Beschwerden
- 20–30 % uncharakteristische Symptome

Ein typisches Symptom bei Gallensteinen ist die **Gallenkolik.** Sie tritt auf, wenn ein Stein aus der Gallenblase in die Gallenwege (Ductus cysticus, Ductus choledochus) gelangt und ausgetrieben wird. Die dabei auftretenden Kontraktionen der Gallengangswände sind äußerst schmerzhaft. Die Patienten klagen über heftige, krampfartig dumpfe Schmerzen im rechten und mittleren Oberbauch, die evtl. in den Rücken und die rechte Schulter ausstrahlen. Häufig treten begleitend Schweißausbrüche, Übelkeit und andere vegetative Symptome auf.

- Gallenkolik: Heftige Schmerzen, vegetative Symptome

Diagnostik

Gallenblasensteine werden sonographisch nachgewiesen. Kalkhaltige Steine stellen sich auch im Röntgenbild dar.

Sonographie

Bei einer Entzündung der Gallenblase oder -wege sind CRP, BSG, Leukozyten, Bilirubin, alkalische Phosphatase und γ-GT erhöht. In der Sonographie zeigt sich eine verdickte Gallenblasenwand.

Therapie

Es werden nur Patienten mit Gallensteinen behandelt, die Beschwerden haben.

Medikamentös

- Bei Gallenkolik: Spasmolytika, Nahrungskarenz, Schmerzmittel
- Cholezystektomie
- ERCP

Eine **Gallenkolik** wird medikamentös mit Spasmolytika (z. B. Buscopan®), Schmerzmitteln sowie Nahrungskarenz und anschließend fettarmer Kost therapiert.
Die akute Cholezystitis oder Cholangitis wird mit Breitbandantibiotika, meist auch mit Analgetika und Spasmolytika behandelt. Sind die akuten Symptome abgeklungen, wird die Gallenblase operativ entfernt.

Operativ

Die operative Entfernung der Gallenblase **(Cholezystektomie)** wird im beschwerdefreien Intervall vorgenommen. Sie sollte nach Möglichkeit laparoskopisch, d.h. über eine Bauchspiegelung, durchgeführt werden. Ist dies nicht möglich, wird ein Bauchschnitt vorgenommen. Sind Komplikationen zu erwarten, wird unter Antibiotikaschutz auch vor Erreichen des beschwerdefreien Intervalls operiert.

Endoskopisch

6

Endoskopisch werden Steine in den Gallenwegen mittels einer ERCP (endoskopisch-retrograde Cholangio-Pankreatikographie) entfernt. Hierbei handelt es sich um eine Kombination aus Endoskopie und Kontrastmittelröntgen zur Darstellung des Gallen- und Pankreasgangsystems. Befindet sich ein Gallenstein in den Gallenwegen wird die Papilla Vateri vom Duodenum aus angeschlitzt und der Stein mit einem Körbchen oder einer Zange aus dem Ductus choledochus herausgezogen.

Komplikationen

Die möglichen Komplikationen der Cholelithiasis zeigt ➤ Abbildung 6.2.

6.3.2 Cholezystitis und Cholangitis

Gallenblasen- bzw. -wegsentzündung

Die Cholezystitis und die Cholangitis (Gallenblasen- und Gallenwegsentzündung) sind meist bakterielle Entzündungen auf dem Boden einer Gallensteinerkrankung. Davon unterschieden wird die selten auftretende primär sklerosierende Cholangitis, bei der die Gallenwege verengt sind. Ihre genaue Ursache ist unbekannt.

Ursachen

Häufig aus dem Darm aufsteigende Erreger

Die Entzündung der Gallenblase tritt in 90 % der Fälle bei Patienten mit Gallensteinen auf. Häufige Erreger sind aus dem Darm aufsteigende E. coli und Streptococcus faecalis.

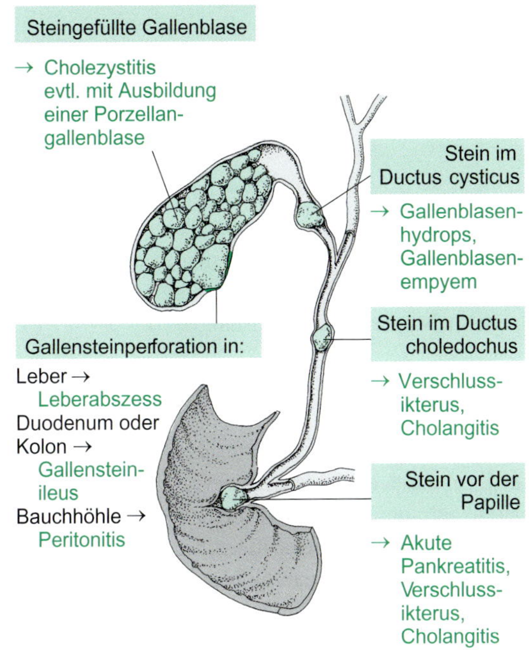

Abb. 6.2 Mögliche Komplikationen von Gallensteinen in Abhängigkeit von ihrer Lokalisation. [L190]

Symptome und Diagnostik

Die Patienten haben hohes Fieber, Übelkeit und Schmerzen im rechten Oberbauch. Bei der Cholangitis findet sich häufig zusätzlich ein Ikterus. Die Diagnose kann meist schon aufgrund des typischen klinischen Bildes und der Anamnese gestellt werden. Im Blut sind CRP, BSG, Leukozyten, Bilirubin, alkalische Phosphatase und γ-GT erhöht. In der Sonographie zeigt sich eine verdickte Gallenblasenwand.

- Fieber, Übelkeit, Schmerzen
- Evtl. Ikterus

Diagnostik:
- Leukozyten ↑, CRP ↑, BSG ↑ Bilirubin ↑, AP ↑, γ-GT ↑
- Sonographie

Therapie

Die akute Cholezystitis wird mit Breitbandantibiotika, meist auch mit Analgetika und Spasmolytika behandelt. Sind die akuten Symptome abgeklungen, wird die Gallenblase operativ entfernt. Bei Komplikationen muss sofort operiert werden.

- Breitbandantibiotika
- Analgetika, Spasmolytika
- OP

Komplikationen

Als Komplikationen sind ein Gallenblasenempyem (Vereiterung der Gallenblase), eine Perforation mit nachfolgender galliger Peritonitis sowie eine Sepsis gefürchtet. Bei einer chronischen Cholezystitis kann eine Schrumpfgallenblase entstehen.

- Gallenblasenempyem
- Gallige Peritonitis
- Sepsis
- Schrumpfgallenblase

6.3.3 Gallenblasenkarzinom

Das Gallenblasenkarzinom ist relativ selten. Meist handelt es sich um ein Adenokarzinom.

Ursachen

- Gallensteine
- Cholezystitis
- Salmonellen-Dauerausscheidung

Risikofaktoren sind Gallensteine und Gallenblasenentzündungen. Mehr als 80 % der Karzinompatienten haben Gallensteine (aber: weniger als 1 % der Patienten mit Gallensteinen entwickeln ein Karzinom). Auch Salmonellen-Dauerausscheider haben ein erhöhtes Risiko.

Symptome und Diagnostik

- Sonographie
- CT
- ERCP, Biopsie

Symptome treten spät auf: Ikterus, Gewichtsabnahme, Schmerzen im rechten Oberbauch, evtl. ein durch die Bauchdecke tastbarer Tumor.
Ein Gallenblasenkarzinom lässt sich mittels Sonographie, CT oder ERCP nachweisen. Um die Diagnose zu bestätigen, wird verdächtiges Gewebe mittels Feinnadelpunktion entnommen und histologisch untersucht.

Therapie

- Operation
- Stent
- Schmerztherapie

Zum Zeitpunkt der Diagnose ist das Karzinom meist so weit fortgeschritten, dass es nur noch bei weniger als 20 % der Patienten operativ entfernt werden kann. Bei Inoperabilität können Stents (Gefäßstütze aus Metall) in den Gallengang eingelegt werden, um den Galleabfluss zu sichern. Vorhandene Schmerzen müssen gezielt therapiert werden.

6.4 Erkrankungen des Pankreas

6.4.1 Akute Pankreatitis

Entzündung der Bauchspeicheldrüse mit Selbstverdauung des Organs

Die akute Pankreatitis (Bauchspeicheldrüsenentzündung) ist eine plötzlich auftretende Entzündung des Pankreas. Es handelt sich um ein lebensbedrohliches Krankheitsbild, da es zur Selbstverdauung des Pankreas kommen kann, wenn Enzymvorstufen des Pankreassekretes bereits innerhalb der Drüse und nicht erst im Dünndarm aktiviert werden. Es können kleinere oder größere Nekrosen bis hin zur Totalnekrose des Organs auftreten.

Ursachen

- Abgehender Gallenstein
- Alkoholkonsum

Die akute Pankreatitis wird in etwa 55 % der Fälle durch einen abgehenden Gallenstein verursacht. Dieser blockiert an der Papilla Vateri den Pankreasgang, so dass sich das Pankreassekret staut. Eine weitere häufige Ursache ist übermäßiger Alkoholkonsum, der das Organ schädigen kann. Eine Pankreatitis kann auch autosomal-dominant vererbt werden. Seltene Ursachen sind Hyperkalzämie bei Hyperparathyreoidismus, erhöhte Blutfettwerte, Einnahme bestimmter Medikamente (z. B. Kortikosteroide, Östrogene, Antibiotika, Diuretika), eine Infektion (z. B. Mumps, Hepatitis) oder Verletzung des Organs. Bei 15 % der Erkrankungen kann keine Ursache gefunden werden (idiopathische Pankreatitis).

Symptome

Typisch sind plötzlich einsetzende heftige Oberbauchschmerzen, die gürtelförmig in den Rücken ausstrahlen. Hinzu kommen Übelkeit, Erbrechen, Blähungen und Lähmung des Darmes (paralytischer Ileus). Aszites, Fieber und Ikterus können auftreten. Blutdruckabfall und Tachykardie weisen auf einen beginnenden Schock hin.

- Heftigste Oberbauchschmerzen
- Paralytischer Ileus
- Evtl. Ikterus, Aszites
- Beginnender Schock

Diagnostik

Die Pankreasenzyme Lipase, Elastase 1 und Amylase sowie die Entzündungsparameter (Leukozyten, BSG, CRP u.a.) sind im Blut erhöht. Ist der Ductus choledochus blockiert steigen das Bilirubin sowie die cholestaseanzeigenden Enzyme AP, LAP, γ -GT. In der Sonographie zeigt sich ein ödematös geschwollenes Pankreas, manchmal mit Nekrosen, Abszessen, Pseudozysten. Häufig können Gallensteine nachgewiesen werden.

- Amylase ↑, Lipase ↑, Elastase ↑, Entzündungsparameter ↑
- Sonographie

6

Therapie

- Engmaschige Beobachtung des Patienten auf der Intensivstation
- Nahrungs- und Flüssigkeitskarenz, um das Organ und damit die Enzymaktivität ruhig zu stellen
- Großzügige parenterale Flüssigkeits- und Elektrolytsubstitution, da viel Flüssigkeit in den Darm und in den Retroperitonealraum verloren geht (3–4 l/24 h)
- Schmerzmittelgabe, z. B. Tramadol, Pethidin
- Prophylaxe eines Stressulkus mit Protonenpumpenblockern
- Prophylaxe einer Thromboembolie
- Bei Verdacht auf Gallensteineinklemmung ERCP mit Papillenschlitzung und Steinentfernung
- Pankreasnekrosen werden operativ entfernt.

Komplikationen

In etwa 80 % der Fälle verläuft eine akute Pankreatitis ödematös. Bei 20 % treten Teilnekrosen des Organs auf oder es kommt zur Totalnekrose mit hoher Letalität.
Bilden sich Nekrosen, treten meist auch Komplikationen auf:

- Volumenmangelschock aufgrund des hohen Flüssigkeitsverlustes in den Retroperitonealraum und den Darm. Oft folgen akutes Nieren- und Lungenversagen

Hohe Komplikationsrate:
- Hypovolämischer Schock
- Abszess
- Blutungen
- Pseudozysten
- Pankreasnekrosen

- Abszessbildung und Sepsis, wenn sekundär Bakterien in das Pankreas einwandern und die Nekrosen besiedeln
- Blutungen aus dem hämorrhagischen Pankreas in den Darm, Stressblutungen des Magens
- Pankreaspseudozysten: Als Spätfolge von Nekrosen bilden sich Höhlen innerhalb des Organs, die nicht von Epithel ausgekleidet sind und platzen oder sich infizieren können.

6.4.2 Chronische Pankreatitis

Chronische Entzündung mit exokrinem und endokrinem Funktionsverlust

Die chronische Pankreatitis ist eine fortschreitende Entzündung der Bauchspeicheldrüse. Dabei geht das Funktionsgewebe des Organs im Verlauf von Jahren unter. Infolgedessen werden Verdauungsenzyme und Bikarbonat vermindert in den Dünndarm ausgeschüttet (exokriner Funktionsverlust). Später sind auch die vom Pankreas produzierten Hormone, hauptsächlich Insulin, betroffen (endokriner Funktionsverlust).

Ursachen

80 % Alkoholabusus

Ursache der chronischen Pankreatitis ist in etwa 80 % der Fälle ein chronischer Alkoholabusus, während Gallensteinerkrankungen im Gegensatz zur akuten Pankreatitis keine Rolle spielen. Von geringer Bedeutung sind eine Hyperkalzämie sowie erhöhte Blutfettwerte. Eine chronische Pankreatitis kann auch ohne erkennbare Ursachen (idiopathisch) auftreten.

Symptome

- Schmerzschübe im Oberbauch
- Fettige Stuhlgänge
- Diabetogene Stoffwechsellage

Typisch sind wiederkehrende Schmerzschübe im Oberbauch, die in den Rücken ausstrahlen können und Stunden, im fortgeschrittenen Stadium auch Tage, anhalten. Meistens ist den Patienten übel und sie erbrechen, evtl. besteht ein Ikterus. Ein Schub einer chronischen Pankreatitis kann durch fettreiche Mahlzeiten oder Alkoholkonsum ausgelöst werden.

Bei massivem exokrinem und endokrinem Funktionsverlust des Organs sind fettige Stuhlgänge (Steatorrhoe) und eine diabetogene Stoffwechsellage typisch. Die Patienten nehmen an Gewicht ab.

Diagnostik

- Stuhl: Elastase 1 ↓
- Serum: Pankreasenzyme ↑
- Rö-Abdomen, CT, Sonographie, ERCP

Die Diagnose einer chronischen Pankreatitis kann anfangs schwierig sein. Bei bestehender exokriner Pankreasinsuffizienz ist die Elastase 1 im Stuhl erniedrigt. Während eines pankreatischen Schubes sind die Pankreasenzyme im Serum erhöht: Lipase, Elastase 1 und Amylase. Im Röntgenbild des Oberbauches zeigen sich Pankreasverkalkungen. Weitere morphologische Veränderungen (Pseudozysten, Choledochusstenose, Pankreasgangsteine) können durch Sonographie, CT und ERCP nachgewiesen werden.

Therapie

An erster Stelle der Therapie steht der absolute Alkoholverzicht. Entzündliche Schübe einer chronischen Pankreatitis werden wie eine akute Pankreatitis behandelt. Die Mahlzeiten sollten kohlenhydratreich und fettarm sein und auf mehrere kleine Portionen täglich verteilt werden. Tritt ein exokriner Funktionsverlust ein, werden die fehlenden Enzyme oral ersetzt. Der endokrine Funktionsverlust in Form eines Diabetes mellitus wird mit Insulin therapiert. Komplikationen werden endoskopisch oder chirurgisch angegangen.

- Alkoholverzicht, Diät
- Enzymsubstitution
- Evtl. Insulin

Komplikationen

Eine häufige Komplikation ist die Ausbildung von Pseudozysten im Pankreas. Weiterhin kann es durch narbige Bindegewebsvermehrung zur Einengung des Ductus choledochus mit Verschlussikterus oder Einengung des Duodenums mit Erbrechen kommen. Ebenso kann eine Milzvenen- oder Pfortaderthrombose auftreten. Häufiger als bei gesunden Personen tritt ein Pankreaskarzinom auf.

- Milzvenen-, Pfortaderthrombose
- Verschlussikterus
- Pseudozysten
- Endoskopische oder chirurgische Therapie

6.4.3 Pankreaskarzinom

Das Pankreaskarzinom ist der dritthäufigste Tumor des Verdauungstraktes. Es ist meist ein Adenokarzinom, das vom Epithel der kleinen Pankreasgänge ausgeht und häufig im Pankreaskopf lokalisiert ist.

Ausgehend vom Epithel der Pankreasgänge

Ursachen

Die Ursachen des Pankreaskarzinoms sind weitgehend unbekannt. Eine genetische Disposition spielt eine Rolle. Risikofaktoren sind Rauchen, hoher Alkoholkonsum, Adipositas und chronische Pankreatitis.

- Genetische Disposition
- Risikofaktoren: Nikotin, Alkohol, Übergewicht, chron. Pankreatitis

Symptome

Das Pankreaskarzinom zeigt meist erst im fortgeschrittenen Stadium Symptome:

- Gewichtsverlust, Appetitlosigkeit, Übelkeit
- Oberbauchschmerzen
- Ikterus durch die Einengung des Ductus choledochus
- Selten Thrombosen oder Diabetes mellitus.

Das Pankreaskarzinom metastasiert vor allem in die regionalen Lymphknoten, die Leber und wächst in die umgebenden Strukturen wie Duodenum, Blutgefäße oder Gallengänge ein.

Diagnostik

Ein Pankreaskarzinom wird mit Sonographie bzw. Endosonographie oder MRT diagnostiziert. Bei der Endosonographie wird eine Ultraschallsonde in

- (Endo)Sonographie,
- MRT
- ERCP
- Tumormaker CA 19–9, CA 50

den Magen vorgeschoben. Von hier aus kann dann das Pankreas beurteilt werden. Mithilfe der ERCP kann das Gangsystem des Pankreas dargestellt werden, ein Abbruch im Gangsystem weist auf ein Karzinom hin. Gesichert wird die Diagnose über eine Biopsie mit histologischer Untersuchung. Zur Verlaufskontrolle dienen die Tumormarker CA 19–9 und CA 50.

Therapie

- Operation
- Chemotherapie

Eine operative Entfernung des Tumors ist zum Zeitpunkt der Diagnose nur noch bei 10–20 % der Patienten möglich. Postoperativ wird eine Chemotherapie mit Gemcitabin durchgeführt. Auch palliativ kann Gemcitabin gegeben werden, zum Offenhalten des Ductus choledochus kann ein Stent eingelegt werden, bei einer Magenausgangsstenose wird ein Duodenalstent gelegt.

6.4.4 Neuroendokrine Tumoren

Symptomatik je nach Hormonproduktion

Neuroendokrine Tumore (NET) treten im gesamten gastroentero-pankreatischen System auf. Zu ihnen zählen z. B. das Insulinom und das Gastrinom des Pankreas sowie die **m**ultiplen **e**ndokrinen **N**eoplasien (MEN). Abhängig von der jeweiligen Hormonproduktion zeigen sie eine sehr unterschiedliche Symptomatik.

Insulinom

- Ausgehend von B-Zellen der Langerhans-Inseln, meist Insulinproduktion
- Symptome durch Insulinüberschuss
- Nachweis durch Fastentest, Hungerversuch
- OP, sonst medikamentöse Behandlung

Das Insulinom geht von den B-Zellen der Langerhans-Inseln des Pankreas aus. Es ist in der Regel gutartig und produziert in 50 % der Fälle ausschließlich Insulin, ansonsten auch andere gastrointestinale Hormone.
Die **Symptome** sind durch den Insulinüberschuss bestimmt: Hypoglykämie (Blutzuckerabfall, ➤ 8.5.1) mit Heißhunger, Schwitzen, Tachykardie, Tremor, Bewusstseinsstörungen.
Nachgewiesen wird das Insulinom im Fastentest mit engmaschiger Kontrolle von Blutzucker, Insulin und C-Peptid. Trotz abfallenden Glukosespiegels im Blut bleibt der Insulinspiegel konstant oder steigt sogar an.
Ein Insulinom wird operativ entfernt. Falls dies nicht möglich ist, kann die Insulinsekretion durch Diazoxid oder Octreotid gehemmt werden. Die B-Zellen der Langerhans-Inseln können medikamentös z. B. mit Streptozotocin und 5-Fluorouracil zerstört werden.

Gastrinom, Zollinger-Ellison-Syndrom

- Maligner Tumor, meist mit Gastrinproduktion
- Symptome durch Überstimulation der Magensäureproduktion → Magen- und Duodenalulzera

Das Gastrinom (auch Zollinger-Ellison-Syndrom) ist ein meist maligner Tumor, der häufig im Pankreas lokalisiert ist und im Überschuss Gastrin und z. T. auch andere gastrointestinale Hormone produziert. Bei über 50 % der Betroffenen bestehen mehrere Tumorherde, zum Teil auch außerhalb des Pankreas.

In 25 % der Fälle tritt das Gastrinom im Rahmen eines MEN-I-Syndroms auf (Hyperparathyreoidismus, Hypophysentumor, Gastrinom, Insulinom).
Gastrin stimuliert die Magensäureproduktion. Daher ist ein Gastrinom gekennzeichnet durch wiederholte Magen- und Duodenalulzera mit entsprechenden Symptomen. Bei etwa der Hälfte der Patienten tritt eine Diarrhoe auf. Der Gastrinspiegel im Blut ist erhöht. Die Magensaftanalyse zeigt eine gesteigerte Magensäureproduktion. Diese wird sofort nach Diagnosestellung medikamentös durch Protonenpumpenblocker gebremst (z. B. Omeprazol als Antra®).
Gastrinome sind aufgrund ihrer geringen Größe und ihres verstreuten Auftretens schwierig zu operieren. Bei inoperablen Befunden kommt eine Chemotherapie mit Streptozotocin und 5-Fluorouracil in Frage.

- Oft Begleitdiarrhoen
- Diagnose durch Magensaftanalyse
- OP
- Protonenpumpenblocker
- Chemotherapie

Übungsfragen

1. Was sind die Ursachen eines intrahepatischen Ikterus?
2. Welches Symptom ist typisch bei einem Verschlussikterus?
3. Nennen Sie die Infektionsquellen der Hepatitis A!
4. Welche Faktoren können zu einer Fettleber führen?
5. Welche Ursachen kommen für eine Leberzirrhose in Frage?
6. Welche typischen Symptome und Komplikationen bieten Patienten mit chronischer Lebererkrankung und Funktionseinschränkung des Organs?
7. Nennen Sie prädisponierende Faktoren für das Auftreten von Gallensteinen!
8. Was sind Komplikationen bei der Cholelithiasis?
9. Was sind auslösende Faktoren für eine akute Pankreatitis? Nennen Sie Symptome einer akuten Pankreatitis!

KAPITEL

7 Erkrankungen der Niere und der Harnwege

7.1 Leitsymptome

Zu den Leitsymptomen von Nieren- und Harnwegserkrankungen zählen Störungen von Diurese und Miktion, pathologische Urinbefunde, Schmerzen sowie Ödeme (➤ 1.1.2).

7.1.1 Störungen von Diurese und Miktion

Diurese: Harnproduktion
Miktion: Harnausscheidung

Viele Nierenerkrankungen, aber auch andere Krankheiten, äußern sich durch eine gestörte **Diurese** (Harnproduktion) oder **Miktion** (Harnausscheidung). Folgende Störungen können auftreten:

- **Polyurie:** Harnproduktion ≥ 2 000 ml/Tag, z. B. bei Diabetes mellitus, chronischer Niereninsuffizienz, Diabetes insipidus
- **Olig-/Anurie:** Harnproduktion ≤ 500 bzw. ≤ 100 ml/Tag, z. B. bei Exsikkose, Volumenmangel, akutem Nierenversagen, Glomerulonephritis
- **Harnverhalt:** Fehlender Urinabgang trotz gefüllter Harnblase, z. B. bei Prostatavergrößerung
- **Harninkontinenz:** Unwillkürlicher Abgang von Urin, z. B. bei Rückenmarkschädigungen, Beckenbodenschwäche
- **Pollakisurie:** Häufiger Harndrang mit Entleerung kleiner Mengen, z. B. bei Harnwegsinfekt
- **Dysurie:** Erschwerte Harnausscheidung, z. B. bei Prostatavergrößerung
- **Algurie:** Schmerzhafte Harnausscheidung, z. B. bei Harnwegsinfekt, Tumor in Blase oder Harnröhre
- **Nykturie:** Nächtliches Wasserlassen, z. B. bei Herzinsuffizienz.

7.1.2 Pathologische Urinbefunde

Urindiagnostik über:
- Urinschnelltest
- Urinsediment
- Urinkultur

Der Urin lässt sich über einen Urinschnelltest (Teststreifen, der in den Urin getaucht wird), über das Urinsediment (Urin wird dazu zentrifugiert) oder über die Urinkultur (Nachweis von Bakterien) untersuchen. Ursachen pathologischer Urinbefunde sind häufig Erkrankung des Urogenitalsystems, können aber auch Folge anderer Organ- oder Stoffwechselerkrankungen sein:

- **Hämaturie:** Ausscheidung von ≥ 5 Erythrozyten/µl Urin, z. B. bei Harnsteinen, Tumoren der Niere oder Harnwege. Es wird die mit dem Auge sichtbare Makrohämaturie von der nur mikroskopisch erkennbaren Mikrohämaturie unterschieden

- **Leukozyturie:** Ausscheidung von ≥ 10 Leukozyten/µl Urin, z. B. bei Harnwegsinfekt
- **Proteinurie:** Ausscheidung ≥ 150 mg Eiweiß/Tag, z. B. bei Glomerulonephritis, Diabetes mellitus
- **Glukosurie:** Ausscheidung von Glukose, dazu kommt es ab einer Glukosekonzentration von 160–180 mg/dl im Blut (Nierenschwelle), z. B. bei Diabetes mellitus
- **Bakteriurie:** Ausscheidung von ≥ 10^5 Keimen/ml Mittelstrahlurin, z. B. bei Harnwegsinfekt
- **Zylinder** entstehen stets in den Nierentubuli, sie bestehen aus Proteinen, Erythrozyten, Leukozyten, verschiedenen Pigmenten oder abgestoßenen Strukturelementen der Tubuluszellen.

7.1.3 Schmerzen im Nierenlager

Verschiedene Schmerzformen bei Nierenbeteiligung

Verschiedene Schmerzformen lassen sich unterscheiden:
- **Klopfschmerz** im Nierenlager: Ein- oder beidseitig, oft bei Pyelonephritis
- **Dumpfer Dauerschmerz:** Am häufigsten bei akuter Glomerulonephritis und bei Harnstau, z. B. infolge einer Prostatavergrößerung
- **Nierenkolik:** Heftige Schmerzattacke, oft mit Brechreiz, Ileus (Darmverschluss) und Ausstrahlung in Rücken oder Hoden bzw. Schamlippen; tritt auf bei Verlegung der Harnwege, meist durch Harnsteine, seltener durch Blutkoagel oder Gewebe.

Schmerzen im Nierenlager müssen differenzialdiagnostisch von einer Lumbago („Hexenschuss") abgegrenzt werden

7.2 Erkrankungen der Nieren und Harnwege

7.2.1 Glomerulonephritis

- Entzündung der Glomeruli mit Schädigung der Kapillarwände
- Nicht durch Bakterien verursacht

Die Glomerulonephritis (GN) ist eine immunvermittelte Entzündung der Glomeruli (Nierenkörperchen), die nicht durch Bakterien hervorgerufen wird. Dadurch werden die Kapillarwände der Glomeruli geschädigt und die Filtration des Primärharns ist gestört. Es gibt verschiedene Formen der Glomerulonephritis. Im klinischen Alltag wird nach dem Verlauf unterschieden:

Verlaufsformen:
- Akute postinfektiöse GN
- Rapid-progressive GN
- Chronische GN

Die **akute postinfektiöse Glomerulonephritis** tritt ein bis zwei Wochen nach einem Streptokokkeninfekt, z. B. des Rachens, der Mandeln oder der Haut auf. Antigen-Antikörper-Komplexe, die sich während dieser Infektion gebildet haben, lagern sich an den glomerulären Kapillarwänden ab und verursachen hier eine akute Entzündung. Meist heilt sie nach einigen Wochen aus.

Die **rapid progressive Glomerulonephritis** findet sich bei Systemerkrankungen wie z. B. dem Lupus erythematodes, tritt jedoch auch nach einer Infektion oder ohne erkennbare Ursache auf. Im Gegensatz zur akuten Glomerulonephritis verläuft sie rasch progredient und kann innerhalb von Wochen bis Monaten zum Nierenversagen führen.
Die **chronischen Glomerulonephritiden** verlaufen schleichend. Ihre Ursache ist meist nicht bekannt, in der Anamnese findet sich nur selten eine akute Glomerulonephritis. Die Prognose ist je nach Entzündungsform sehr unterschiedlich.

Symptome

- Bei der akuten Glomerulonephritis Krankheitsbeginn mit Kopfschmerzen, Fieber, Schmerzen in der Lendenregion
- Proteinurie, Hämaturie durch die erhöhte Durchlässigkeit der glomerulären Kapillarwände, evtl. Zylinder
- Hypertonie
- Ödeme, typischerweise im Gesicht, v.a. der Lider (aufgrund der Proteinverluste)
- Bei der chronischen Glomerulonephritis Symptome einer fortschreitenden Niereninsuffizienz.

Nephrotisches Syndrom

Das nephrotische Syndrom ist ein charakteristischer Symptomenkomplex aus starker Proteinurie, Hypoproteinämie, Ödemen und Hyperlipoproteinämie (Blutfettwerte ↑). Ursache können verschiedene Erkrankungen sein, bei denen jeweils die glomeruläre Kapillarwand geschädigt ist, z. B. Glomerulonephritis, Folgen eines Diabetes mellitus, Kollagenosen oder andere Systemerkrankungen. Im Kindesalter führt die **Minimal-change-Nephropathie** (Minimalläsion-Nephropathie), deren Schädigungen der Kapillarwände nur elektronenmikroskopisch erkennbar sind, häufig zum nephrotischen Syndrom. Sie hat eine recht gute Prognose.

Symptomenkomplex:
- Proteinurie
- Hypoproteinämie
- Ödeme
- Hyperlipoproteinämie

7

Diagnostik

Im Urin finden sich vermehrt Erythrozyten, insbesondere Erythrozytenzylinder, und Proteine. Der Antistreptolysin-(ASL-) und Anti-DNAse-B-Titer (ADB-Titer) im Blut sind erhöht, wenn ein Streptokokkeninfekt Ursache ist. Steigen Kreatinin und Harnstoff im Blut rasch an, besteht der Verdacht auf eine rapid progressive Glomerulonephritis. In diesen Fällen muss eine Nierenbiopsie durchgeführt werden. In der Sonographie sind die Nieren bei einer akuten Glomerulonephritis meist vergrößert, bei der chronischen Form dagegen verkleinert.

- Urin: Erythrozytenzylinder, Protein
- Blut: ASL ↑, Kreatinin ↑, Harnstoff ↑
- Nierenbiopsie
- Sonographie

Therapie

Die **akute Glomerulonephritis** wird wie folgt behandelt:
- Bettruhe
- Salzarme, eiweißarme Diät

- Therapie eines Streptokokkeninfektes mit Penicillin, anschließend evtl. Tonsillektomie (Operation der Mandeln)
- Ausschwemmung von Ödemen mit Schleifendiuretika (z. B. Lasix®), regelmäßige Gewichtskontrolle
- Nachuntersuchung der Patienten über mehrere Jahre, um eine chronische Form zu erkennen.

Die **rapid progressive Glomerulonephritis** wird hochdosiert mit Kortikosteroiden und Immunsuppressiva wie Cyclophosphamid (z. B. Endoxan®) therapiert. Bei frühzeitiger Behandlung kommt es bei etwa 60 % der Patienten zur Besserung.

Die **chronischen Glomerulonephritiden** werden je nach Erkrankungsform unterschiedlich behandelt, meist nur symptomatisch mit Diuretika und Blutdruckeinstellung.

Beim **nephrotischen Syndrom** werden die Ödeme vorsichtig mit Diuretika ausgeschwemmt. Weiterhin ist eine eiweiß- und kochsalzarme Kost angezeigt. Hypertonie und Hyperlipidämie müssen entsprechend behandelt werden. Immunsuppressiva werden nur gegeben, solange die Nierenfunktion noch weitgehend erhalten ist. Die Minimal-change-Nephropathie spricht gut auf Kortikosteroide an.

Komplikationen

- Herzinsuffizienz
- Lungenödem
- Pleuraergüsse
- Niereninsuffizienz

Komplikationen einer Glomerulonephritis beruhen vor allem auf Flüssigkeitseinlagerungen, die zur akuten Herzinsuffizienz mit Lungenödem und Pleuraergüssen führen können. Ebenso sind Hirnödeme mit Kopfschmerzen und epileptischen Anfällen möglich.

Der Verlauf der Glomerulonephritiden ist sehr unterschiedlich. Im ungünstigsten Fall entwickelt sich eine Niereninsuffizienz mit Dialysepflicht.

7.2.2 Akutes Nierenversagen

- Abfall der GFR → Ausscheidungsfunktion ↓ → toxische Stoffwechselprodukte im Blut ↑

Beim akuten Nierenversagen (akute Niereninsuffizienz) fällt die glomeruläre Filtrationsrate (GFR) der Nieren plötzlich massiv ab. Dadurch bricht die Ausscheidungsfunktion zusammen, so dass sich toxische Stoffwechselprodukte sowie Elektrolyte und Wasser im Körper sammeln. In der Regel ist das akute Nierenversagen reversibel (rückbildungsfähig).

Ursachen

Drei Formen, abhängig von der Lokalisation der Schädigung:
- Prärenal
- Renal
- Postrenal

Die Ursachen eines akuten Nierenversagens sind sehr unterschiedlich. Nach ihrer Lokalisation in Bezug auf die Nierenfunktion werden sie folgendermaßen eingeteilt:

- **Prärenales akutes Nierenversagen** (60 %): Die Ursache liegt vor den Nieren und besteht in einer verminderten Durchblutung der Nieren, z. B. Schock, Hypovolämie (z. B. Blutverlust bei Verletzung), Sepsis, hepatorenales Syndrom (➤ 6.2.3)
- **Renales akutes Nierenversagen:** Die Ursache liegt in den Nieren, z. B.

7

- Glomerulonephritis
- Durch bestimmte Medikamente (ACE-Hemmer, nichtsteroidale Antirheumatika, Aminoglykosid-Antibiotika, Zytostatika) und Röntgenkontrastmittel
- Durch Hämolyse, Myolyse
- Verstopfung der Nierentubuli, z. B. beim Plasmozytom
- Vaskulär bedingt, z. B. Verschluss einer Nierenarterie oder -vene

- **Postrenales akutes Nierenversagen:** Die Ursache liegt hinter den Nieren und besteht in einer Abflussbehinderung innerhalb der ableitenden Harnwege z. B. durch Harnsteine, Tumoren oder Prostatavergrößerung.

Symptome, Einteilung und Komplikationen

Vier Phasen des Krankheitsverlaufes:
- Schädigung
- Olig-/Anurie
- Polyurie
- Regeneration

Leitsymptome des akuten Nierenversagens sind Olig- oder Anurie sowie ein Anstieg von Kreatinin und Harnstoff im Blut. Das akute Nierenversagen verläuft in vier Phasen:

1. Phase der Schädigung: Die Niere wird geschädigt, z. B. durch einen Schock, nierentoxische Medikamente (siehe Ursachen).

2. Phase des manifesten Nierenversagens:
- Patienten scheiden wenig bzw. keinen Harn mehr aus (fehlt bei etwa 15 % der Patienten). Es besteht die Gefahr der Überwässerung mit Herzinsuffizienz, Lungenödem („fluid lung“), Hirnödem, peripheren Ödemen, Hypertonie
- K^+-Ausscheidung ist eingeschränkt → Hyperkaliämie mit Gefahr bedrohlicher Herzrhythmusstörungen
- Metabolische Azidose, Anstieg von Kreatinin und Harnstoff im Blut
- Anämie, Thrombozytopenie, Abwehrschwäche mit Gefahr von Infektionen
- Gefahr des Stressulkus bzw. urämischer Gastroenteritis mit nachfolgender Blutung.

3. Phase der Polyurie, in der die Nieren sich allmählich erholen:
- Patienten scheiden täglich mehrere Liter Urin aus → Gefahr der Dehydratation, Hypokaliämie und Hyponatriämie
- Kreatinin und Harnstoff im Blut fallen wieder ab.

4. Phase der Regeneration: Die Nierenfunktion normalisiert sich.

Diagnostik

- Kreatinin ↑, Harnstoff ↑, Elektrolyte ↑
- Metabolische Azidose
- Sonographie
- Zusatzuntersuchungen zur Ursachenklärung

Die Diagnose eines akuten Nierenversagens wird anhand der klinischen Symptome gestellt. Im Blut sind Kreatinin, Harnstoff und Elektrolyte erhöht, in der Blutgasanalyse zeigt sich eine metabolische Azidose. In der Sonographie sind die Nieren vergrößert, der Füllungszustand der Harnblase kann beurteilt werden. Entscheidend für die weitere Therapie ist, die Ursache des akuten Nierenversagens festzustellen. Daher werden bei entsprechendem Verdacht folgende Zusatzuntersuchungen durchgeführt:
- Duplex-Sonographie, Angiographie (Nierenarterienverschluss?)
- Nierenbiopsie (rapid progressive Glomerulonephritis?)
- Röntgenaufnahmen bzw. CT des Abdomens (Hindernis in den ableitenden Harnwegen?)

- Evtl. i.v.-Urogramm (i.v.-Pyelogramm): Dem Patienten wird ein Röntgenkontrastmittel i.v. gespritzt, das über die Nieren ausgeschieden wird. In kurzen Zeitabständen werden Röntgenbilder der Niere und ableitenden Harnwege angefertigt, die dann beurteilt werden können
- EKG, um Herzrhythmusstörungen, Röntgen-Thorax, um ein Lungenödem rechtzeitig zu erkennen.

Therapie

- Ursache beseitigen
- Bei Olig-/Anurie: Diuretika
- Dialyse

Das akute Nierenversagen ist ein intensivpflichtiges Krankheitsbild, dessen Ursache beseitigt werden muss. Im Stadium der Olig- oder Anurie wird versucht, über die Gabe von Diuretika (z. B. Lasix®) die Flüssigkeitsausscheidung wieder in Gang zu bringen. Dies ist Voraussetzung für die Gabe von Medikamenten und Kalorien. Die Dosierung der Medikamente wird selbstverständlich an die verringerte Ausscheidung anzgepasst. Flüssigkeitsbilanz, Elektrolyte und Blutdruck müssen sorgfältig überwacht werden. Versagen diese Therapiemaßnahmen, muss der Patient mit einer Nierenersatztherapie behandelt werden.

Indikationen zur Dialyse sind frühzeitig zu stellen (Kreatinin 4–6 mg/dl, Harnstoff 120–140 mg/dl) bevor ein urämischer Zustand erreicht ist.

7.2.3 Chronische Niereninsuffizienz

- Nierengewebe geht langsam unter
- GFR ↓, Ausscheidungsfunktion gestört
- Nicht rückbildungsfähig

Bei der chronischen Niereninsuffizienz geht das Nierengewebe, insbesondere die Nierenkörperchen, langsam fortschreitend unter. Die GFR und damit auch die Ausscheidungsfunktion der Niere verschlechtern sich zunehmend. Es treten Störungen des Wasser- und Elektrolyt- sowie des Säure-Basen-Haushaltes auf. Die Nieren bilden weniger Erythropoetin, Renin und Vitamin D. Aufgrund der nicht ausgeschiedenen toxischen Substanzen treten Organschäden auf. Die chronische Niereninsuffizienz ist irreversibel (nicht rückbildungsfähig), sie kann lediglich in ihrem Verlauf gebremst werden.

Ursachen

Eine chronische Niereninsuffizienz kann durch verschiedene Erkrankungen hervorgerufen werden:

- Diabetes mellitus ca. 35 %
- Chronische Glomerulonephritis ca. 15 %
- Hypertonie
- Chronische Pyelonephritis
- Systemerkrankungen wie Lupus erythematodes, Vaskulitiden
- Zystische Nierenerkrankungen
- Chronischer Schmerzmittelmissbrauch (z. B. Paracetamol, Phenazetin)
- Bei ca. 15 % der Patienten bleibt die Ursache unklar.

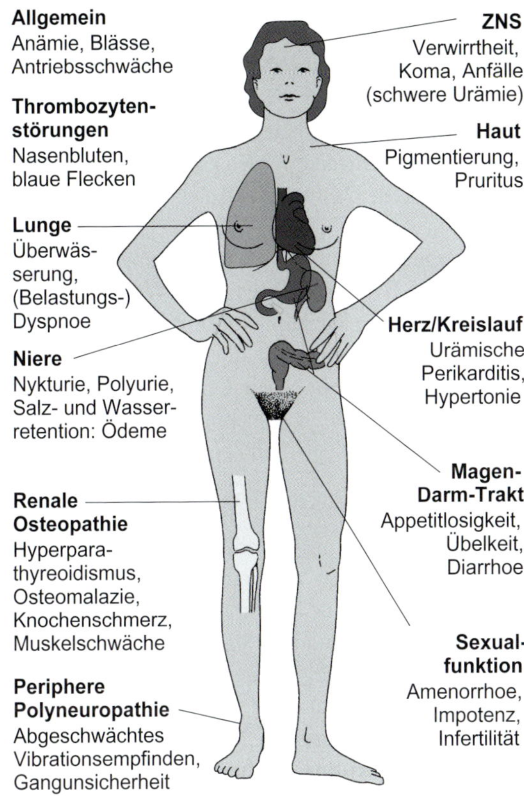

Abb. 7.1 Symptome bei chronischer Niereninsuffizienz

Symptome

- Frühsymptome: Polyurie, Nykturie, Hypertonie, Ödeme.
- Spätsymptome: renale Anämie, Kopfschmerzen, urämische Gastroenteropathie mit Übelkeit, Appetitverlust, Juckreiz, Muskelzuckungen
- Symptome des Endstadiums: Gewichtsverlust, Dyspnoe, erhöhte Blutungsneigung aufgrund Thrombopenie und -pathie, urämische Perikarditis, urämische Polyneuropathie, renale Osteopathie, urämische Enzephalopathie mit Konzentrationsschwäche, Krämpfe, Verwirrtheit bis zum Koma

Diagnostik

Die Diagnose wird anhand der klinischen Symptomatik, der Blutwerte (Kreatinin ↑, Harnstoff ↑, Hyperkaliämie, metabolische Azidose) und der Urinwerte (Kreatinin-Clearance ↓) gestellt. In der Sonographie zeigen sich meist verkleinerte Nieren.

- Blut: Kreatinin ↑, Harnstoff ↑
- Urin: Kreatinin-Clearance ↓
- Sonographie

Therapie

Wichtig ist die Therapie der Grunderkrankung, um das Fortschreiten der Niereninsuffizienz zu verlangsamen.

Wichtig: Therapie der Grunderkrankung

7

- Einstellung der Hypertonie mit ACE-Hemmern oder Angiotensin-II-Rezeptorantagonisten
- Eiweißaufnahme beschränken durch proteinarme Diät (0,8 g/kg Körpergewicht)
- Bei ausgeglichenem Wasserhaushalt 2–2,5 l Flüssigkeitszufuhr täglich, damit der Harnstoff ausgeschieden werden kann; Therapie mit Diuretika
- Ausgleich eines gestörten Wasser-, Elektrolyt- und Säure-Basen-Haushalts
- Kalzium und Phosphat im Blut müssen im Normbereich gehalten werden, um einen sekundären Hyperparathyreoidismus zu verhindern: Phosphatarme Ernährung, Gabe von kalziumhaltigen Phosphatbindern
- Ausgleich einer Azidose mit Bikarbonat
- Gabe von Erythropoetin, um die renale Anämie zu verbessern.

Um die weitere Therapie (Dialyse, Transplantation) vorzubereiten, sollte frühzeitig Kontakt zu einem nephrologischen Zentrum aufgenommen werden.

Nierenersatztherapie

Indikation der Nierenersatztherapie:
- Terminales Stadium der Niereninsuffizienz
- Olig-/Anurie bei akutem Nierenversagen, Vergiftungen, Hyperkaliämie, Hyperhydratation

Verfahren:
- Hämodialyse
- Hämofiltration
- Hämodiafiltration
- Peritonealdialyse

Die Nierenersatztherapie wird angewandt, sobald die eingeschränkte oder ausgefallene Nierenfunktion trotz medikamentöser Therapie nicht mehr zu kompensieren ist. Eine Dialyse ist bei Patienten im terminalen Stadium der chronischen Niereninsuffizienz und im Stadium der Olig- und Anurie eines akuten Nierenversagens notwendig. Weitere Indikationen sind Vergiftungen, Hyperkaliämie und Hyperhydratation.

Zu den Nierenersatzverfahren zählen die **Hämodialyse, Hämofiltration, Hämodiafiltration** und die **Peritonealdialyse.** Bei den ersten drei Verfahren wird das Blut außerhalb des Körpers (extrakorporal) gereinigt, während bei der Peritonealdialyse intrakorporal das Bauchfell als semipermeable (teildurchlässige) Membran genutzt wird.

Bei den Nierenersatzverfahren werden die nicht ausgeschiedenen harnpflichtigen Substanzen, z. B. Harnstoff, Kreatinin und überschüssige Flüssigkeit aus dem Blut entfernt. Störungen im Wasser-, Elektrolyt- und Säure-Basen-Haushalt werden korrigiert.

Die gebräuchlichste Methode der Nierenersatztherapie ist derzeit die **Hämodialyse.** Sie beruht auf dem Prinzip der Diffusion: Aufgrund eines Konzentrationsgefälles wandern gelöste Teilchen (hier Stoffwechselprodukte aus dem Blut) und Wasser über eine semipermeable (teildurchlässige) Membran im Dialysator zum Ort mit einer niedrigeren Konzentration (Dialysatflüssigkeit). Dazu wird das heparinisierte Blut des Patienten (heparinisiert zum Schutz vor Gerinnselbildung) kontinuierlich über das Dialysegerät durch eine Kapillare mit der semipermeablen Membran geleitet. In umgekehrter Richtung (Gegenstromprinzip) strömt auf der anderen Seite der Membran das Dialysat, eine dem Patienten angepasste Elektrolytlösung, vorbei und nimmt die diffundierten Stoffwechselprodukte auf. Diese „Blutentgiftung“ wird als Clearance bezeichnet. Das so gereinigte Blut wird dem Körper anschließend wieder zugeführt.

Unter bestimmten Voraussetzungen (Allgemeinzustand, Grunderkrankungen, Alter, immunologisch passende Spenderniere) ist eine **Nierentransplantation** möglich. Sie ist eine Alternative zur lebenslangen Dialysebehand-

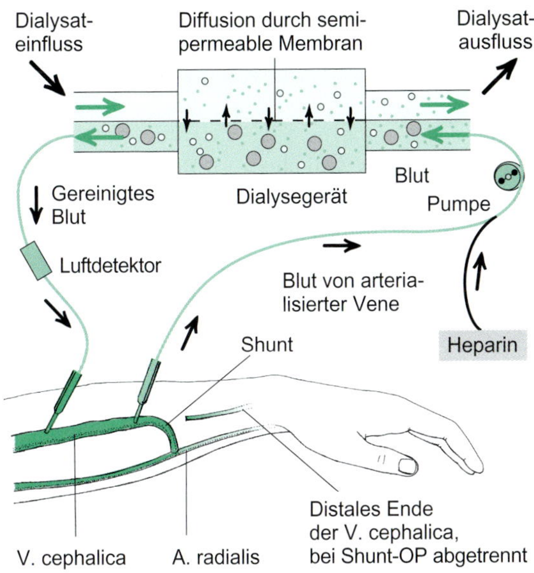

Abb. 7.2 Prinzip der Hämodialyse. [A400]

lung und bietet den Patienten eine bessere Lebensqualität. Die Patienten unterliegen einer langjährigen, engmaschigen ärztlichen Kontrolle. Zudem muss die Immunabwehr dauerhaft medikamentös unterdrückt werden. Dazu werden Immunsuppressiva (z. B. Cyclosporin A, Interleukin-II-Rezeptorantagonist und Kortikosteroide) gegeben.

7.2.4 Nierenzellkarzinom

Der häufigste Nierentumor ist das Nierenzellkarzinom (Hypernephrom), das sich vom Epithel aus entwickelt. Insgesamt kommt es jedoch selten vor.

Insgesamt selten

Ursachen

Die Ursachen von Nierenzellkarzinomen sind nicht bekannt. Als Risikofaktoren gelten Nikotinabusus und die Belastung durch berufliche Schadstoffe wie Trichlorethen oder Cadmium sowie erworbene Nierenzysten bei Dialyse-Patienten.

Risikofaktoren:
- Nikotinabusus
- Trichlorethen, Cadmium
- Nierenzysten

Symptome

Mehr als 60 % aller Nierenzellkarzinome werden zufällig entdeckt, da der Tumor erst relativ spät Symptome verursacht:
- Hämaturie, meist schmerzlos
- Flankenschmerzen
- Fieber
- Anämie, BSG ↑

Symptome meist erst im fortgeschrittenen Stadium

- Gelegentlich paraneoplastische Syndrome, wenn der Tumor Hormone produziert, z. B. Renin → Hypertonie, Erythropoetin → Polyglobulie.

Diagnostik

- Farb-Doppler-Sonographie
- Angio-CT
- Blut: BSG ↑, Anämie
- Metastasensuche

Die Ausbreitung des Tumors wird über Farb-Doppler-Sonographie und Angio- CT beurteilt, da sich die Durchblutung eines Tumors von der des normalen Nierengewebes unterscheidet. Die BSG ist erhöht, evtl. besteht eine Tumoranämie. Zur Metastasensuche werden Röntgen-Thorax, Skelettszintigraphie sowie Sonographie und CT von Leber und Gehirn eingesetzt.

Therapie

Radikale Operation

Bei kleinen Tumoren wird eine Nierenteilresektion durchgeführt, ansonsten müssen Tumor, Niere und Nebenniere operativ entfernt werden. Zusätzlich werden auch der Harnleiter mit den umgebenden Blutgefäßen sowie die Lymphknoten um Aorta und V. cava ausgeräumt. Finden sich bereits Metastasen wird eine palliative Therapie durchgeführt mit Angiogenese-Inhibitor (Bevacizumab), Tyrosinkinasehemmer (Sorafenib) u.a.

Komplikationen

- Varikozele (krampfaderartige Venenerweiterung) im linken Hodensack: Der Tumor infiltriert die linke Nierenvene, die das Blut aus den Hodenvenen aufnimmt, und behindert den Blutabfluss
- Frühzeitige hämatogene Metastasierung in Lunge, Knochen, Leber und Gehirn.

7.2.5 Harnsteine

Konkremente im Hohlsystem der Niere, in den ableitenden Harnwegen oder der Harnblase

Harnsteine (Urolithiasis) sind Konkremente, die sich im Hohlsystem der Nieren, in den ableitenden Harnwegen oder in der Harnblase bilden. Etwa 5 % der deutschen Bevölkerung sind davon betroffen.

Ursachen

- Steinbildende Substanzen im Urin ↑
- Urin-pH ≤ 5,5 oder ≥ 7,0
- Harnwegsinfekte
- Harnstau
- Dursten

Harnsteine entstehen, wenn der Harn zu viele steinbildende Substanzen enthält. Zu diesen Substanzen gehören Kalzium, Oxalat, Phosphat, Harnsäure und Zystin. Es bilden sich kleine Kristalle im Hohlsystem der Nieren oder in den ableitenden Harnwegen, die sich langsam vergrößern. Negativ wirken sich auch ein Urin-pH ≤ 5,5 oder ≥ 7,0, Harnwegsinfekte, Harnstau und verminderte Flüssigkeitszufuhr aus. Gehemmt wird die Steinbildung z. B. durch Zitrat und Magnesium. Nach der Zusammensetzung der Harnsteine unterscheidet man:

- Kalziumoxalat- bzw. Kalziumphosphatsteine: ca. 80 %
- Infektsteine (Magnesium-Ammonium-Phosphat): ca. 10 %
- Harnsäuresteine bei Hyperurikämie: ca. 5 %
- Zystinsteine: 1–2 %.

Symptome

Kleine Harnsteine sind häufig asymptomatisch und gehen unbemerkt mit dem Harn ab.
Größere Harnsteine verursachen oft eine **Harnleiterkolik,** wenn sich ein Stein im Harnleiter einklemmt. Die Patienten haben massive Schmerzen, die je nach Lokalisation des Steines in den Rücken, Unterbauch oder bis in die Hoden bzw. Schamlippen ausstrahlen. Begleitend treten Brechreiz sowie Stuhl- und Windverhalt (reflektorischer Ileus) auf. Häufig findet sich eine Hämaturie. Harnsteine begünstigen das Auftreten von Harnwegsinfekten. Diese können zur Urosepsis (in Blase oder Nierenbecken entstehende Sepsis) führen.

Harnleiterkolik mit massiven Schmerzen, Brechreiz, Stuhl- und Windverhalt, Hämaturie
Komplikation: Urosepsis

Diagnostik

- Urindiagnostik:
  - Urin-Schnelltest: Erythrozyten, pH-Wert, Leukozyten, Bakterien, Protein, spezifisches Gewicht
  - Sammelurin: Kalzium, Oxalat, Phosphat, Harnsäure und Zystin
- In der Sonographie sind Steine ab einem Durchmesser von etwa 0,5 cm als Schatten und evtl. ein Harnstau mit Erweiterung von Harnleiter und Nierenbecken sichtbar
- Kalziumhaltige Harnsteine sind im Röntgenbild nachweisbar
- Kalziumfreie Harnsteine stellen sich im CT dar oder sind im i.v.-Urogramm als Kontrastmittelaussparungen zu sehen
- Ist ein Stein gefunden, muss seine Zusammensetzung analysiert werden, um eine gezielte Prophylaxe einleiten zu können.

Therapie

Konservative Therapie

Eine Harnleiterkolik wird mit Analgetika (z. B. Pethidin, Diclofenac) und evtl. Spasmolytika (z. B. Buscopan®) behandelt. Bei 80 % aller Patienten geht der Stein (Durchmesser < 2 mm) ab, wenn sie reichlich trinken und sich viel bewegen (z. B. Treppen steigen). Günstig wirkt sich auch die Anwendung lokaler Wärme aus.
Harnsäuresteine können medikamentös durch Harnalkalisierung (z. B. mit Uralyt-U®) und Allopurinol gelöst werden.
Bei Verdacht auf einen Harnwegsinfekt müssen – nach Abnahme von Blutkulturen – wegen der Gefahr einer Urosepsis sofort Antibiotika gegeben werden.

- Analgetika
- Steinabgang durch Trinken, Bewegung, Wärmeapplikation
- Antibiotika bei HWI

Invasive Therapie

Versagen die konservativen Methoden, liegen Harnwegsinfekte, Harnstau mit der Gefahr einer Nierenschädigung oder unbeherrschbare Schmerzen vor, können Steine über folgende Verfahren entfernt werden:

- **Extrakorporale Stoßwellenlithotripsie (ESWL):** Nierenbeckensteine und hochgelegene Steine werden mittels Sonographie genau lokalisiert, durch

Bei Versagen der konservativen Methoden:
- ESWL
- Perkutane Nephrolithotomie
- Entfernung des Steins über Zystoskop

Stoßwellen zerstört und dann ausgeschieden. Die Erfolgsrate dieses Verfahrens ist > 90 %
- **Perkutane Nephrolithotomie:** Das Nierenbecken wird durch die Haut endoskopiert und ein Nierenbeckenstein mittels spezieller Instrumente entfernt
- **Ureteroskopie:** Steine im unteren Teil des Ureters (Harnleiters) werden über ein Zystoskop (Gerät zur Blasenspiegelung) mit speziellen Instrumenten entfernt.

Prophylaxe

Ohne Prophylaxe hohe Gefahr erneuter Steinbildung

Werden Faktoren der Steinbildung nicht vermieden, treten bei etwa 50 % der Patienten erneut Harnsteine auf. Maßnahmen zur Harnsteinprophylaxe sind:
- Mindestens 2 l täglich trinken
- Gewichtsnormalisierung
- Ernährung: Wenig Fleisch und Wurst, kochsalzarm, kaliumreich
- Harnwegsinfekte konsequent therapieren
- Abhängig von der Zusammensetzung des Steines Diät einhalten:
  - Oxalathaltige Steine: Oxalatarme Kost mit Verzicht auf z. B. Spinat, Rhabarber
  - Harnsäuresteine (➤ 9.3): Purinarme Diät, reichlich Flüssigkeit, Urin-pH sollte 6,5–7 betragen
  - Kalziumhaltige Steine: Patienten sollte wegen der Gefahr einer Osteoporose keine kalziumarme Diät einhalten.

7

7.2.6 Harnwegsinfektionen

Vermehrung von Krankheitserregern in den ableitenden Harnwegen

Harnwegsinfektionen (HWI) entstehen, wenn Krankheitserreger in die ableitenden Harnwege eindringen und sich dort vermehren. Abhängig von der Lokalisation und den Symptomen sind folgende Formen von Harnwegsinfekten zu unterscheiden:
- Asymptomatische Bakteriurie
- Zystitis (Entzündung der Harnblase)
- Akute Pyelonephritis (akute Nieren- und Nierenbeckenentzündung)
- Chronische Pyelonephritis (chronische Nieren- und Nierenbeckenentzündung).

Harnwegsinfekte sind eine häufige Infektionskrankheit. Bei Männern treten sie meist erst im höheren Alter als Folge einer Prostatavergrößerung auf. Dann haben sie jedoch meist einen komplizierteren Verlauf.

Ursachen

- Meist aufsteigende Infektion durch Darmbakterien
- Frauen wegen kurzer Harnröhre häufiger betroffen als Männer

Häufigste Erreger von Harnwegsinfekten sind Darmbakterien (z. B. E. coli, Proteus mirabilis), die über die Harnröhre in die Harnblase aufsteigen. Es liegt dann ein sog. aszendierender Harnwegsinfekt vor. Frauen sind aufgrund ihrer kurzen Harnröhre und der anatomischen Nähe von Harnröhre und Anus wesentlich häufiger betroffen als Männer. Selten kommt es auf dem

Blutweg – dann meist bei vorgeschädigten Nieren – zu einem Harnwegsinfekt. Begünstigende Faktoren für einen Harnwegsinfekt sind:

- Gestörter Abfluss des Harns, z. B. bei Harnsteinen, Tumoren, Prostatavergrößerung, Querschnittslähmung
- Missbrauch nierenschädlicher Schmerzmittel, z. B. Paracetamol
- Instrumenteller Eingriff an den Harnwegen, z. B. Blasenkatheter
- Schwangerschaft
- Abwehrschwäche, Diabetes mellitus
- Kälte, Nässe
- Häufiger Geschlechtsverkehr („Flitterwochen-Zystitis").

Symptome

Asymptomatische Bakteriurie

Wie der Name schon sagt, hat der Patient keine Beschwerden. Die Bakterien werden zufällig im Urin nachgewiesen. Etwa 5 % aller Frauen haben eine asymptomatische Bakteriurie.

Keine Symptome

Zystitis

Die Patienten klagen über erschwertes und schmerzhaftes Wasserlassen (Dysurie, Algurie) bei häufigem Harndrang mit kleinen Urinmengen (Pollakisurie).
Es können Schmerzen über der Symphyse auftreten, nicht jedoch im Nierenlager. Meist besteht kein Fieber.

- Dysurie, Algurie
- Pollakisurie
- Schmerzen über der Symphyse

Akute Pyelonephritis

Bei der akuten Pyelonephritis tritt Fieber über 38 °C auf, meist mit Schüttelfrost und stark beeinträchtigtem Allgemeinbefinden. Hinzu kommen Dysurie und seltener Erbrechen, Bauch- und Kopfschmerzen. Die Nierenlager sind klopfschmerzhaft.

- Fieber
- Schlechtes Allgemeinbefinden
- Klopfschmerzhaftes Nierenlager

Chronische Pyelonephritis

Eine chronische Pyelonephritis entwickelt sich nur bei chronischen Störungen des Harnabflusses. Die Symptome sind meist nicht so ausgeprägt wie die einer akuten Pyelonephritis. Die Patienten fühlen sich abgeschlagen, klagen über dumpfe Rückenschmerzen, Klopfschmerzen im Nierenlager, Brechreiz und verlieren an Gewicht.

- Schlechtes Allgemeinbefinden
- Rücken- und Kopfschmerzen
- Brechreiz, Gewichtsverlust

Diagnostik

- Urinbefund: Bei einer Harnwegsinfektion sind im Urin Bakterien ($\geq 10^5$ Keime/ml Urin) und Leukozyten nachweisbar. Über eine Urinkultur werden die Erreger gezielt nachgewiesen. Diese Keime werden auf ihre Empfindlichkeit gegen verschiedene Antibiotika getestet (Antibiogramm)
- Blutuntersuchung: Im Blut sind BSG und CRP erhöht. Erhöhungen von Kreatinin und Harnstoff zeigen eine eingeschränkte Nierenfunktion. Bei einer chronischen Pyelonephritis findet sich evtl. eine Anämie, bei eitrigen Nierenkomplikationen eine Leukozytose

- Sonographie, CT: Diese zeigen Abflussstörungen und ggf. verkleinerte Nieren.

Therapie

- Abflusshindernisse beseitigen
- Viel trinken
- Medikamentös je nach Form der Entzündung

Die Erkrankung begünstigenden Faktoren, vor allem Abflusshindernisse, müssen nach Möglichkeit beseitigt werden. Die Patienten sollen viel trinken, um die Harnwege zu „spülen", und bei Harndrang sofort zur Toilette gehen.
Die **asymptomatische Bakteriurie** wird nur bei eingeengten Harnwegen (Obstruktion), bei immunsupprimierten Patienten, Kindern oder in der Schwangerschaft behandelt.
Die **unkomplizierte Zystitis** wird nach Bestimmung des Erregers über 1–3 Tage gezielt mit einem Antibiotikum behandelt, z. B. mit Gyrasehemmern (Tarivid®) oder Trimethoprim/Sulfonamid (Bactrim forte®).
Die **akute Pyelonephritis** wird nach Abnahme einer Urinkultur und möglichst auch einer Blutkultur „blind" mit einem Breitbandantibiotikum anbehandelt, z. B. einem Gyrasehemmer. Alternativ können Aminopenicilline oder Cephalosporine gegeben werden. Sind die Erreger bekannt, wird die Therapie ggf. umgestellt. Die Patienten sollen Bettruhe einhalten und sich schonen.
Bei der **chronischen Pyelonephritis** wird die Urinkultur möglichst abgewartet und dann über eine Woche gezielt – evtl. stationär i.v. – mit einem Antibiotikum therapiert.

Grundsätzlich sollte nach jedem Harnwegsinfekt der Urin fünf Tage nach Abschluss der Therapie noch einmal bakteriologisch untersucht werden, um den Erfolg der Therapie zu kontrollieren.

Komplikationen

- Zystitis → akute Pyelonephritis
- Chronische Pyelonephritis → Niereninsuffizienz, Hypertonie, Abszesse
- Akute und chronische Pyelonephritis → Urosepsis

Eine Zystitis kann sich durch Aufsteigen der Keime von der Harnblase entlang der Harnleiter zu einer akuten Pyelonephritis entwickeln. Der weitere Übergang in eine chronische Pyelonephritis ist selten, insbesondere wenn keine begünstigenden Faktoren vorliegen.
Eine chronische Pyelonephritis heilt selten vollständig aus. Es besteht die Gefahr der chronischen Niereninsuffizienz. Bei 30–50 % der Patienten entwickelt sich eine renale Hypertonie. Es können sich Abszesse innerhalb und neben den Nieren bilden.
Lebensbedrohliche Komplikation der akuten und der chronischen Pyelonephritis ist eine Urosepsis bei Eindringen von Erregern in die Blutbahn.

Pflege

Kontaminationen der Urinprobe führen zu „falschen" Ergebnissen der Urinkultur und damit unter Umständen zu einer falschen Entscheidung für die Therapie. Um dies zu verhindern, wird **Mittelstrahlurin** für die Urinprobe gewonnen:

- Intimpflege durchführen, um Keime aus der Umgebung der Harnröhre zu entfernen

- Erste Portion der Miktion verwerfen, mit ihr werden die in der Harnröhre befindlichen Keime ausgespült
- Zweite Urinportion, den Mittelstrahl, in einem sterilen, verschließbaren Gefäß auffangen
- Letzte Portion wieder verwerfen, und Urinprobe sofort ins Labor bringen.

Auf Anordnung des Arztes hin muss die Urinprobe durch Einmalkatheterisierung gewonnen werden.

7.3 Störungen des Wasser- und Elektrolythaushalts

7.3.1 Dehydratation

Wassermangel mit Volumendefizit

Bei der Dehydratation (Exsikkose) liegt ein Wassermangel mit Volumendefizit des Körpers vor. Erkennbar ist dies anhand der Osmolalität des Serums, d.h. anhand des Gehaltes an osmotisch wirksamen Substanzen. Die Osmolalität wird in erster Linie vom Natriumgehalt (Na^+) des Serums bestimmt:

- Normaler Na^+-Spiegel im Serum: 135–145 mmol/l
- Hyponatriämie: Na^+-Spiegel ≤ 134 mmol/l
- Hypernatriämie: Na^+-Spiegel ≥ 146 mmol/l.

3 Formen

Es werden drei verschiedene Formen der Dehydratation unterschieden:

- **Hypotone Dehydratation:** Na^+-Verlust größer als Wasserverlust → Hyponatriämie
- **Isotone Dehydratation:** Na^+- und Wasserverlust gleich groß → Na^+-Spiegel im Normbereich
- **Hypertone Dehydratation:** Wasserverlust größer als Na^+-Verlust → Hypernatriämie.

Ursachen

Mangelnde Flüssigkeitsaufnahme bzw. Flüssigkeitsverlust

Eine Dehydratation tritt auf bei:

- Flüssigkeitsverlusten: Erbrechen, Durchfall, Schwitzen (z. B. Fieber), Blutungen, Polyurie (z. B. Nierenerkrankungen, Diabetes mellitus, Nebenniereninsuffizienz), Verbrennungen, Flüssigkeitsansammlungen in körpereigenen Hohlräumen (z. B. Aszites)
- Verminderter Flüssigkeitsaufnahme: Dursten, falsch eingestellte Infusionstherapie.

Symptome

- Patienten haben starken Durst, der bei älteren oder bewusstseinsgestörten Menschen fehlen kann
- Haut und Schleimhäute sind trocken; gezogene Hautfalten bleiben aufgrund des verminderten Spannungszustandes der Haut (Turgor) stehen
- Wenig, stark konzentrierter Urin

- Bei großen Flüssigkeitsdefiziten treten Kreislaufsymptome auf: Puls ↑, Blutdruck ↓, ZVD ↓; die Patienten sind geschwächt, benommen und später verwirrt
- Bei einer hypertonen Störung kommt es auch zur Temperaturerhöhung (Durstfieber).

Diagnostik und Therapie

- Hämatokrit ↑, Hämoglobin ↑, Eiweiß ↑
- Flüssigkeitsverluste langsam ausgleichen

Im Blut sind Hämatokrit, Hämoglobin und Eiweißgehalt aufgrund des Flüssigkeitsverlustes erhöht (relative Zunahme durch „Bluteindickung"). Der Na^+-Spiegel ist je nach Art der Dehydratation verändert.
Die Ursache der Dehydratation ist nach Möglichkeit zu beseitigen. Die Wasserverluste selbst müssen langsam über Tage korrigiert werden, um Nebenwirkungen wie z. B. ein Hirnödem aufgrund eines zu raschen Ausgleichs zu vermeiden. Infusionslösungen werden auf die jeweilige Elektrolytstörung abgestimmt.

7.3.2 Hyperhydratation

Wasserüberschuss mit Volumenüberlastung

3 Formen

Bei der Hyperhydratation liegt ein Wasserüberschuss mit Volumenüberlastung des Körpers vor. Analog zur Dehydratation werden auch bei der Hyperhydratation drei Formen unterschieden:
- **Hypotone Hyperhydratation:** Wasserüberschuss größer als Na^+-Überschuss → Hyponatriämie
- **Isotone Hyperhydratation:** Wasserüberschuss gleich groß wie Na^+-Überschuss → Na^+-Spiegel im Serum normal
- **Hypertone Hyperhydratation:** Na^+-Überschuss größer als Wasserüberschuss → Hypernatriämie.

Ursachen:
- Herzinsuffizienz
- Niereninsuffizienz
- Leberzirrhose
- Nebennierenüberfunktion
- Hypoproteinämie

Einer Hyperhydratation können verschiedene Erkrankungen und Störungen zugrunde liegen: Herzinsuffizienz, Niereninsuffizienz, Hypoproteinämie, Leberzirrhose mit sekundärem Hyperaldosteronismus, Nebennierenüberfunktion. Auch eine übermäßige Infusionsbehandlung oder Therapie mit Kortikosteroiden kann zur Überwässerung führen.

Symptome

- Gewichtszunahme und Auftreten von Ödemen aufgrund der Volumenüberlastung
- Dyspnoe bei beginnendem Lungenödem
- Ggf. Blutdruckerhöhung (nicht bei Herzinsuffizienz)
- Pleuraergüsse und Aszites
- Ist die Osmolalität des Serums verändert, treten zusätzlich zentralnervöse Störungen wie Kopfschmerzen, Krämpfe und im Extremfall Koma auf.

Diagnostik und Therapie

Hämatokrit, Hämoglobin und Eiweiß sind erniedrigt. Na^+ ist entsprechend der Art der Hyperhydratation verändert.
Zum einen muss die Grunderkrankung behandelt werden. Zum anderen müssen die Flüssigkeits- und Kochsalzaufnahme eingeschränkt werden. Je nach Schweregrad werden verschieden starke Diuretika verordnet. Bei Niereninsuffizienz ist die Dialyse indiziert.

- Hämatokrit ↓, Hämoglobin ↓, Eiweiß ↓
- Therapie der Grunderkrankung
- Diuretikagabe

7.3.3 Störungen des Kaliumhaushalts

Kalium (K^+) ist wesentlich an der neuromuskulären Erregungsübertragung beteiligt. Dazu liegt das positiv geladene Ion intrazellulär in hoher Konzentration, extrazellulär in niedriger Konzentration vor. Der normale K^+-Spiegel im Blut beträgt 3,6–4,8 mmol/l.
Die Hauptgefahr bei allen Störungen des K^+-Haushalts besteht im Auftreten bedrohlicher Herzrhythmusstörungen bis hin zum Kammerflimmern bzw. Herzstillstand.

Hypokaliämie

Beträgt die K^+-Konzentration im Blut ≤ 3,6 mmol/l, liegt eine Hypokaliämie vor.

K^+-Konzentration ≤ 3,6 mmol/l

7

Ursachen

Ursache ist meist ein erhöhter Verlust von K^+ über den Darm, z. B. bei Laxantien-Abusus (Abführmittel-Missbrauch), Diarrhoe, Erbrechen, oder über die Nieren, z. B. bei Nierenerkrankungen, unangepasster Behandlung mit Diuretika, Hyperaldosteronismus. Ebenso kommt es bei einer Alkalose zur Verlagerung von K^+ aus dem Extrazellulärraum in die Zellen.

- K^+-Verlust über Darm oder Niere
- Diuretika
- Hyperaldosteronismus
- Alkalose

Symptome

Eine Hypokaliämie vermindert die Erregbarkeit von Muskeln und Nerven. Dies äußert sich in Muskelschwäche, Obstipation und Herzrhythmusstörungen (Extrasystolen). Es können Nierenschäden und eine metabolische Alkalose auftreten.

- Erregbarkeit ↓
- Ggf. Nierenschäden
- Ggf. Alkalose

Diagnostik

Um eine Hypokaliämie zu diagnostizieren, muss neben dem K^+-Spiegel im Blut immer auch der pH-Wert bestimmt werden, da K^+-Ionen mit H^+-Ionen in einem Gleichgewicht stehen. Ist der pH-Wert niedrig, befinden sich also viele H^+-Ionen im Blut, diffundieren K^+-Ionen aus dem Extrazellulärraum in die Zelle, um das Übergewicht positiv geladener Ionen auszugleichen. Es

- K^+-Spiegel
- pH-Wert
- EKG

kommt zur Hypokaliämie. Die damit veränderte Erregbarkeit der Zellen äußert sich in typischen Veränderungen im EKG (u.a. Extrasystolen). Die K^+-Konzentration im Urin wird bestimmt, um einen renalen K^+-Verlust von einem enteralen zu unterscheiden.

Therapie

K^+-Substitution.
Vorsicht bei intravenöser K^+-Substitution

Bei leichtem Mangel wird K^+ oral substituiert (Kalinor® Brause), verbunden mit K^+-haltigen Lebensmitteln wie Obstsäften und Bananen. Kaliumchlorid gleicht neben einem K^+-Mangel auch die meist gleichzeitig bestehende metabolische Alkalose aus. Bei größeren Verlusten kann K^+ i.v. substituiert werden. Dies geschieht aufgrund möglicher Herzrhythmusstörungen unter EKG-Kontrolle.

Pflege

Eine intravenöse K^+-Substitution muss besonders überwacht werden. Da K^+ bei Infusion die Venen stark reizt, darf es in Konzentrationen über 40 mmol/l nur über einen zentralvenösen Katheter gegeben werden. Wegen der Gefahr von Herzrhythmusstörungen muss es langsam über einen Infusomaten verabreicht werden.
Wird die Infusionslösung mit K^+-Zusatz zu schnell infundiert, können Übelkeit und Erbrechen auftreten. In diesem Fall muss die Infusion langsamer gestellt und der Arzt informiert werden.

Hyperkaliämie

K^+- Konzentration $\geq$ 4,8 mmol/l

Beträgt die K^+-Konzentration $\geq$ 4,8 mmol/l im Blut, liegt eine Hyperkaliämie vor.

Ursachen

Eine Hyperkaliämie kann hervorgerufen werden durch:

- Unzureichende Ausscheidung von K^+, z. B. bei akutem oder chronischem Nierenversagen oder der Einnahme kaliumsparender Diuretika, ACE-Hemmern, nichtsteroidaler Antirheumatika u.a.
- Verschiebung von K^+ aus dem Intrazellulärraum in den Extrazellulärraum, z. B. bei Azidose, Insulinmangel (da Insulin die Aufnahme von Glukose und K^+ in die Körperzellen steigert) oder bei ausgedehnten Zellschäden, z. B. großen Weichteilverletzungen, Hämolyse.

Symptome und Diagnostik

- Neuromuskuläre Störungen
- Herzrhythmusstörungen
- K^+ im Blut ↑
- EKG (AV-Block, Kammerflimmern)

Es gibt kein zuverlässiges Symptom, das eine Hyperkaliämie anzeigt, deshalb muss bei gefährdeten Patienten (mit Niereninsuffizienz, unter K^+-Substitution) regelmäßig der K^+-Spiegel überprüft werden. Neuromuskuläre Störungen wie beispielsweise Muskelzuckungen oder Paresen sind möglich. Ab Werten ≥ 6,5 mmol/l treten schwere Herzrhythmusstörungen wie AV-Blockierungen oder Kammerflattern/-flimmern auf. Die Diagnose wird anhand des K^+-Spiegels im Blut und des EKG gestellt.

Therapie

Therapeutisch reicht es in leichten Fällen aus, auf stark K^+-haltige Lebensmittel zu verzichten und ursächliche Medikamente abzusetzen. Ansonsten werden Kationenaustauscher (z. B. Resonium A®) gegeben, die im Darm K^+ gegen Na^+ austauschen. Durch gleichzeitige Infusion von Insulin und Glukose oder Natriumbikarbonat wird der K^+-Einstrom in die Zellen gefördert. In schweren Fällen (schwere Herzrhythmusstörungen) ist eine sofortige Dialyse notwendig.

- K^+-Restriktion mit der Nahrung
- Kationenaustauscher
- Infusion von Glukose und Insulin
- Ggf. Dialyse

Pflege

Eine Hyperkaliämie kann durch unsachgemäße Blutabnahme, z. B. zu lange Blutstauung, vorgetäuscht werden, da es dabei in der Blutprobe selbst zur Hämolyse der Erythrozyten und damit zum K+-Anstieg kommt. Deshalb sollte bei der Blutentnahme nur kurz gestaut werden.

7.3.4 Störungen des Kalziumhaushalts

Die Gesamtkonzentration von Kalzium (Ca^{2+}) im Serum beträgt 2,2–2,7 mmol/l. Davon sind etwa 50 % als freie Ionen vorhanden, die die biologisch aktive Form darstellen. 50 % sind an Eiweiße, Bikarbonat u.a. Serumbestandteile gebunden.

7

Hypokalzämie

Sinkt der Ca^{2+}-Spiegel im Blut unter 2,2 mmol/l bzw. das freie Ca^{2+} unter 1,1 mmol/l, liegt eine Hypokalzämie vor.
Ursachen sind Hypoparathyreoidismus, Malabsorptionssyndrom mit zu geringer Resorption von Ca^{2+} und Vitamin D aus dem Darm sowie bei Niereninsuffizienz oder einer Pankreatitis.
Klinisch zeigen die Patienten eine **hypokalzämische Tetanie.** Diese äußert sich durch Muskelzuckungen ohne Verlust des Bewusstseins. Typisch ist eine Pfötchenstellung der Hände. Weiterhin treten Parästhesien (Kribbeln, Ameisenlaufen) auf. Es kann zu EKG-Veränderungen kommen. Die Ursache muss gezielt behandelt werden und Ca^{2+} muss ersetzt werden. Bei einer Tetanie wird Ca^{2+} *langsam* i.v. gespritzt (Gefahr von Herzrhythmusstörungen), um die Konzentration an freiem Ca^{2+} im Blut zu erhöhen. Bei einer Langzeittherapie wird Ca^{2+} oral gegeben, evtl. in Kombination mit Vitamin D.

Ca^{2+}-Konzentration ≤ 2,2 mmol/l

Ursachen:
- Hypoparathyreoidismus
- Malabsorptionssyndrom
- Niereninsuffizienz
- Pankreatitis

Symptome:
- Tetanie
- EKG-Veränderungen.

Therapie:
- Grunderkrankung behandeln
- Bei Tetanie: Ca^{2+} i.v., Langzeittherapie mit Ca^{2+} oral

Hyperkalzämie

Ca^{2+}-Konzentration ≥ 2,7 mmol/l

Häufige Ursachen:
- Maligner Tumor
- Primärer Hyperparathyreoidismus
- Niereninsuffizienz

Symptome:
- Herzrhythmusstörungen
- Polyurie, Polydipsie, Übelkeit
- Bewusstseinsstörungen

Bei der Hyperkalzämie steigt die Ca^{2+}-Konzentration im Blut über 2,7 mmol/l bzw. das freie Ca^{2+} über 1,3 mmol/l.
Hyperkalzämien treten oft im Zusammenhang mit einem malignen Tumor auf, z. B. einem Bronchial-, Mamma- oder Prostatakarzinom sowie einem Plasmozytom. Der Ca^{2+}-Anstieg ist entweder durch eine Ca^{2+}-Freisetzung bei Knochenmetastasen oder durch paraneoplastische Bildung von Parathormon (bzw. ähnlichen Substanzen) des Tumors bedingt. Auch ein primärer Hyperparathyreoidismus und eine Nebenniereninsuffizienz sind mögliche Ursachen einer Hyperkalzämie. Seltene Ursachen sind Nebenwirkungen von Medikamenten (z. B. Thiaziddiuretika), Sarkoidose oder Immobilisation mit Knochenabbau.
Bei 50 % aller Patienten wird die Hyperkalzämie zufällig entdeckt. Mögliche Symptome sind Herzrhythmusstörungen, Polyurie, Polydipsie (vermehrtes Trinken), Übelkeit, Erbrechen, Bewusstseinsstörungen.

Hyperkalzämische Krise

Symptome:
- Polyurie, Polydipsie
- Exsikkose
- Fieber
- Koma.

Therapie:
- Diuresesteigerung
- Medikamente:
  - Biphosphonate
  - Kortikosteroide

Bei einem Ca^{2+}-Spiegel ≥ 3,5 mmol/l droht eine hyperkalzämische Krise mit massiver Polyurie, Polydipsie, Exsikkose, Fieber und Koma. Wichtigste Therapiemaßnahme ist die Steigerung der Diurese, indem Kochsalzlösung und Furosemid (Lasix®) infundiert werden. Mindestens 5 Liter müssen am Tag ausgeschieden werden. Die Gabe von Bisphosphonaten (z. B. Ostac®) bremst die Tätigkeit der Osteoklasten (knochenabbauende Zellen). Außerdem reduzieren Kortikosteroide die Ca^{2+}-Freisetzung aus den Knochen. Bei Niereninsuffizienz ist eine Hämodialyse mit kalziumfreiem Dialysat angezeigt.

7.4 Störungen des Säure-Basen-Haushalts

pH-Wert = Maß für die H^+-Konzentration

Physiologischer Wert: 7,37–7,45

Störungen des Säure-Basen-Haushalts werden durch Bestimmung des **pH-Wertes** identifiziert. Der pH-Wert ist ein Maß für die H^+-Konzentration (Wasserstoffionen-Konzentration) im Blut und liegt physiologisch zwischen 7,37 und 7,45. Mit folgenden Mechanismen sorgt der Organismus für diese Konstanz:
- CO_2-Ausscheidung über die Lunge
- H^+- bzw. HCO_3^- (Bikarbonat) Ausscheidung über die Niere
- Puffer, die entweder H^+-Ionen aufnehmen oder abgeben, z. B. CO_2, HCO_3^-, Phosphatpuffer sowie Hämoglobin.

Zum Verständnis: Kohlendioxid (CO_2) entspricht einer leichten Säure, da es im Blut mit Wasser zu Kohlensäure (H_2CO_3) reagiert, die ihrerseits in HCO_3^- und H^+ dissoziiert (zerfällt): $CO_2 + H_2O \leftrightharpoons H_2CO_3 \leftrightharpoons HCO_3^- + H^+$

Störungen können in diesem Gleichgewicht durch Verschiebungen der beteiligten Größen verursacht sein. Deshalb wird für die genaue Diagnostik im Rahmen der Blutgasanalyse (BGA) neben dem pH-Wert der CO_2-Partialdruck (pCO_2), die Bikarbonat-Konzentration und der sog. Base Excess (BE) ermittelt (Differenz zwischen der tatsächlich nachweisbaren und der physiologisch vorkommenden Pufferbasen-Konzentration).

BGA:
- pH-Wert
- CO_2-Partialdruck
- Bikarbonat
- Base Excess

7.4.1 Alkalose

Steigt der pH-Wert im Blut auf ≥ 7,45, d.h. die H^+-Konzentration fällt ab, liegt eine Alkalose vor. Eine Alkalose kann Folge einer **metabolischen** (stoffwechselbedingten) oder einer **respiratorischen** (atmungsbedingten) Störung sein.

pH-Wert ≥ 7,45

Metabolische Alkalose

Ursachen

- Verlust von Säuren, also H^+-Ionen, durch Erbrechen oder wiederholtes Absaugen von Magensaft
- Gesteigerte H^+- und K^+-Ausscheidung sowie Na^+- und Wasserrückresorption in den Nieren, z. B. beim primären Hyperaldosteronismus oder M. Cushing
- Anstieg von Bikarbonat bei eingeschränkter Nierenfunktion
- Diuretikatherapie mit K^+-Mangel.

Symptome und Diagnostik

Durch eine verminderte, flache Atmung (Hypoventilation) versucht der Körper, weniger CO_2 abzuatmen und damit den Anteil von H^+- Ionen und so den Säureverlust auszugleichen. Aufgrund des resultierenden O_2-Mangels ist dies jedoch nur begrenzt möglich. Weitere Symptome werden durch eine gleichzeitig auftretende Hypokaliämie (z. B. Extrasystolen) und Hypokalzämie (z. B. Tetanie) hervorgerufen.
Die Diagnose wird aufgrund der klinischen Symptome und über die Blutgasanalyse gestellt: pH-Wert ↑, HCO_3^- ↑, pCO_2 ↑, BE positiv.

- Flache Atmung
- Hypokaliämie
- Hypokalzämie
- BGA: pH-Wert ↑, HCO_3- ↑, pCO_2 ↑, BE positiv

Therapie

Therapeutisch muss die Ursache der Alkalose beseitigt werden. Ein Volumenmangel wird mit NaCl-Lösung 0,9 % ausgeglichen. Eine Hypokaliämie wird in der Regel mit Kalium oral therapiert. Bei schweren Formen (pH-Wert ≥ 7,55) wird zusätzlich über einen zentralen Venenkatheter Argininhydrochlorid infundiert.

Therapiert wird entsprechend der Ursache

Respiratorische Alkalose

Ursachen

Hyperventilation

Eine respiratorische Alkalose wird durch verstärkte Atmung (Hyperventilation) hervorgerufen. Diese ist meist psychisch bedingt, z. B. bei Angst, Aufregung, sehr viel seltener wird sie durch O_2-Mangel oder zerebrale Störungen wie bei einer Enzephalitis (Hirnentzündung) verursacht.

Symptome und Diagnostik

- Hyperventilationstetanie
- BGA: pH-Wert ↑, HCO_3^- ↓, pCO_2 ↓, BE negativ

Eine Folge der Alkalose ist die vermehrte Bindung von Kalzium im Blut. Da sich somit die Konzentration des freien Kalziums vermindert, steigt die neuromuskuläre Erregbarkeit. Es kommt zur Hyperventilationstetanie mit Parästhesien und Muskelzuckungen.
Ergebnis der Blutgasanalyse ist: pH-Wert ↑, HCO_3^- ↓, pCO_2 ↓, BE negativ.

Therapie

Beruhigung, evtl. CO_2-Rückatmung

Ist die Hyperventilationstetanie psychisch bedingt, muss der Patient zum langsamen Atmen angeleitet und beruhigt werden. Um die Atemluft mit CO_2 anzureichern, sollte der Patient in eine Plastiktüte ausatmen und diese CO_2-haltige Luft erneut einatmen.

7

7.4.2 Azidose

pH-Wert ≤ 7,36

Fällt der pH-Wert im Blut auf ≤ 7,37, d.h. die H^+-Konzentration steigt an, liegt eine Azidose vor. Wie bei der Alkalose werden auch bei der Azidose eine metabolische und eine respiratorische Form unterschieden.

Metabolische Azidose

Ursachen

Die metabolische Azidose kann folgende Ursachen haben:

- Vermehrte Produktion von Säuren, z. B. durch Ketonkörperproduktion beim diabetischen Koma oder durch Laktatproduktion bei O_2-Mangel
- Verlust von Bikarbonat, z. B. bei Durchfall
- Mangelnde Ausscheidung von Säuren, z. B. bei Niereninsuffizienz.

Symptome und Diagnostik

- Kussmaul-Atmung
- Hypotonie, Bewusstseinsstörungen
- BGA: pH-Wert ↓, HCO_3^- ↓, pCO_2 ↓, BE negativ

Der Organismus versucht über eine vertiefte, aber regelmäßige Atmung (Kussmaul-Atmung), möglichst viel CO_2 abzuatmen, um so die bestehende Azidose auszugleichen. Bei einer schweren Azidose treten Blutdruckabfall und Bewusstseinsstörungen auf.

Die Blutgasanalyse ist wie folgt verändert: pH-Wert ↓, HCO_3^- ↓, pCO_2 ↓, BE negativ.

Therapie

Therapeutisch muss die Ursache der Azidose beseitigt werden. Bei einer schweren Azidose (pH-Wert ≤ 7,15) wird zusätzlich langsam Bikarbonat infundiert.

- Grunderkrankung behandeln
- Infusion von Bikarbonat

Respiratorische Azidose

Ursachen

Wird CO_2 vermindert abgeatmet, kommt es zu einer respiratorischen Azidose. Diese tritt bei einer Ateminsuffizienz im Rahmen unterschiedlicher Lungenerkrankungen auf, z. B. bei Asthma bronchiale oder schweren Pneumonien. Davon abzugrenzen sind Atemstörungen durch Wirkung auf das Atemzentrum, z. B. durch Medikamente wie Benzodiazepine (z. B. Valium®) oder durch einen Hirninfarkt.

Ursache:
- Lungenerkrankungen
- Störungen des Atemzentrums

Symptome und Diagnostik

Die Patienten sind geschwächt, desorientiert und in schweren Fällen komatös. Sie leiden unter Atemnot und sind aufgrund des O_2-Mangels zyanotisch. Die Blutgasanalyse ist wie folgt verändert: pH-Wert ↓, HCO_3^- ↑, pCO_2 ↑, BE positiv.

- Schwäche, Desorientiertheit
- Atemnot
- BGA: pH-Wert ↓, HCO_3^- ↑, pCO_2 ↑, BE positiv

Therapie

Kann die Atemstörung nicht durch Therapie der Grunderkrankung behoben werden, muss der Patient intubiert und beatmet werden.

- Grunderkrankung behandeln
- Ggf. Beatmung

Faustregel: Bei **m**etabolischen Störungen verändern sich pH-Wert, Bikarbonat und pCO_2 stets gleichsinnig **mi**teinander!.

Tab. 7.1 Blutgasanalyse bei den verschiedenen Störungen des Säure-Basen-Haushalts.

Störung	pH-Wert*	pCO_2 [mmHg]	Bikarbonat, HCO_3^- [mmol/l]	BE [mmol/l]
Normwerte	7,37–7,45	36–44	22–26	−2 bis +2
Metabolische Azidose	↓ oder ↔	↔ oder ↓	↓	negativ
Metabolische Alkalose	↑ oder ↔	↔ oder ↑	↑	positiv
Respiratorische Azidose	↓ oder ↔	↑	↔ oder ↑	positiv
Respiratorische Alkalose	↑ oder ↔	↓	↔ oder ↓	negativ

* Bei kompensierten Veränderungen ist der pH-Wert durch erhöhte oder erniedrigte Bikarbonatausscheidung bzw. CO_2-Abatmung noch im Normbereich; pCO_2, BE sind jedoch pathologisch.

Übungsfragen

❶ Nennen Sie drei Erkrankungen, bei denen eine Hämaturie auftritt!

❷ Was können Ursachen eines nephrotischen Syndroms sein?

❸ Nennen Sie die Therapie der akuten Pyelonephritis!

❹ Beschreiben Sie kurz das Prinzip der künstlichen Niere (Hämodialyse)!

❺ Wie äußern sich die typischen Schmerzen einer Harnleiterkolik?

❻ Nennen Sie die konservativen Therapiemöglichkeiten bei Nierensteinen!

❼ Nennen Sie typische Symptome der Hypokaliämie!

KAPITEL

8 Erkrankungen des Hormonsystems

Mit der Funktion von Hormondrüsen und Hormonen sowie deren Störungen beschäftigt sich die **Endokrinologie.** Voraussetzung für das Verständnis der endokrinologischen Erkrankungen ist die Kenntnis der physiologischen Zusammenhänge. In ➤ Abbildung 8.1 sind die wichtigsten Hormone und deren Wirkungsweise zusammengestellt.

TRH = Thyreotropin-Releasing-Hormon
TSH = Thyroideastimulierendes Hormon
T_3 = Trijodthyronin
T_4 = Tetrajodthyronin, Thyroxin
CRH = Corticotropin-Releasing-Hormon
ACTH = Adrenocorticotropes Hormon
Gn-RH = Gonadotropin-Releasing-Hormon
FSH = Follikelstimulierendes Hormon
LH = Luteinisierendes Hormon
GH-RH = Growth-Hormon-Releasing-Hormon
GH-IH = Growth-Hormon-Inhibiting-Hormon
PRL-RH = Prolaktin-Releasing-Hormon
PRL-IH = Prolaktin-Inhibiting-Hormon

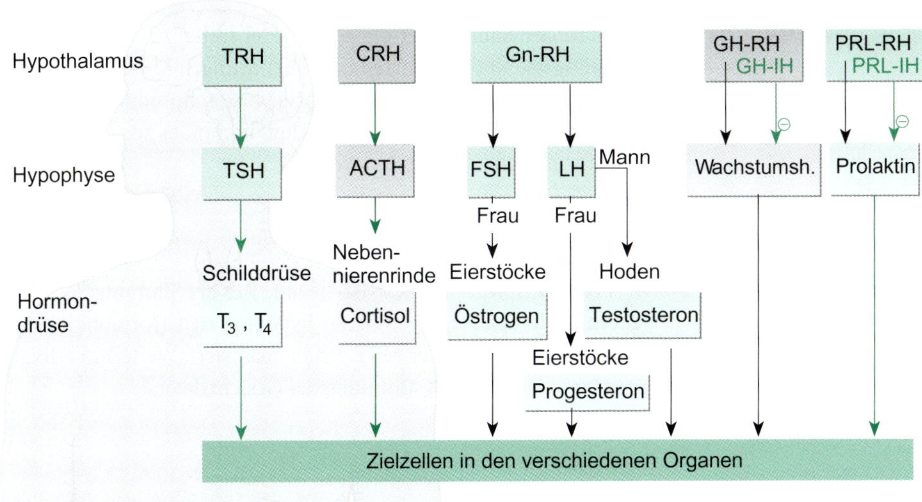

Abb. 8.1 Regulationsachsen der einzelnen Hormone. [A400]

Die Hypophyse ist ein wichtiges Steuerorgan im endokrinen System

8.1 Erkrankungen der Hypophyse

8.1.1 Hypophysentumoren

Unterscheide:
- Endokrin aktive Tumoren
- Endokrin inaktive Tumoren

Tumoren der Hypophyse machen etwa 10 % aller Hirntumoren aus. Sie können endokrin aktiv (60 %) oder inaktiv (40 %) sein. Die **endokrin aktiven Tumoren** werden nach ihrer Hormonproduktion eingeteilt:
- Prolaktinom (prolaktinproduzierender Hypophysentumor, 40 %)
- Wachstumshormonproduzierender Tumor mit Akromegalie (15 %)
- ACTH-produzierender Tumor (5 %).

Endokrin inaktive Tumoren rufen durch Schädigung des gesunden Gewebes eine Insuffizienz des Hypophysenvorderlappens mit entsprechendem Ausfall der glandotropen Hormone hervor. Weitere Symptome sind ein zentraler Diabetes insipidus, Sehstörungen durch Druck des Tumors auf den N. opticus und Kopfschmerzen.

Prolaktinom

Prolaktinsezernierendes Adenom des HVL

Das Prolaktinom ist ein prolaktinsezernierendes Adenom des Hypophysenvorderlappens und ist der häufigste Tumor der Hypophyse.

Symptome

- Frau: Amenorrhoe, Libidoverlust, Galaktorrhoe
- Mann: Libido-, Potenzverlust
- Beide Geschlechter: Kopfschmerzen, Sehstörungen, evtl. HVL- Insuffizienz

Folge des erhöhten Prolaktinspiegels bei Frauen sind eine Amenorrhoe (fehlende Monatsblutung) und ein Libidoverlust, ggf. auch eine Galaktorrhoe (Milchaustritt aus der Brust). Bei Männern kommt es zu Libido- und Potenzverlust.

Aufgrund der Raumforderung im Schädel treten bei beiden Geschlechtern Symptome wie Kopfschmerzen und Sehstörungen (durch Druck des Tumors auf den N. opticus) auf. Wird das übrige hormonproduzierende Gewebe der Hypophyse durch den Tumor geschädigt, kommt es zur Hypophysenvorderlappeninsuffizienz.

Diagnostik

- Blut: Prolaktin ↑
- MRT, CT
- Endokrinologische Funktionsdiagnostik

Der Prolaktinspiegel im Blut ist erhöht. Bei der Blutuntersuchung werden weiterhin die Spiegel der anderen hypophysären Hormone überprüft. Der Tumor wird über CT oder MRT genau lokalisiert. Weiterhin erfolgt eine Augenuntersuchung mit Bestimmung des Gesichtsfeldes.

Therapie

- Dopaminagonisten
- Operation

Die Therapie erfolgt primär medikamentös mit Dopaminagonisten (z. B. Bromocriptin als Pravidel®), die die Hormonproduktion hemmen. Erst wenn sich unter dieser Therapie weder der Tumor verkleinert noch der Prolaktinspiegel sinkt, wird operiert.

Akromegalie

Die Akromegalie wird hervorgerufen durch einen Tumor des Hypophysenvorderlappens, der das Wachstumshormon Somatotropin (STH) produziert.

STH-sezernierender Tumor des HVL

Symptome und Diagnostik

Bei Kindern und Jugendlichen verstärkt sich das Längenwachstum. Betroffene erreichen eine Körpergröße von über zwei Metern. Bei Erwachsenen wachsen die Akren (Hände, Füße, Schädel): Schuhe, Handschuhe und Hüte passen nicht mehr, die Gesichtszüge vergröbern sich. Weiterhin nehmen die inneren Organe an Größe zu (Viszeromegalie). Aufgrund der diabetogenen Wirkung des STH kann ein Diabetes mellitus auftreten. Wie beim Prolaktinom können zudem Symptome aufgrund der Raumforderung des Tumors hinzukommen.
Der STH-Spiegel im Blut ist erhöht. Genau lokalisiert wird der Tumor mit CT und MRT.

- Kinder: verstärktes Längenwachstum
- Erwachsene: verstärktes Wachstum der Akren
- Viszeromegalie
- Evtl. Diabetes mellitus
- Kopfschmerzen, Sehstörungen, evtl. HVL- Insuffizienz

Therapie

Die Therapie besteht in der Entfernung des Tumors oder in seltenen Fällen in Strahlentherapie. Präoperativ sowie bei inoperablen Patienten kann der Tumor mit dem Dopaminagonisten Bromocriptin (Pravidel®) oder dem Somatostatinanalogon Octreotid (Sandostatin®) verkleinert werden.

- Operation
- Alternativ Bromocriptin, Octreotid

8.1.2 Hypophysenvorderlappeninsuffizienz

Unter einer Hypophysenvorderlappeninsuffizienz versteht man eine unzureichende oder fehlende Hormonproduktion des Hypophysenvorderlappens (HVL).

Hormonproduktion im HVL ↓

Ursachen

Eine Hypophysenvorderlappeninsuffizienz kann hervorgerufen werden durch:

- Tumor, der das Gewebe der Hypophyse zerstört
- Neurochirurgische Operationen
- Unfälle
- Autoantikörper
- Sheehan-Syndrom als seltene Ursache: Ein Schock aufgrund Blutverlustes während der Geburt führt bei der Mutter zu einer Mangeldurchblutung des Hypophysengewebes mit anschließender Nekrose.

Symptome

Symptome aufgrund fehlender hypophysärer Hormone

Symptome treten erst auf, wenn bereits 80 % des Hypophysenvorderlappens zerstört sind. Sie werden durch die fehlenden hypophysären Hormone hervorgerufen:

1. LH ↓, FSH ↓: Amenorrhoe, schwindende Achsel- und Schambehaarung, Libido- und Potenzverlust, Osteoporose
2. TSH ↓: Müdigkeit, Bradykardie, Kälteintoleranz
3. ACTH ↓, MSH ↓ (Melanozyten-stimulierendes Hormon): Adynamie, arterielle Hypotonie, Hypoglykämie, Gewichtsabnahme, alabasterfarbene Blässe durch fehlende Hautpigmentierung
4. STH ↓: Muskelmasse ↓, Arteriosklerose, Osteoporose
5. Prolaktin ↓ bei stillenden Frauen: Agalaktie (fehlender Milchfluss in der Stillzeit).

Diagnostik

- Endokrinologische Funktionsdiagnostik
- MRT, CT

Die endokrinologische Funktionsdiagnostik ist umfangreich: Die hypophysären Hormone im Blut werden bestimmt. Um die Stimulierbarkeit der hypophysären Hormone zu testen, werden Releasing-Hormone des Hypothalamus appliziert. Ein Tumor kann über CT und MRT lokalisiert werden.

Therapie

- Operation
- Lebenslange Substitution der fehlenden Hormone
- Notfallausweis

Wenn möglich wird die Ursache der Hypophysenvorderlappeninsuffizienz behoben, z. B. durch die Operation eines Tumors. Postoperativ sowie bei anderen Ursachen einer Hypophyseninsuffizienz müssen die peripheren Hormone lebenslang ersetzt werden, da ihr Ausschüttungsreiz durch die hypophysären Hormone fehlt: Schilddrüsenhormon L-Thyroxin, Kortikosteroide der Nebennierenrinde, STH, bei Männern Testosteron, bei Frauen eine Östrogen-Gestagen-Kombination. Die Patienten sollten immer einen Notfallausweis bei sich tragen.

Komplikationen

Hypophysäres Koma

Therapie:
- Kortikosteroide
- Flüssigkeit
- Glukose
- Schilddrüsenhormone

In Belastungssituationen (z. B. bei Infekten, Operationen, Erbrechen, Diarrhoe) kommt es physiologisch zu einer erhöhten Hormonausschüttung. Aufgrund des ACTH- und TSH-Mangels kann der Körper eines Erkrankten jedoch nicht adäquat reagieren, und die Gefahr eines **hypophysären Komas** besteht: Die Patienten werden schläfrig und stuporös. Hypotonie, Bradykardie, Hypothermie, Hypoglykämie und Hypoventilation treten hinzu. Therapiert wird mit der intravenösen Gabe von Kortikosteroiden sowie Flüssigkeitssubstitution. Je nach Bedarf werden zusätzlich Glukose und Schilddrüsenhormone gegeben.

8.1.3 Diabetes insipidus

Beim Diabetes insipidus ist die Wasserrückresorption in den Nieren gestört, so dass die Nieren den Harn nicht ausreichend konzentrieren können. Die Urinmenge kann bis zu 25 l täglich betragen.

Wasserrückresorption in den Nieren gestört

Ursachen und Einteilung

Zu unterscheiden sind:

- **Zentraler Diabetes insipidus:** Es besteht ein Mangel an ADH (Antidiuretisches Hormon, Adiuretin, Vasopressin). Ursache können ein Tumor, eine Operation oder Verletzung bzw. eine Entzündung im Bereich von Hypothalamus oder Hypophyse sein. In einigen Fällen liegen auch eine dominante Vererbung oder Autoantikörper gegen ADH-produzierende Zellen als Ursache zugrunde
- **Nephrogener Diabetes insipidus:** Die Nieren sprechen auf das ausreichend produzierte ADH nicht an. Ursachen sind verschiedene Nierenerkrankungen oder eine autosomal rezessiv vererbte Störung.

Man unterscheidet:

Zentraler und nephrogener Diabetes insipidus

Symptome

- Polyurie (5–25 l/Tag)
- Verstärkter Durst mit Polydipsie (vermehrter Flüssigkeitsaufnahme) aufgrund des massiven Flüssigkeitsverlustes
- Asthenurie (fehlende Harnkonzentrierung)
- Exsikkose bei unzureichender Flüssigkeitszufuhr.

Diagnostik

Die fehlende Harnkonzentrierung wird über das spezifische Gewicht des Urins gemessen.

Im **Durstversuch** wird ein Diabetes insipidus festgestellt: Die Patienten dürfen für einen bestimmten Zeitraum keine Flüssigkeit aufnehmen. Beim Gesunden kommt es zu einer starken Urinkonzentrierung, bei einem Diabetes insipidus bleibt diese aus. Wird dann eine Testdosis ADH verabreicht, nimmt die Urinkonzentration beim zentralen Diabetes insipidus zu. Bei der nephrogenen Form kommt es zu keiner Veränderung, da die Nieren auf diese Testdosis nicht ansprechen. Weiterhin kann die ADH-Konzentration im Blut bestimmt werden. Ein Tumor der Hypophyse oder des Hypothalamus wird mit Hilfe von CT und MRT lokalisiert.

- Spez. Gewicht des Urins
- Durstversuch
- MRT, CT

Therapie

Beim zentralen sowie beim nephrogenen Diabetes insipidus wird versucht, die auslösende Ursache zu beheben. Ist dies nicht möglich, kann beim zentralen Diabetes insipidus ein ADH-Analogon (Desmopressin als Minirin®) über die Nasenschleimhaut gegeben werden. Bei der nephrogenen Form kann ein

- Auslösende Ursache beheben
- Zentrale Form: ADH-Analogon
- Nephrogene Form: Thiaziddiuretika, NSAR

Therapieversuch mit Thiaziddiuretika und nichtsteroidalen Antirheumatika unternommen werden.

Pflege

Notfallausweis

Die Patienten müssen ausreichend trinken und sollten auf Kaffee, Tee und Alkohol verzichten, da diese Getränke einen diuretischen Effekt haben. Außerdem sollten sie immer einen Notfallausweis bei sich tragen.

8.2 Erkrankungen der Schilddrüse

T_3, T_4 beeinflussen Wachstum und zahlreiche Stoffwechselprozesse

3 Stoffwechsellagen

Die Schilddrüse produziert die Hormone Trijodthyronin (T_3) und Thyroxin (Tetrajodthyronin, T_4). Bei Erkrankungen der Schilddrüse werden abhängig von der Hormonproduktion folgende Stoffwechsellagen unterschieden:

- **Euthyreose:** Konzentration der Schilddrüsenhormone im Blut ist normal
- **Hypothyreose:** Konzentration der Schilddrüsenhormone im Blut ist erniedrigt
- **Hyperthyreose:** Konzentration der Schilddrüsenhormone im Blut ist erhöht.

Unabhängig von der Hormonproduktion kann die Schilddrüse normal groß, vergrößert oder verkleinert sein. Eine vergrößerte Schilddrüse wird als **Struma** (Kropf) bezeichnet.

8.2.1 Euthyreote Struma

Bei der euthyreoten Struma ist die Schilddrüse vergrößert (Struma, Kropf), während die Hormonspiegel normal sind.

8

Ursachen und Einteilung

Jodmangel

Bis zu 30 % der deutschen Bevölkerung erkranken an einer mehr oder weniger stark ausgeprägten euthyreoten Struma. Die Ursache ist eine zu geringen Aufnahme von Jodid mit der Nahrung und dem Trinkwasser. In der Folge werden lokal innerhalb der Schilddrüse Wachstumsfaktoren aktiviert, die eine Hyperplasie der Schilddrüsenzellen hervorrufen. Daneben ist die Hormonproduktion gestört. Die Schilddrüse wird verstärkt durch Hypothalamus und Hypophyse aktiviert, so dass weiterhin eine euthyreote Stoffwechsellage vorliegt. Dadurch kommt es allerdings zusätzlich zur Hypertrophie der Schilddrüsenzellen.

3 Stadien je nach Größe

Je nach Größe der Struma werden drei Stadien unterschieden:

- 0: Schilddrüsenvergrößerung ist nur sonographisch festzustellen
- I: Schilddrüsenvergrößerung ist tastbar, aber nicht sichtbar
- II: Schilddrüsenvergrößerung ist sicht- und tastbar.

Symptome

Symptome werden durch die vergrößerte Schilddrüse hervorgerufen: Dem Patienten fällt ein verdickter Hals auf, der Hemdkragen lässt sich nicht mehr schließen. Die Schilddrüse wächst jedoch nicht nur nach außen hin sichtbar, sondern auch nach innen. Hier engt sie u.U. Luft- und Speiseröhre ein, so dass Dyspnoe und Schluckbeschwerden auftreten können. Auch Blutgefäße des Halses können komprimiert werden. Bei lang bestehender Jodmagel-Struma kann es zur Autonomie von Schilddrüsenzellen kommen, d.h. dass unabhängig vom TSH-Einfluss Schilddrüsenhormone produziert werden. Das Risiko ein Karzinom der Schilddrüse zu entwickeln ist erhöht.

- Dicker Hals
- Evtl. Dyspnoe, Schluckbeschwerden, Komprimierung von Gefäßen

Diagnostik

Eine Struma kann in der Regel getastet werden. In der Sonographie sind ihre genaue Größe und Form, die Beziehung zu den Nachbarorganen sowie gewebliche Veränderungen (z. B. Zysten, Knoten) erkennbar. Der Schilddrüsenhormonspiegel und der TSH-Basalwert sind normal.

- Sonographie
- T_3, T_4, TSH, TRH normal

Jede karzinomverdächtige Veränderung in der Schilddrüse, z. B. ein einzelner Knoten, muss punktiert und das entnommene Gewebe zytologisch oder histologisch untersucht werden.

Therapie

Es wird Jodid allein oder in Kombination mit Thyroxin gegeben. Die Schilddrüse wird so entlastet und verkleinert sich meist wieder. Große Strumen sowie Strumen mit autonomen Gewebeanteilen werden operiert, wobei ein Rest Schilddrüsengewebe belassen wird (Strumektomie). Besteht ein erhöhtes Operationsrisiko oder liegt eine Rezidivstruma vor, wird eine Radiojodtherapie durchgeführt: Der Patient schluckt hierzu radioaktives Jod (^{131}J), welches ausschließlich in der Schilddrüse gespeichert wird. Die radioaktive Strahlung des Jods zerstört das Schilddrüsengewebe. Die Belastung für die Umgebung ist gering, da die Strahlung mit zunehmender Entfernung rasch abnimmt.

- Jodid
- Hormonsubstitution
- Strumektomie
- Radiojodtherapie
- Prophylaxe: Jodid

Einer euthyreoten Struma kann durch Jodidsubstitution vorgebeugt werden, wobei der Gebrauch von jodiertem Speisesalz nur im Privathaushalt in Deutschland meist nicht ausreichend ist.

8.2.2 Hyperthyreose

Bei einer Hyperthyreose (Schilddrüsenüberfunktion) werden übermäßig Schilddrüsenhormone produziert. Sie führt zu einer starken Aktivierung zahlreicher Stoffwechselprozesse, die den gesamten Organismus betreffen.

Schilddrüsenüberfunktion

Ursache

- Schilddrüsenautonomie durch Jodmangelstruma, Adenom
- M. Basedow

Die häufigste Ursache der Hyperthyreose ist eine **Schilddrüsenautonomie.** Die Schilddrüse produziert dabei unabhängig von der Steuerung durch Hypothalamus und Hypophyse Hormone. Dies kann innerhalb der Schilddrüse in gut abgrenzbaren Knoten, den **Adenomen,** geschehen oder auch diffus das gesamte Schilddrüsengewebe betreffen. Der Schilddrüsenautonomie liegt meist eine Struma bei Jodmangel zugrunde.
Weiterhin kann eine Hyperthyreose durch Autoantikörper gegen TSH-Rezeptoren (TRAK) hervorgerufen werden, die die Synthese von Schilddrüsenhormonen anregen. Diese Erkrankung heißt **M. Basedow.**

Selten: Schilddrüsenkarzinom, Schilddrüsenentzündung, Überdosierung von Schilddrüsenhormonen

Seltenere Ursachen sind eine Schilddrüsenentzündung (Thyreoiditis), ein Schilddrüsenkarzinom oder eine ungewollte Überdosierung von Schilddrüsenhormonen im Rahmen einer Therapie.

Symptome

Die Symptome einer Hyperthyreose leiten sich u.a. von den Wirkungen der Schilddrüsenhormone ab:

- Struma
- Nervosität, Unruhe
- Tachykardie
- Heißhunger
- Wärmeintoleranz

- Struma bei 70–90 % der Patienten
- Psychische Veränderungen wie Nervosität, Unruhe, Schlaflosigkeit, feinschlägiger Fingertremor
- Tachykardie, Herzrhythmusstörungen, erhöhtes Herzzeitvolumen mit großer Blutdruckamplitude (Spanne zwischen systolischem und diastolischem RR-Wert)
- Myopathie, Schwäche der Oberschenkelmuskulatur
- Gewichtsverlust, obwohl die Patienten oft Heißhunger aufgrund des erhöhten Energiebedarfs haben
- Gesteigerte Stuhlfrequenz, Neigung zu Durchfall
- Wärmeintoleranz mit warmer, feuchter Haut
- Weiches, dünnes Haar
- Fettleber
- Beim M. Basedow kommt es häufig zusätzlich zu einer **endokrinen Orbitopathie** mit Exophthalmus (Hervortreten des Augapfels aus der Augenhöhle), seltenem Lidschlag und Verschlechterung des Sehvermögens. Seltener tritt ein prätibiales Myxödem auf (Gewebeschwellung vor dem Schienbein).

Patienten > 60 Jahre geringe Symptome

Bei Patienten über 60 Jahren verläuft eine Hyperthyreose häufig weniger deutlich mit einzelnen z.T. unspezifischen Symptomen wie Gewichtsverlust, Herzrhythmusstörungen, Herzinsuffizienz bzw. depressiven Verstimmungen. Sie wird deshalb meist erst spät diagnostiziert.

Diagnostik

- T_3 ↑, T_4 ↑, TSH ↓
- Bei M. Basedow: Autoantikörper im Blut ↑
- Sonographie
- Szintigraphie

Die Konzentration der Schilddrüsenhormone im Blut ist erhöht, das TSH erniedrigt. Beim M. Basedow sind Autoantikörper gegen TSH-Rezeptoren (TRAK) nachweisbar. Die Sonographie zeigt Größe und Veränderungen der Schilddrüse.

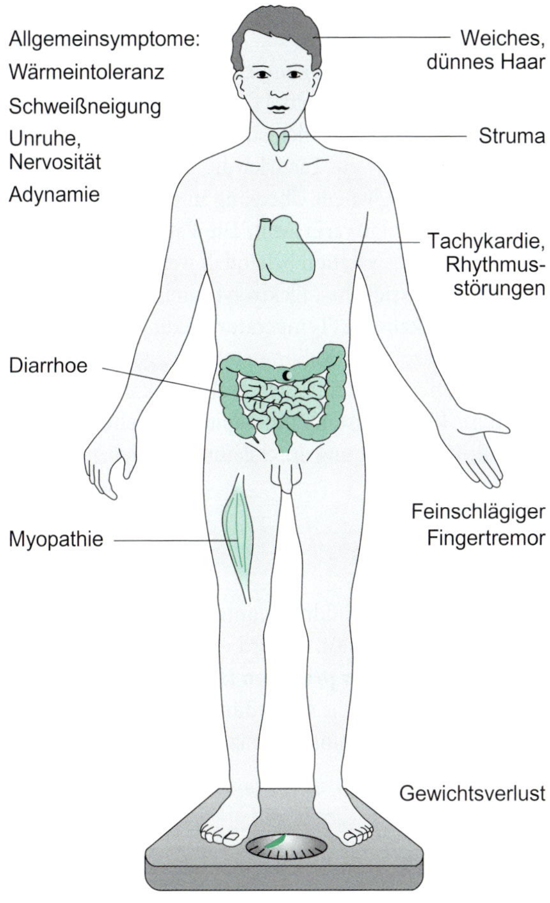

Abb. 8.2 Symptome bei Hyperthyreose. [L157]

8

Die **Szintigraphie** der Schilddrüse stellt die Aufnahme und Verteilung einer radioaktiven Substanz in der Drüse bildlich dar. Mit diesem Funktionstest lässt sich bei niedrigem TSH-Spiegel die Autonomie des Gewebes nachweisen.

Therapie

- Thyreostatika
- Subtotale Strumektomie
- Adenomausschälung
- Radiojodtherapie

Um eine euthyreote Stoffwechsellage herzustellen, wird die Synthese von Schilddrüsenhormonen durch Thyreostatika (z. B. Thiamazol als Favistan®) blockiert oder die Jodaufnahme in die Schilddrüse gehemmt (Perchlorat als Irenat®). Daran sollte sich nach Möglichkeit eine operative Entfernung der Schilddrüse anschließen, bei der ein Rest Gewebe belassen wird. Einzelne Adenome als Ursache einer Hyperthyreose werden aus der Schilddrüse operativ ausgeschält. Bei kleineren Strumen, beim M. Basedow oder bei Kontraindikationen für eine Operation kann auch eine Radiojodtherapie mit ^{131}J durchgeführt werden.

Komplikationen

Thyreotoxische Krise bei Gabe jodhaltiger Medikamente und Rö-Kontrast-Mittel

Betroffene Patienten sind bei versehentlicher Gabe jodhaltiger Medikamente oder jodhaltiger Röntgenkontrastmittel durch eine **thyreotoxische Krise** gefährdet. Die Symptome sind erheblich stärker ausgeprägt als die der Hyperthyreose: Hohes Fieber, schwere Tachykardie, Erbrechen, Durchfall und ein Erregungszustand mit möglichem Übergang in ein Koma werden durch die erhöhte Stoffwechselaktivität verursacht. Die Patienten sind vital gefährdet und müssen auf der Intensivstation behandelt werden. Neben einer symptomatischen Therapie (Flüssigkeits-, Elektrolyt- und Kalorienersatz, β-Blocker, Kortikosteroide, physikalische Temperatursenkung, Thromboembolieprophylaxe) wird Thiamazol und Kaliumperchlorat gegeben, um die weitere Hormonsynthese zu hemmen. In schweren Fällen kann eine Plasmapherese (Plasmaseparation, Plasmaaustauschtherapie) und eine nahezu komplette operative Schilddrüsenentfernung durchgeführt werden.

8.2.3 Hypothyreose

Schilddrüsenunterfunktion

Bei eine Hypothyreose (Schilddrüsenunterfunktion) werden zu wenige Schilddrüsenhormone produziert. Es wird eine primäre von einer sekundären Form unterschieden: Bei der **primären Hypothyreose** liegt die Störung in der Schilddrüse selbst. Die seltene **sekundäre Hypothyreose** tritt im Rahmen einer Hypophysenvorderlappeninsuffizienz auf, bei der zu wenig TSH ausgeschüttet wird.

Ursachen

- Hashimoto- Thyreoiditis
- Radikale Strumektomie, Radiojodtherapie
- Überdosierung von Thyreostatika
- Angeboren

Ursache einer Hypothyreose ist häufig eine vorausgegangene autoimmune Schilddrüsenentzündung, eine **Hashimoto-Thyreoiditis,** bei der Autoantikörper gegen Thyreoglobulin (Speicherform der Schilddrüsenhormone) und thyreoidale Peroxidase gebildet werden. Durch die andauernde Entzündung wird Schilddrüsengewebe durch Bindegewebe ersetzt. Weitere Ursachen sind radikale Strumektomie, Radiojodtherapie, Überdosierung von Thyreostatika oder eine angeborene Hypothyreose.

Symptome

- Antriebsschwäche
- Bradykardie
- Obstipation
- Kälteempfindlichkeit
- Arteriosklerose

Entgegengesetzt zur Hyperthyreose treten bei der Hypothyreose auf:

- Müdigkeit, Antriebsschwäche, Verlangsamung, allgemeines Desinteresse
- Bradykardie, Herzvergrößerung mit Herzinsuffizienz
- Arteriosklerose infolge einer Hypercholesterinämie
- Obstipation
- Kälteempfindlichkeit
- Kühle, blasse, trockene und schuppende Haut sowie trockene und brüchige Haare

- Generalisiertes Myxödem, ggf. verbunden mit Gewichtszunahme durch vermehrte Einlagerung von Schleimsubstanzen und Wasser ins Unterhautgewebe
- Raue und heisere Stimme
- Zyklusstörungen, gestörte Spermatogenese, Infertilität.

Diagnostik

Die Spiegel der Schilddrüsenhormone im Blut sind erniedrigt. Bei einer primären Hypothyreose ist das TSH erhöht. Bei der Hashimoto-Thyreoiditis lassen sich außerdem Autoantikörper gegen Thyreoglobulin (TgAk) und thyreoidale Peroxidase (TPO-Ak) nachweisen. In unklaren Fällen kann ein Szintigramm durchgeführt werden, wo sich eine verminderte oder fehlende Radionuklidspeicherung zeigt.

- T_3 ↓, T_4 ↓ TSH ↑, Anstieg von TSH im TRH-Test
- Szintigraphie
- Evtl. Autoantikörper

Therapie

Lebenslang müssen Schilddrüsenhormone (z. B. Euthyrox®) eingenommen werden.

Einnahme von Schilddrüsenhormonen

Komplikationen

In sehr seltenen Fällen tritt ein lebensbedrohliches **Myxödemkoma** mit verstärkten Hypothyreosezeichen auf: Hypothermie, Hypoventilation, Bradykardie, Hypotonie, Hypoglykämie und Bewusstseinsstörungen. Die Patienten werden auf der Intensivstation vorsichtig erwärmt und bei Bedarf beatmet. Sie erhalten T_4, Kortikosteroide und Glukose.

Myxödemkoma

8.2.4 Malignome der Schilddrüse

Malignome der Schilddrüse machen insgesamt 0,5 % aller bösartigen Tumoren aus. Sie werden wie folgt eingeteilt:
- Differenziertes Karzinom: Papillär (60 %) oder follikulär (30 %)
- Undifferenziertes (anaplastisches) Karzinom (5 %)
- Medulläres Karzinom, ausgehend von den kalzitoninproduzierenden C-Zellen der Schilddrüse (5 %).

Die Karzinomentstehung wird durch genetische Faktoren und ionisierende Strahlen begünstigt.

Symptome

Ein Teil der Patienten hat eine Struma, innerhalb derer sich ein harter Knoten tasten lässt. Im fortgeschrittenen Stadium kann der Tumor so weit ausgedehnt sein, dass die Patienten durch Infiltration des zum Kehlkopf ziehenden N. recurrens heiser sind. Ist der Sympathikus infiltriert, tritt ein **Horner-Syndrom** mit Miosis, Ptosis und scheinbarem Enophthalmus auf. Die Patienten können Schluck- und Atembeschwerden sowie Schmerzen im Hals-, Ohr-

- Struma mit hartem Knoten
- Heiserkeit, Schluck-, Atembeschwerden
- Schmerzen

oder Hinterhauptsbereich haben. Mitunter sind Lymphknotenmetastasen am Hals und oberhalb der Klavikula tastbar. Hämatogene Metastasen finden sich in der Lunge und im Skelett.

Diagnostik

- Sonographie, Szintigraphie: kalter Knoten
- Feinnadelbiopsie, u.U. OP

Sonographie und Szintigraphie stützen die Diagnose. Szintigraphisch imponiert ein Karzinom meist als **kalter Knoten,** in dem radioaktives Jod nicht gespeichert wird. Jeder Verdacht muss definitiv durch eine Feinnadelbiopsie und – falls das nicht ausreicht – durch eine Operation abgeklärt werden. Weiterhin werden CT und/oder MRT der Halsregion angefertigt. Zur Metastasensuche wird ein Röntgenbild und CT des Thorax sowie eine Knochenszintigraphie durchgeführt.

Therapie

- OP
- Hochdosierte Radiojodtherapie, evtl. Strahlentherapie
- Postoperativ: Hochdosiert Schilddrüsenhormone

Schilddrüse und regionale Halslymphknoten werden radikal chirurgisch entfernt. Daran schließt sich eine hochdosierte Radiojodtherapie mit ^{131}J an, um möglichst alle noch bestehenden jodspeichernden Schilddrüsenreste sowie Metastasen zu zerstören. Bei undifferenzierten Tumoren, die meist kein Jod speichern, wird statt einer Radiojodtherapie eine perkutane Strahlenbehandlung durchgeführt.
Postoperativ erfolgt eine hochdosierte Behandlung mit Schilddrüsenhormonen, um die TSH-Sekretion der Hypophyse zu unterdrücken, da TSH ein Wachstumsreiz für die Tumorzellen ist. Weiterhin wird so die infolge der Operation bestehende Hypothyreose ausgeglichen. Kontrolluntersuchungen finden alle sechs Monate statt. Thyreoglobulin dient als Tumormarker. Sein Anstieg deutet auf ein Rezidiv oder Metastasen hin.

8.3 Erkrankungen der Nebenschilddrüsen

8.3.1 Hyperparathyreoidismus

Parathormon im Blut ↑

Wird von den Nebenschilddrüsen zu viel Parathormon (PTH) gebildet, liegt ein Hyperparathyreoidismus vor.

Ursachen

- Primäre Form: Adenom, Hyperplasie, Karzinom
- Sekundäre Form: Ca^{2+} ↓

Zu unterscheiden ist ein primärer von einem sekundären Hyperparathyreoidismus: Der **primäre Hyperparathyreoidismus** wird meist durch ein Adenom (85 %), eine allgemeine Vergrößerung (Hyperplasie) der Nebenschilddrüsen (15 %) oder sehr selten durch ein Karzinom (≤ 1 %) verursacht. Der **sekundäre Hyperparathyreoidismus** wird durch einen erniedrigten Ca^{2+}-

Spiegel im Blut hervorgerufen (➤ 7.3.4). Daraufhin wird reaktiv vermehrt PTH ausgeschüttet, um den Ca^{2+}-Spiegel wieder anzuheben.

Symptome und Diagnostik

„Bein-, Stein-, Magenpein"

Ungefähr die Hälfte der Patienten hat keinerlei Beschwerden. Häufig wird ein Hyperparathyreoidismus zufällig aufgrund der Hyperkalzämie diagnostiziert. Die klassischen Symptome sind „Stein-, Bein- und Magenpein":

- „Steinpein": Nierensteine aufgrund des erhöhten Ca^{2+}-Spiegels und der damit verbundenen höheren Ca^{2+}-Ausscheidung, Nephrokalzinose
- „Beinpein": Wirbelsäulen- und Gliederschmerzen durch den gesteigerten Knochenumbau
- „Magenpein": Obstipation, Übelkeit, Gewichtsabnahme, Ulcus ventriculi, selten Pankreatitis
- Depressive Verstimmungen
- Muskelschwäche, rasche Ermüdbarkeit.

Beim sekundären Hyperparathyreoidismus treten zusätzlich Symptome der Grunderkrankung auf.

Diagnostik

- PTH ↑, Ca^{2+} ↑, Phosphat ↓, AP ↑
- Sonographie, evtl. CT

PTH und Ca^{2+} im Blut sind erhöht, während der Phosphatspiegel erniedrigt ist. Eine erhöhte alkalische Phosphatase weist auf einen erhöhten Knochenstoffwechsel hin. Ein Adenom wird mittels Sonographie lokalisiert. Im Zweifelsfall wird zusätzlich ein CT oder MRT durchgeführt.

Therapie

Operation

Adenomatös vergrößerte Nebenschilddrüsen werden operativ entfernt. Sind alle vier Nebenschilddrüsen hyperplastisch, werden drei entfernt und die vierte auf den Unterarm verpflanzt. Hier ist sie dann bei einer eventuell notwendigen zweiten Operation aufgrund einer erneuten Hyperplasie leicht und komplikationslos aufzufinden.

Komplikationen

Hyperkalzämische Krise

Ein Hyperparathyreoidismus kann jederzeit und ohne besondere Vorboten eine lebensgefährliche hyperkalzämische Krise (➤ 7.3.4) verursachen.

8.3.2 Hypoparathyreoidismus

- PTH im Blut ↓
- Schädigung der Nebenschilddrüsen durch OP im Halsbereich

Wird vom Organismus zu wenig PTH gebildet liegt ein Hypoparathyreoidismus vor. Am häufigsten ist ein Hypoparathyreoidismus Folge einer Schilddrüsenoperation, bei der die Nebenschilddrüsen geschädigt oder versehentlich entfernt wurden.

Symptome

- Tetanie
- Haar- und Nagelwuchsstörungen
- Katarakt
- Osteosklerose
- Psychische Veränderungen

Aufgrund des niedrigen Ca^{2+}-Spiegels ist die Erregbarkeit von Muskeln und Nerven erhöht. Es kommt zur **Tetanie** mit Muskelkrämpfen (typisch: Pfötchenstellung der Hände) und Parästhesien (Missempfindungen der Haut ohne äußeren Reiz). Langfristig treten Haar- und Nagelwuchsstörungen, Katarakt (grauer Star), Stammganglienverkalkung, Osteosklerose (Verdichtung des Knochengewebes mit verminderter Elastizität), erhöhte Reizbarkeit und depressive Verstimmungen auf.

Diagnostik

PTH ↓, Ca^{2+} ↓, Mg^{2+} ↓, Phosphat ↑

Im Blut sind typischerweise der PTH-, Ca^{2+}- und Magnesium (Mg^{2+})-Spiegel erniedrigt, während der Phosphatspiegel erhöht ist.

Therapie

Vitamin D, Ca^{2+} oral

Langfristig wird ein Hypoparathyreoidismus mit Vitamin D und Ca^{2+} oral therapiert. Der Ca^{2+}-Spiegel muss regelmäßig kontrolliert werden.
Tritt eine Tetanie auf, wird langsam Kalziumglukonat i.v. gespritzt.

8.4 Erkrankungen der Nebennieren

Nebennierenmark: Katecholamine.

Nebennierenrinde:
- Mineralokortikoide
- Kortikosteroide
- Androgene

8.4.1 Cushing-Syndrom

Beim Cushing-Syndrom (Hyperkortisolismus) werden vermehrt Kortikosteroide, überwiegend Kortisol, oder ACTH gebildet oder von außen zugeführt.

8

Ursachen

Kortikosteroide im Blut ↑

- Exogenes bzw. iatrogenes Cushing-Syndrom durch Langzeitbehandlung mit Kortikosteroiden (am häufigsten)
- Zentrales Cushing-Syndrom (= M. Cushing): Mikroadenom im Hypophysenvorderlappen produziert überschießend ACTH → Stimulation der Nebennierenrinde → Nebennierenrindenhyperplasie mit vermehrter Kortisolproduktion
- Paraneoplastische ACTH-Sekretion durch einen Tumor, z. B. Bronchialkarzinom, Karzinoid
- Kortisolproduzierender Tumor der Nebennierenrinde.

Symptome

Abzuleiten von den Wirkungen der Kortikosteroide

Das klinische Bild eines Cushing-Syndroms wird durch die Wirkung der Kortikosteroide auf die verschiedenen Gewebe und Zellen des Körpers hervorgerufen:

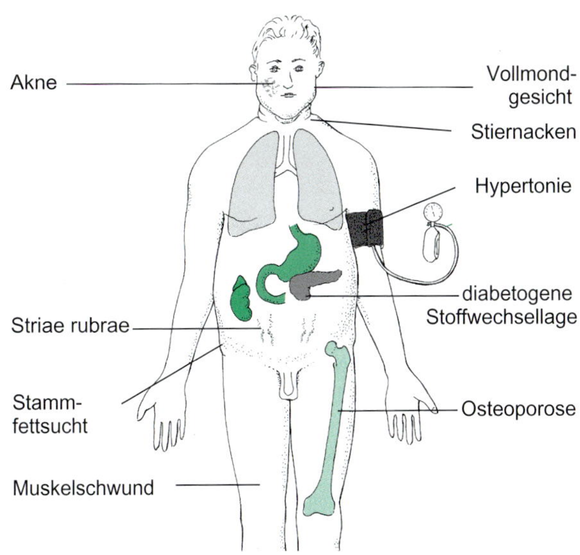

Abb. 8.3 Symptome beim Cushing-Syndrom. [A400]

- Fettstoffwechsel: Umverteilung des Fettgewebes mit sog. Vollmondgesicht, Stiernacken und Stammfettsucht; Hypercholesterinämie
- Osteoporose, Muskelschwund, Adynamie, da Kortikosteroide dem Eiweißaufbau (Anabolismus) entgegenwirken
- Erhöhter Blutzucker (diabetogene Stoffwechsellage), da Kortisol zu den Gegenspielern des Insulins gehört
- Haut: Akne, Furunkel, Ulzera, Striae rubrae (dunkelrote Streifen aufgrund der Bindegewebsschwäche der Haut)
- Hypertonie
- Bei Frauen: Männlicher Behaarungstyp, Zyklusstörungen (durch androgene Begleitwirkung)
- Psychische Veränderungen, z. B. Depressionen.

Diagnostik

Die Diagnose wird anhand der Symptome gestellt. Außerdem werden folgende Untersuchungen durchgeführt:

- Blutwerte: Leuko-, Thrombo-, Erythrozyten ↑, Lymphozyten ↓, eosinophile Granulozyten ↓, Kortisol in Blut und Urin ↑
- Dexamethason-Hemmtest ist pathologisch: Der Patient nimmt um 24:00 Uhr 2 mg Dexamethason ein. Das um 8:00 Uhr bestimmte Kortisol ist im Gegensatz zum Gesunden nicht vermindert
- Der CRH-Stimulationstest dient dazu, ein zentrales Cushing-Syndrom von einem Nebennierentumor oder einer paraneoplastischen ACTH-Sekretion zu unterscheiden. CRH wird intravenös gespritzt. Beim zentralen Cushing-Syndrom steigt ACTH an. Dies wird bei einem Tumor der Nebennierenrinde sowie beim paraneoplastischen Cushing-Syndrom nicht beobachtet, da hierbei die Hypophysenfunktion intakt ist und ihre Reakti-

on deshalb durch die bereits stark erhöhten Kortikosteroid- bzw. ACTH-Spiegel unterdrückt wird
- Mit CT und MRT von Schädel bzw. Nebennieren können ein Adenom oder Tumor lokalisiert werden.

Therapie

- Operation
- Postoperativ vorübergehend Gabe von Kortikosteroiden

Bei Tumoren der Nebennierenrinde wird die betroffene Nebenniere operativ entfernt. Postoperativ erhält der Patient Kortikosteroide bis die noch vorhandene, zunächst jedoch atrophische Nebenniere ihre Funktion aufgenommen hat. Ein Tumor der Hypophyse wird ebenfalls operiert. Bei paraneoplastischer ACTH-Produktion muss der Primärtumor behandelt werden. Daneben kann die Kortisolproduktion medikamentös blockiert werden, z. B. mit Aminoglutethimid (Orimeten®).

8.4.2 Hyperaldosteronismus

Mineralokortikoide im Blut ↑

Produziert die Nebennierenrinde vermehrt Mineralokortikoide, vor allem Aldosteron, kommt es zum Hyperaldosteronismus.

Ursachen

- Primäre Form = Conn-Syndrom: Adenom, Hyperplasie
- Sekundäre Form: Stimulation des Renin-Angiotensin-Aldosteronsystems

Es werden der primäre und der sekundäre Hyperaldosteronismus unterschieden. Die **primäre Form,** das Conn-Syndrom, wird in 80 % der Fälle durch ein aldosteronproduzierendes Adenom der Nebennierenrinde hervorgerufen, seltener durch eine allgemeine Hyperplasie der Nebennierenrinde.

Die **sekundäre Form** wird durch eine übermäßige Stimulation des Renin-Angiotensin-Aldosteron-Systems (RAAS) verursacht (die Aldosteronsekretion wird durch Angiotensin II stimuliert), z. B. bei Mangeldurchblutung der Nieren infolge einer Nierenarterienstenose oder einer ausgeprägten Herzinsuffizienz.

Symptome

- Hypertonie
- Metabolische Alkalose
- Hypokaliämie

Leitsymptom ist eine Hypertonie mit ihren Folgeschäden. Daneben treten eine metabolische Alkalose und eine Hypokaliämie mit ihren typischen Symptomen wie Muskelschwäche, Obstipation, EKG-Veränderungen auf.

Diagnostik

- Blut: K^+ ↓, Renin ↑/↓, Aldosteron ↑
- Metabolische Alkalose
- Sonographie, CT, MRT

Der Kalium (K^+)-Spiegel ist erniedrigt, die Konzentration des Plasmaaldosterons erhöht. In der Blutgasanalyse zeigt sich eine metabolische Alkalose. Beim Conn-Syndrom ist der Reninspiegel erniedrigt und der Quotient Aldosteron/Renin erhöht. Beim sekundären Hyperaldosteronismus ist der Reninspiegel hingegen erhöht. Ein Adenom der Nebennierenrinde wird mit Hilfe von Sonographie, CT und MRT der Nebennieren lokalisiert.

Therapie

Beim Adenom der Nebennierenrinde wird die Nebenniere operativ entfernt. Eine Nebennierenrindenhyperplasie wird konservativ mit Aldosteronantagonisten (Spironolacton als Aldactone®) und Antihypertensiva behandelt. Beim sekundären Hyperaldosteronismus erfolgt nach Möglichkeit eine Behandlung der Grundkrankheit.

- Operation
- Aldosteronantagonisten
- Antihypertensiva

8.4.3 Nebennierenrindeninsuffizienz

Bei der Nebennierenrindeninsuffizienz (Unterfunktion der Nebennierenrinde, Hypokortisolismus) werden zu wenig Steroidhormone (v.a. Aldosteron, Kortisol) produziert.

Steroidmangel

Ursachen

Bei der **primären Form** ist das Nebennierenrindengewebe geschädigt. Die Konzentration der Gluko- und Mineralokortikoide ist vermindert, der ACTH-Spiegel erhöht. Als Ursachen kommen in Frage:

- **M. Addison:** Autoimmunerkrankung, bei der Autoantikörper die Nebennierenrinde zerstören
- Infektionskrankheiten wie Tuberkulose, AIDS, Zytomegalie
- Metastasen in der Nebennierenrinde
- Akute Blutungen in die Nebennierenrinde.

Primäre Form: M. Addison

Bei der **sekundären Form** liegt die Störung im Hypothalamus oder Hypophysenvorderlappen. ACTH und damit auch die Kortikosteroide sind erniedrigt. Eine weitere Ursache kann eine Langzeitbehandlung mit Kortikosteroiden sein. Die Mineralokortikoide sind bei der sekundären Nebennierenrindeninsuffizienz nur wenig betroffen. Dafür findet man oft auch Störungen anderer Hypophysenfunktionen.

Sekundäre Form:
- Störung in Hypothalamus oder Hypophyse
- Langzeitbehandlung mit Kortikosteroiden

Symptome

Klinische Symptome treten meist erst auf, wenn bereits 90 % der Nebennierenrinde zerstört sind. Die Patienten sind schwach und ermüden rasch. Sie leiden unter Übelkeit, verlieren an Gewicht und haben einen niedrigen Blutdruck. Haut und Schleimhäute sind bei der primären Form braun pigmentiert, da ACTH auch eine melanozytenstimulierende Wirkung hat.

- Müdigkeit, Gewichtsverlust, Übelkeit
- Hypotonie
- Braun pigmentierte Haut

Diagnostik

Im Blut ist der Kortisolspiegel erniedrigt. Je nach Ursache der Nebenniereninsuffizienz ist der ACTH-Spiegel erhöht (primäre Form) oder erniedrigt (sekundäre Form). Bei einem Mangel an Mineralokortikoiden ist der K^+-Spiegel im Serum erhöht, der Na^+-Spiegel erniedrigt.
Mit Hilfe des **ACTH-Kurztestes** kann eine primäre von einer sekundären Nebenniereninsuffizienz unterschieden werden: ACTH wird intravenös verab-

Kortisol ↓, ATCH ↓/↑
- ACTH-Kurztest
- Sonographie
- Röntgen, CT
- Angiographie

reicht. Bei der primären Form bleibt der Kortisolspiegel im Blut unverändert, da die Nebennierenrinde keine Kortikosteroide produzieren kann. Bei der sekundären Form steigt er an, da die Nebennierenrinde vermehrt stimuliert wird. Differenzialdiagnostisch erfolgt auch ein CRH-Test.
Um die Ursache der Nebenniereninsuffizienz festzustellen, wird nach Autoantikörpern gesucht. An bildgebenden Verfahren werden je nach Verdacht eine Sonographie, Abdomen-Leeraufnahme, ein CT, ein MRT und evtl. eine Angiographie durchgeführt.

Therapie

Substitution von Kortikosteroiden

Die fehlenden Kortikosteroide werden entsprechend dem tageszeitlichen Rhythmus der Kortisolausschüttung ersetzt (höchste Dosis am Morgen). Bei Operationen, Infekten u.a. Belastungssituationen erhalten die Patienten eine höhere Dosierung. Bei der primären Form werden zusätzlich die fehlenden Mineralokortikoide ersetzt (z. B. durch Gabe von Fludrocortison als Astonin H®).

Sollen Kortikosteroide bei einer Langzeitbehandlung abgesetzt werden, darf dies nie abrupt geschehen! Die Gabe von Kortikosteroiden hemmt die körpereigene CRH- und ACTH-Produktion. Bei plötzlichem Absetzen besteht die Gefahr einer akuten Nebennierenrindeninsuffizienz, da der Körper die eigene Hormonproduktion nicht so rasch wieder aufnehmen kann. Deshalb muss die Dosierung langsam vermindert werden.

Komplikationen

Addison-Krise in Stresssituationen

Eine unerkannte Nebennierenrindeninsuffizienz ist gefährlich, da es bei besonderen Belastungen (z. B. Infekt, Unfall) zur akuten Dekompensation, der **Addison-Krise,** kommt: Die Patienten sind stark exsikkiert und hypoglykämisch, sie erbrechen und haben Durchfälle. Die Folge ist ein Schock mit Oligurie und Bewusstseinsstörungen bis hin zum Koma. Die intensivmedizinische Therapie besteht v.a. in der Gabe von Glukose, Flüssigkeit und Kortikosteroiden.

8.5 Diabetes mellitus

Insulinmangel oder Insulinwirkung ↓

Man unterscheidet:
- Typ I-Diabetes
- Typ II-Diabetes
- Gestationsdiabetes
- Sekundärer Diabetes

Der Diabetes mellitus (Zuckerkrankheit) ist eine erbliche chronische Erkrankung, die durch einen Insulinmangel bzw. eine verminderte Insulinwirkung mit nachfolgender Hyperglykämie hervorgerufen wird. Man unterscheidet Typ I-, Typ II-, Gestations- und sekundären Diabetes.

Ursachen

Typ I-Diabetes (< 10 %): Die Insulin produzierenden B-Zellen der Langerhans-Inseln im Pankreas gehen zugrunde, so dass es zu einem absoluten Insulinmangel kommt. Ursache ist eine Autoimmuninsulinitis mit verschiede-

nen Autoantikörpern. Die Erkrankung tritt meist schon im Jugend- bzw. frühen Erwachsenenalter auf.
Typ II-Diabetes (> 90 %): Die Insulinsekretion ist gestört: Dies äußert sich anfangs als verspäteter und verzögerter Anstieg der Insulinkonzentration im Blut nach Kohlenhydrataufnahme, später auch als Verminderung der Insulinausschüttung. Zusätzlich ist die Insulinempfindlichkeit der Zielzellen vermindert, es liegt eine sog. **Insulinresistenz** vor. 80 % aller Typ II-Diabetiker sind übergewichtig, was die Entstehung der Stoffwechselstörung begünstigt. Der Typ II-Diabetes mellitus gehört zum metabolischen Syndrom (➤ 9.1).
Gestationsdiabetes: Etwa 3 % aller Schwangeren entwickeln eine Störung des Kohlenhydratstoffwechsels während der Schwangerschaft. Diese verschwindet in der Mehrzahl der Fälle mit der Geburt des Kindes. Allerdings haben die betroffenen Frauen ein erhöhtes Risiko, später an einem Diabetes mellitus zu erkranken.
Sekundärer Diabetes: Er wird durch andere Grunderkrankungen oder durch Medikamente hervorgerufen, z. B. durch Pankreaserkrankungen, endokrine Erkrankungen mit vermehrter Produktion von Hormonen, die dem Insulin entgegenwirken (z. B. M. Cushing, Akromegalie) oder Einnahme bestimmter Medikamente, z. B. Kortikosteroide, Diuretika vom Typ der Benzothiadiazine.

Symptome

Typ I → schnell
Typ II → schleichend

Die Symptome eines Typ I-Diabetes entwickeln sich meist schnell innerhalb von Tagen bis Wochen, während sich ein Typ II-Diabetes schleichend bemerkbar macht:

- Allgemeinsymptome wie Leistungsminderung, Müdigkeit
- Vorübergehende Hypoglykämien mit Heißhunger, Schwitzen, Kopfschmerzen
- Hyperglykämien mit Glukosurie und Polyurie: Der Betroffene hat Durst und trinkt viel, trotzdem kommt es häufig zur Exsikkose und Gewichtsabnahme
- Störungen des Wasser- und Elektrolythaushaltes mit nächtlichen Wadenkrämpfen und Sehstörungen
- Beschwerden von Seiten der Haut wie Juckreiz, Pilzinfektionen, Furunkel
- Potenzstörungen, Amenorrhoe.

8

Diagnostik

- Nüchtern-Blutzuckerspiegel ↑
- Oraler Glukosetoleranztest
- HbA_{1c}: Kontrolle des BZ der letzten 1–3 Monate

Der Nüchtern-Blutzuckerspiegel im Blut ist auf ≥ 126 mg/dl (> 7,0 mmol/l) erhöht. Steigt er über 150–180 mg/dl, wird die sog. Nierenschwelle überschritten und Glukose mit dem Urin ausgeschieden (Glukosurie), die dort nachweisbar ist. In Zweifelsfällen (Nüchtern-Blutzucker zwischen 110 und 126 mg/dl) kann ein oraler Glukosetoleranztest (oGTT) durchgeführt werden. Dafür wird eine Testlösung mit 75 g Glukose getrunken, nachdem der Patient 10 Stunden nüchtern war. Zwei Stunden später wird der Blutzucker (BZ) gemessen. Beträgt er ≥ 200 mg/dl (11,1 mmol/l), liegt ein Diabetes mellitus vor.

Glykohämoglobin (HbA_{1c})

Blutzuckergedächtnis der letzten 8 Wochen

In Abhängigkeit von der Blutzucker (BZ)-Konzentration liegt ein Teil des Hämoglobins in einer chemischen Bindung mit Glukose vor. Der Anteil dieser Glykohämoglobine am Gesamthämoglobin ist proportional zum durchschnittlichen BZ-Spiegel der vorausgegangenen acht Wochen (sog. Blutzuckergedächtnis). Deshalb stellt der HbA_{1c}-Wert einen ausgezeichneten Parameter zur Kontrolle der Stoffwechseleinstellung der letzten drei Monate beim Diabetes dar. Normwert beim Gesunden: ≤ 6,5 %.
Einmal im Jahr sollte bei Diabetikern ein Test auf Mikroalbuminurie durchgeführt werden.

Therapie

Therapieziele

- BZ, Triglyzeride, Körpergewicht im Normbereich
- Keine Hypoglykämien

Ziele der Therapie sind eine Normalisierung der BZ-Werte, der Blutfettwerte, des HbA_{1c}-Wertes und des Körpergewichtes. Hypoglykämien müssen vermieden werden. Dies gelingt durch Diät, Gabe von oralen Antidiabetika und Insulin. Je nach Schweregrad und Form des Diabetes reicht eine der Maßnahmen aus oder es können alle drei miteinander kombiniert werden.
Die BZ-Werte sollten im Tagesprofil zwischen 80 und 160 mg/dl gehalten werden. Bei Schwangeren ist eine besonders sorgfältige Überwachung erforderlich, um Beeinträchtigungen des Ungeborenen zu vermeiden. Der BZ soll in dieser Zeit auf Werte zwischen 60 und 120 mg/dl eingestellt werden, wie sie normalerweise während einer Schwangerschaft zu finden sind.
Wichtig ist auch, die Patienten über die Folgen ihrer Erkrankung aufzuklären, damit sie Einsicht für Diät und Therapie erhalten und deren Umsetzung gewährleistet ist.

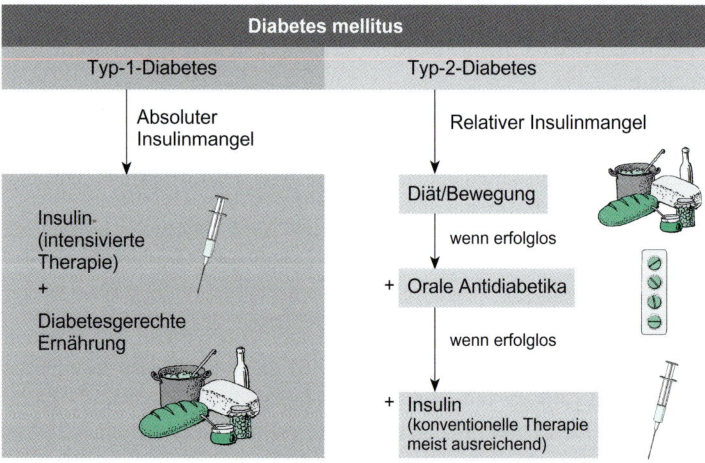

Abb. 8.4 Therapie des Diabetes mellitus. [A400]

8

Diätetische Therapie

Die meist übergewichtigen Typ II-Diabetiker müssen gezielt ihr Gewicht reduzieren und ihre Ernährungsgewohnheiten umstellen (Zielwert: BMI < 25 kg/m²). Gelingt dies, ist eine weitere medikamentöse Therapie häufig überflüssig.

- Gewichtsreduktion (Typ II)
- Vollwertige Ernährungsweise

Patienten mit Typ I-Diabetes müssen Nahrungsaufnahme und Insulindosis optimal aufeinander abstimmen.
Grundlage einer Diabetes-Diät ist die Beachtung der Kohlenhydrat- und Fettaufnahme. Dabei müssen Energie- und Nährstoffbedarf des Patienten gedeckt werden. Im Grunde sollte die Ernährung einer vollwertigen Kost entsprechen, mit geringem Anteil an Monosacchariden (Zucker, Weißmehl) und Fett zugunsten von Vollkornprodukten sowie frischem Obst und Gemüse. Grobe Richtlinien sind:

- Der tägliche Energiebedarf in Kalorien (kcal) beträgt bei leichter körperlicher Arbeit: Normalgewicht in kg × 32
- Die Nahrungsaufnahme soll sich auf mehrere kleine Mahlzeiten pro Tag verteilen
- Die Nahrung sollte etwa folgendermaßen zusammengesetzt sein:
  - 50–60 % der Gesamtkalorien aus Kohlenhydraten; ihre Berechnung erfolgt in Broteinheiten (BE): 1 BE = 10 g Kohlenhydratäquivalent
  - 30 % der Gesamtkalorien aus Fett
  - 15 % der Gesamtkalorien aus Eiweiß (fettarmes Fleisch, Fisch, pflanzliche Eiweiße)
- Als Getränke eignen sich Mineralwasser und ungesüßte Tees. Keine Limonaden mit normalem Zuckergehalt! Vorsicht bei Alkohol: Es besteht die Gefahr einer Hypoglykämie, da Alkohol die Glukoneogenese (Neubildung von Glukose, z. B. aus Milchsäure, Laktat) in der Leber hemmt
- Regelmäßige körperliche Aktivitäten senken den BZ-Spiegel. Starke körperliche Belastungen müssen bei der Insulindosis berücksichtigt werden.

Orale, medikamentöse Therapie

Da Typ II-Diabetiker einen relativen Insulinmangel haben, kann der Insulinspiegel durch Medikamente angehoben werden. Bei Typ I-Diabetikern ist dies aufgrund des absoluten Insulinmangels nicht möglich.

Möglich bei Typ II- Diabetikern:
- Biguanide
- α-Glukosidasehemmer
- Glitazone
- Sulfonylharnstoffe
- Glinide
- DPP-4-Inhibitoren
- Inkretinmimetika

- **Biguanide** (Metformin als Glucophage®) verzögern die Kohlenhydratresorption aus dem Darm, fördern die Glukoseaufnahme in die Muskulatur, hemmen die Glukoneogenese in der Leber und erleichtern die Gewichtsabnahme, da sie den Appetit senken. Biguanide sind Mittel der ersten Wahl bei übergewichtigen Typ II-Diabetikern. NW: Lebensgefährliches laktatazidotisches Koma, wenn Gegenanzeigen nicht beachtet werden, Magen-Darm-Beschwerden
- **α-Glukosidasehemmer** (Acarbose als Glucobay®, Miglitol als Diastabol®) hemmen zuckerspaltende Enzyme in der Dünndarmschleimhaut. So werden BZ-Spitzen nach den Mahlzeiten verhindert. NW: Anfangs Blähungen und Durchfall
- **Glitazone** (z. B. Rosiglitazon als Avandia®) erhöhen die Empfindlichkeit peripherer Zellen für Insulin. Sie werden entweder mit Sulfonylharnstoffen oder Biguaniden kombiniert. NW: Gewichtszunahme, Ödeme

- **Sulfonylharnstoffe** (Glibornurid als Glutril®, Glibenclamid als Euglucon®) stimulieren die Insulinausschüttung des Pankreas und wirken so blutzuckersenkend. Im fortgeschrittenen Stadium des Diabetes können sie mit Insulin kombiniert werden. NW: Hypoglykämien bei falscher Einnahme, Magen-Darm-Beschwerden, Allergien
- **Glinide** (z. B. Repaglinide als NovoNorm®) erhöhen kurzfristig die Insulinausschüttung aus den B-Zellen. NW: Hypoglykämien, gastrointestinale Beschwerden, Sehstörungen, Allergien
- **DPP-4-Inhibitoren** (Gliptine) stimulieren die Insulinsekretion, hemmen die Glukagonsekretion. NW: selten gastrointestinale und hepatische Beschwerden, Langzeitdaten fehlen
- **Inkretinmimetika**: stimulieren die Insulinsekretion, hemmen die Glukagonsekretion. NW: Übelkeit, Durchfall, Langzeitdaten fehlen.

Insulintherapie

Insulinarten mit unterschiedlichem Wirkungsspektrum

Typ I-Diabetiker sowie Typ II-Diabetiker, bei denen eine orale medikamentöse Therapie nicht mehr ausreicht, benötigen Insulin (grundsätzlich Humaninsulin), welches subkutan gespritzt wird. Man unterscheidet:

- **Kurzwirkende Insuline**
  - Normalinsulin (z. B. Actrapid® HM, Huminsulin®): Spritz-Ess-Abstand 15–20 Min., Wirkungsgipfel nach 1–2 Std., Wirkdauer 4–6 Std.
  - Insulinanaloga (z. B. Insulin-Lispro als Humalog®): Kein Spritz-Ess-Abstand, Wirkdauer 3–4 Std.
- **Verzögerungsinsuline** mit längerer Wirkdauer
  - Intermediärinsuline (Insuman Basal®): Wirkungsbeginn nach 30–90 Min., Wirkungsgipfel nach 4–12 Std., Wirkdauer 9–18 Std.
  - Langzeitinsuline (z. B. Ultratard® HM, Glargin als Lantus®): Wirkungsbeginn nach 1 Std., Wirkdauer 24 Std.
- **Mischinsuline:** Mischungen aus Normalinsulin und Intermediärinsulin, in verschiedenen Verhältnissen erhältlich, Spritz-Ess-Abstand 30 Min.

8

3 Therapieansätze:
- Konventionelle Insulintherapie
- Intensivierte konventionelle Insulintherapie
- Insulinpumpentherapie

In der Insulintherapie gibt es drei Therapieansätze:

- **Konventionelle Insulintherapie:** ⅔ der Tagesdosis an Mischinsulin wird morgens und ⅓ der Tagesdosis abends vor dem Essen gespritzt. Dieses Therapieschema ist starr und fordert vom Patienten, dass er sich genau an seine Essenszeiten hält. Verschiebt oder lässt er Mahlzeiten aus, besteht die Gefahr der Hypoglykämie
- **Intensivierte Insulintherapie:**
  - Intensivierte konventionelle Insulintherapie (ICT): 40–50 % des Gesamttagesbedarfes an Insulin werden abends als Verzögerungsinsulin gespritzt. Die restlichen 50–60 % werden als Normalinsulin, als sog. Bolus, jeweils vor den Mahlzeiten gegeben. Die Höhe der einzelnen Dosis richtet sich nach der Größe der geplanten Mahlzeit, dem vor dem Essen gemessenen BZ-Wert, der Tageszeit und der körperlichen Belastung. Bei dieser Therapieform muss der Patient mehr Eigenleistung erbringen, kann dafür jedoch seinen Tagesablauf flexibler gestalten
  - Insulinpumpentherapie: Über eine außerhalb des Körpers gelegene Pumpe wird kontinuierlich über den gesamten Tag subkutan Nor-

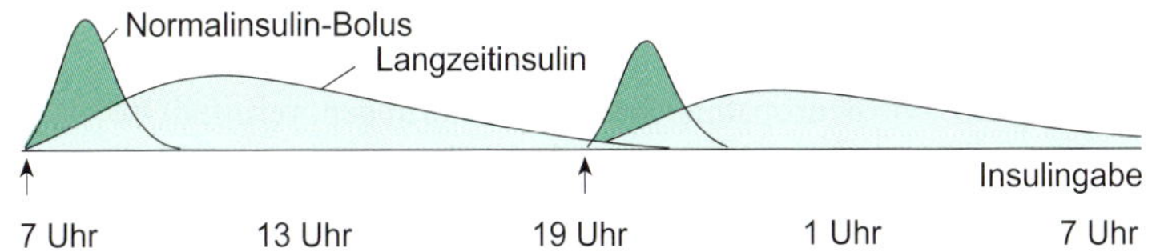

Abb. 8.5 Blutzuckerverlauf bei konventioneller Insulintherapie. [A300]

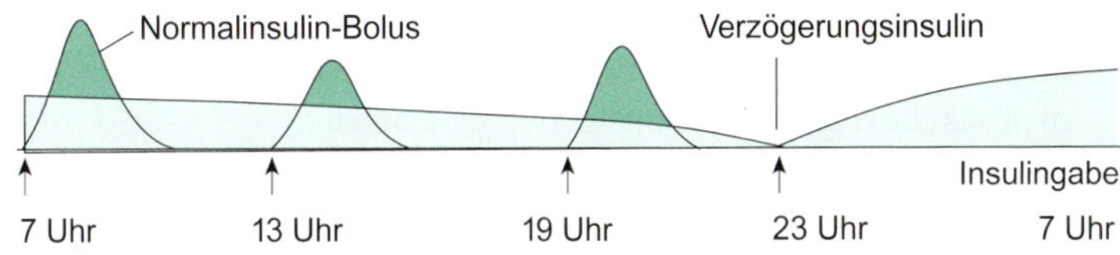

Abb. 8.6 Blutzuckerverlauf bei intensivierter konventioneller Insulintherapie. [A300]

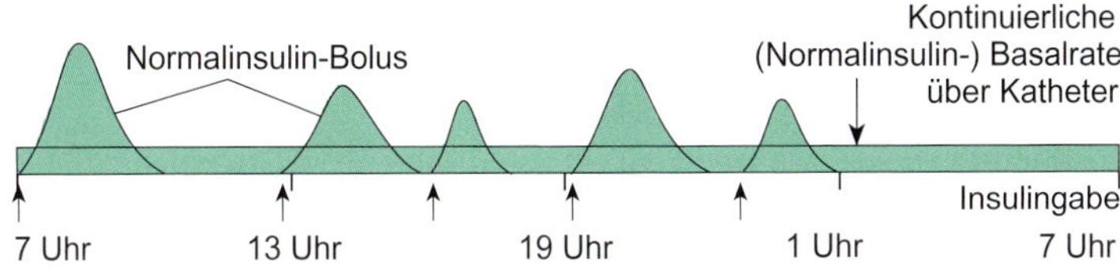

Abb. 8.7 Blutzuckerverlauf bei Insulinpumpentherapie. [A300]

malinsulin infundiert (kontinuierliche subkutane Insulininfusion, CSII). Vor den Mahlzeiten wird ähnlich wie bei der intensivierten konventionellen Insulintherapie zusätzlich ein Bolus infundiert.

Komplikationen

- Makroangiopathie
- Mikroangiopathie
- Diabetische Neuropathie
- Diabetischer Fuß
- Immunabwehr- schwäche
- Triglyzeride ↑

Der Diabetes mellitus gefährdet die Patienten einerseits durch akute Stoffwechselentgleisungen, andererseits durch Langzeitschäden aufgrund des trotz Therapie häufig erhöhten BZ-Spiegels. Die Patienten müssen ausführlich und in regelmäßigen Abständen über ihre Erkrankung und deren Folgen aufgeklärt werden.

- Zu den wichtigsten Spätfolgen gehört eine Arteriosklerose der großen arteriellen Blutgefäße, die **Makroangiopathie,** die verschiedene Organsysteme betreffen kann:
  - Koronare Herzkrankheit mit Myokardinfarkt
  - Periphere arterielle Verschlusskrankheit
  - Ischämischer Hirninfarkt
- Daneben finden sich diabetesspezifische Veränderungen an den kleinen arteriellen Blutgefäßen, die als **Mikroangiopathie** bezeichnet werden:
  - Diabetische Nephropathie: Nierenfunktionsstörung, die über Jahre bis zur Dialysepflicht führt. 30 % aller Dialysepatienten sind Diabetiker
  - Diabetische Retinopathie: Schäden an der Netzhaut durch Gefäßneubildungen, Einblutungen, Netzhautablösungen. 30 % aller Erblindungen in Europa werden durch Diabetes verursacht

- Die **diabetische Neuropathie** wird wahrscheinlich durch eine Schädigung der Blutgefäße verursacht, die die Nerven versorgen:
  - Periphere Polyneuropathie: Sensibilitätsstörungen, verminderte Schmerzempfindung, Lähmungen besonders an Füßen und Unterschenkeln
  - Autonome Neuropathie: Betroffen ist das vegetative (autonome) Nervensystem. Mögliche Symptome sind Herzrhythmusstörungen, Blutdruckregulationsstörungen, fehlende Schmerzempfindung z. B. beim Myokardinfarkt, Magenentleerungsstörungen mit Völlegefühl, Verdauungsstörungen, Blasenentleerungsstörungen, fehlende Erektionen, mangelhafte Gegenregulation bei Hypoglykämien
- **Diabetischer Fuß:** Das Zusammenspiel von Makro- und Mikroangiopathie, Neuropathie und erhöhter Infektneigung kann bereits bei kleinsten Fußverletzungen zu Geschwüren mit Knochenbeteiligung und Gangrän führen. Operationen oder sogar Amputationen sind oft die letzte Therapiemöglichkeit
- **Verminderte Immunabwehr** mit häufigen Infekten (vor allem bakterielle Hautinfekte und Harnwegsinfekte)
- Hypertriglyzeridämie mit Fettleber.

Um Komplikationen frühzeitig zu erfassen, sollte der Urin regelmäßig auf Albumin, Harnstoff und Kreatinin untersucht werde, die Füße sollten durch einen Arzt untersucht, der Pulsstatus kontrolliert und augenärztliche Untersuchungen durchgeführt werden.

Pflege

Hautpflege

Um Infektionen der Haut, z. B. mit Candida albicans, zu verhindern, müssen die Patienten ihre Haut sorgfältig pflegen. Nach dem Waschen sollte die Haut (vor allem auch in Hautfalten) sorgfältig getrocknet werden. Trockene Haut sollte eingecremt werden. Mögliche Verletzungen müssen besonders beobachtet werden, um eine Infektion rechtzeitig erkennen und behandeln zu können.

Fußpflege

Der Fußpflege gilt besondere Aufmerksamkeit:

- Einengende Schuhe meiden, um Druckstellen zu verhindern
- Füße täglich waschen; dabei Zehenzwischenräume bewusst säubern und sorgfältig abtrocknen
- Ggf. rissige Hautstellen eincremen, aber nicht die Zehenzwischenräume
- Zehennägel gerade schneiden; nicht die Ecken der Nägel abschneiden, um Einwachsen zu verhindern
- Füße aufmerksam auf Druckstellen, Blasen, Hornhaut hin beobachten. Aufgrund der Sensibilitätsstörungen sind diese oft nicht zu spüren.

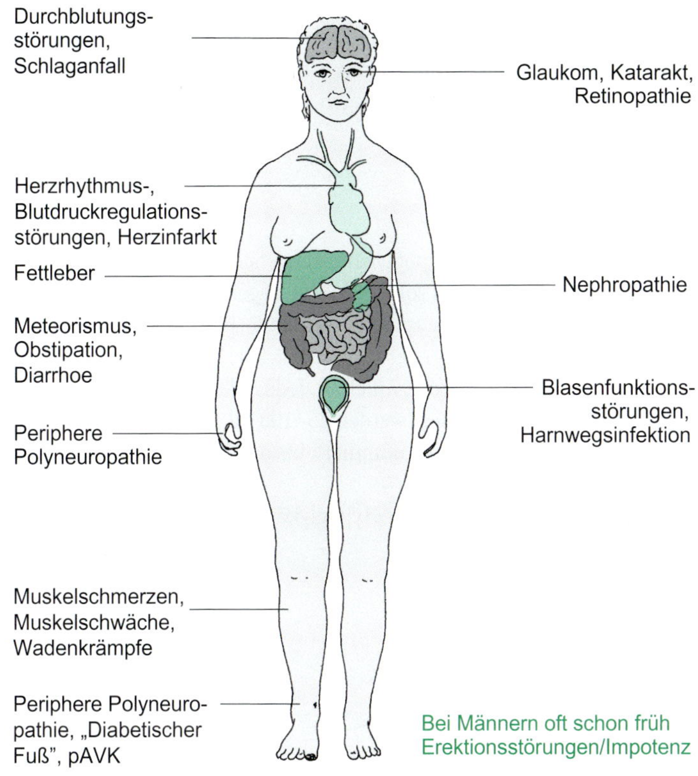

Abb. 8.8 Diabetische Spätschäden. [L190]

8.5.1 Hypoglykämischer Schock

Ein hypoglykämischer Schock ist gekennzeichnet durch die klinischen Symptome eines erniedrigten BZ-Spiegels (meist ≤ 40 mg/dl, ≤ 2,2 mmol/l).

BZ ≤ 40 mg/dl durch:
- Überdosierung von Insulin oder Sulfonylharnstoffen
- Körperliche Belastung, Alkohol
- Insulinom, schwere Lebererkrankung

Ursachen

Ein hypoglykämischer Schock tritt meist dann auf, wenn Insulin oder Sulfonylharnstoffe bei einem Diabetiker im Vergleich zur Kohlenhydrataufnahme überdosiert worden sind. Aber auch starke körperliche Belastungen und Alkoholgenuss können Auslöser sein. Bei Nicht-Diabetikern ist eine schwere Hypoglykämie z. B. Folge eines Insulinoms (➤ 6.4.4) oder einer schweren Lebererkrankung (Glukoneogenese ↓).

Symptome

- Heißhunger
- Schwitzen, Zittern
- Tachykardie
- Bewusstseinsstörungen bis Bewusstlosigkeit

Ein hypoglykämischer Schock kann plötzlich innerhalb von Minuten auftreten. Die Patienten verspüren Heißhunger, werden unruhig, schwitzen und zittern. Es entwickelt sich eine Tachykardie. Da Glukose die einzige Energiequelle der Gehirnzellen ist, reagieren diese besonders empfindlich auf Hypoglykämien: Es kommt zu Kopfschmerzen, Bewusstseinsstörungen bis hin zur Bewusstlosigkeit. Außerdem können Krämpfe, fokale neurologische Ausfälle, primitive Automatismen (Grimassieren, Greifen, Schmatzen) sowie zentrale Atem- und Kreislaufregulationsstörungen auftreten.

Diagnostik und Therapie

Glukosegabe

- Sofort Gabe von Glukose oral oder i.v.
- BZ-Stix, Blutprobe abnehmen

Besteht der Verdacht eines hypoglykämischen Schocks, z. B. bei bekanntem Diabetes, muss dem Patienten sofort Glukose zugeführt werden:

- Ist der Patient noch bei Bewusstsein, werden 5–10 g Glukose oral verabreicht in Form von Würfel- oder Traubenzucker, Schokolade oder zuckerhaltigen Getränken (z. B. Cola, Apfelsaft, jedoch keine Light-Produkte)
- Bei schweren Hypoglykämien werden 25–100 ml 40 %ige Glukose und anschließend 5 %ige Glukose infundiert, bis der BZ-Spiegel auf 200 mg/dl angestiegen ist.

Immer sollte nach der Ursache der Hypoglykämie gesucht und die Diabetes-Medikation überprüft werden.

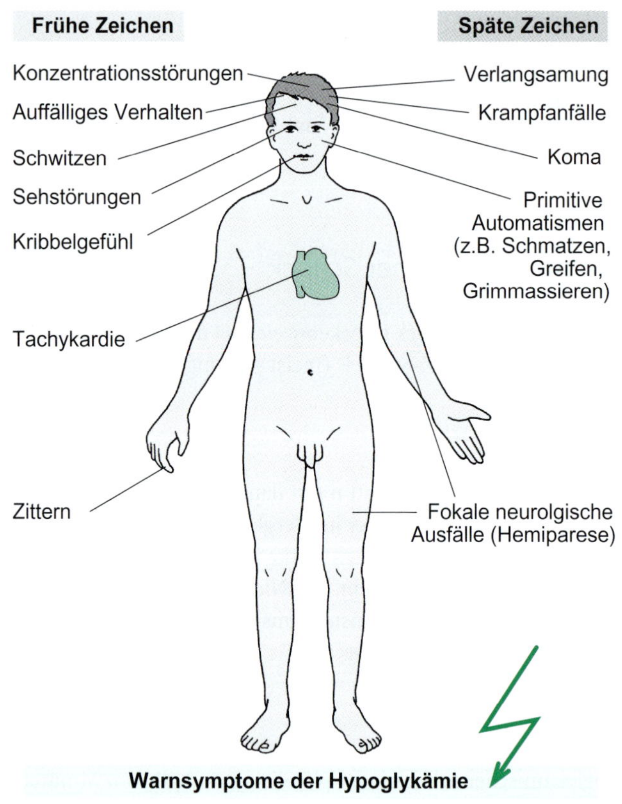

Abb. 8.9 Symptome bei Hypoglykämie. [L157]

Blutzuckerbestimmung

Mit Hilfe eines BZ-Stix wird der Verdacht auf einen hypoglykämischen Schock bestätigt. Wenn möglich, sollte zusätzlich Blut abgenommen werden, um später die Ursache der Hypoglykämie feststellen zu können.

8.5.2 Diabetisches Koma

Das diabetische Koma (Coma diabeticum), auch hyperglykämischer Schock genannt, tritt bei extrem hohen BZ-Spiegeln auf.

Extrem hohe BZ-Werte

Ursachen und Symptome

Ein diabetisches Koma tritt auf, wenn zu wenig Insulin von außen zugeführt wird (z. B. vergessene Injektion, zu niedrige Dosierung) oder mehr Insulin als sonst benötigt wird (z. B. bei Infektionen, Diätfehlern, Myokardinfarkt). Man unterscheidet das ketoazidotische vom hyperosmolaren Koma. Beide Komaformen kündigen sich durch Appetitlosigkeit, Erbrechen, Durst, Polydipsie, Polyurie, Schwäche und Tachypnoe an. Die Patienten werden zunehmend bewusstseinsgetrübt und zeigen Schocksymptome (Puls ↑, Blutdruck ↓).

Hyperglykämie durch Insulinmangel:
- Appetitlosigkeit, Schwäche
- Erbrechen
- Durst, Polydipsie
- Polyurie
- Tachypnoe

Ketoazidotisches Koma

Es ist typisch für den Typ I-Diabetiker und entwickelt sich innerhalb von Stunden bis Tagen. Der Insulinmangel führt zu einer Hyperglykämie (BZ 300–700 mg/dl) und einer Lipolyse (Fettabbau) mit Produktion von sauren Ketonkörpern. Diese rufen eine metabolische Azidose hervor mit vertiefter, sog. Kussmaul-Atmung und obstartigem Azetongeruch in der Atemluft. Es können auch Peritonitis-ähnliche Symptome auftreten.

Rascher Beginn,
v.a. bei Typ I-Diabetikern.
- Hyperglykämie, Lipolyse
- Metabol. Azidose (Kussmaul-Atmung)
- Obstartiger Foetor
- Peritonitis-ähnliche Symptome

Hyperosmolares Koma

Es entsteht meist schleichend beim Typ II-Diabetiker mit BZ-Konzentrationen ≥ 600 mg/dl. Diese führen zu einer massiven Glukosurie mit hohen Wasser- und Elektrolytverlusten über die Nieren. Folge ist eine Exsikkose. Im Gegensatz zum ketoazidotischen Koma entwickelt sich keine Azidose, da das vom Körper noch in geringer Menge produzierte Insulin ausreicht, um die Lipolyse zu hemmen.

Schleichender Beginn,
v.a. bei Typ II-Diabetikern.
- Glukosurie mit Wasser- und Elektrolytverlusten
- Exsikkose

Therapie

Die Therapie beider Komaformen erfolgt auf der Intensivstation:
- Allgemeinmaßnahmen:
  - Atmung, Kreislauf, Wasser- und Elektrolythaushalt, Laborwerte (BZ, Blutgase) engmaschig kontrollieren
  - Blasenkatheter zur genauen Bilanzierung
  - Zentralvenöser Katheter zur Messung des zentralen Venendrucks
  - Magensonde wegen Aspirationsgefahr
- Volumensubstitution, um das Flüssigkeitsdefizit auszugleichen

- Gabe von Insulin über Perfusor. BZ-Konzentration dabei um höchstens 100 mg/dl pro Stunde senken, da sonst die Gefahr eines Hirnödems besteht
- Gabe von K^+, da durch Insulin vermehrt K^+ in die Zellen einströmt und sich so eine Hypokaliämie entwickeln kann
- Bei einem pH-Wert ≤ 7,1 Bikarbonat infundieren, um den Säure-Basen-Haushalt zu korrigieren.

Bei unklarem Koma eines Diabetikers kein Insulin, sondern Glukose geben und Wirkung abwarten. Insulin wäre bei einem hypoglykämischen Schock u.U. tödlich. Zusätzliche Glukose bei einem hyperglykämischen Koma verursacht jedoch keine weitere gravierende Verschlechterung der Lage

Übungsfragen

1. Auf Ihrer Station liegt ein Patient mit einer Akromegalie. Welche typischen Erscheinungen können Sie bei ihm beobachten? Auf welche Ursachen ist eine Akromegalie zurückzuführen?
2. Beschreiben Sie das klinische Bild der Hyperthyreose!
3. Was sind Symptome eines Malignoms der Schilddrüse?
4. Welche Organmanifestation des primären Hyperparathyreoidismus wird am häufigsten beobachtet?
5. Beschreiben Sie das klinische Bild der Cushing-Krankheit.
6. Nennen Sie die Ursachen des Typ I- und des Typ II-Diabetes mellitus?
7. Was gehört zur Therapie eines Diabetes mellitus?
8. Welche Komplikationen des Diabetes mellitus kennen Sie? Was verstehen Sie unter einer diabetischen Nephropathie?
9. Welche Krankheitszeichen sprechen für eine Hypoglykämie?

KAPITEL

9 Erkrankungen des Stoffwechsels

9.1 Adipositas

Adipositas (Fettleibigkeit) liegt vor, wenn die Fettmasse bei Frauen mehr als 30 % des Körpergewichtes und bei Männern mehr als 20 % ausmacht. Adipositas an sich ist keine Erkrankung, allerdings steigt mit zunehmendem Gewicht das Risiko einer Vielzahl gesundheitlicher Probleme.

Fettmasse bei Frauen ≥ 30 %, bei Männern ≥ 20 % des Körpergewichtes

Ursachen

Übersteigt die Energiezufuhr (z. B. durch fettreiche, hochkalorische Ernährung) den Energieverbrauch (z. B. bei mangelnder Bewegung), lagert der Körper die überschüssige Energie zur Reserve in Form von Fett ab. Bei der Entstehung der Adipositas spielen genetische und psychische Faktoren sowie die Ernährungs- und Lebensweise eine Rolle. Selten ist eine Adipositas durch endokrine Erkrankungen, wie Cushing-Syndrom (➤ 8.4.1), Hypothyreose (➤ 8.2.3), Insulinom (➤ 6.4.4), oder durch einen Hirntumor des Hypothalamus bzw. der Hypophyse bedingt.

- Energiezufuhr ≥ Energieverbrauch
- Genetische, psychische Faktoren
- Ernährungs-, Lebensweise
- Selten endokrine Erkrankungen

Symptome und Risiken

Adipositas ist u.a. ein Risikofaktor für folgende Erkrankungen:
- Koronare Herzerkrankung (➤ 1.2) und zerebrale Ischämie (➤ 13.2.2)
- Hypertonie (➤ 2.3.1)
- Beinvenenthrombose mit ihren Komplikationen (➤ 2.2.3)
- Cholezystolithiasis (➤ 6.3.1)
- Maligne Tumorerkrankungen (v. a. von Uterus, Gallenwegen, Rektum, Brust, Prostata)
- Arthrose (➤ 13.1.2)
- Schlafapnoe-Syndrom (➤ 4.6).

Eine Adipositas beeinträchtigt häufig auch das psychische Wohlbefinden, insbesondere das Selbstwertgefühl des Patienten. Daneben finden sich gehäuft eine Fettleber und hormonelle Störungen.

Metabolisches Syndrom

Adipositas begünstigt das Auftreten eines metabolischen Syndroms (Wohlstandssyndrom). Hierbei handelt es sich um die Kombination von:
- Stammbetonter Adipositas
- Dyslipoproteinämie (Triglyzeride ↑, HDL-Cholesterin ↓)(➤ 9.2)
- Hyperurikämie (➤ 9.3)

- Essenzieller Hypertonie (➤ 2.3.1)
- Glukosetoleranzstörung, Typ II-Diabetes (➤ 8.5)

Diagnostik

Normalgewicht nach Broca: Körpergröße [cm] minus 100

BMI = Körpergewicht [kg]/ Körpergröße [m²]

Zur Beurteilung des Körpergewichtes (➤ Tab. 9.1) kann orientierend die Formel nach Broca angewendet werden:

$$\text{Normalgewicht}\,[\text{kg}] = \text{Körpergröße}\,[\text{cm}] - 100$$

Wird dieses um 20 % und mehr überschritten, ist der Patient übergewichtig. Zur genauen Bestimmung wird der **Body-Mass-Index,** BMI, (Körpermassenindex) herangezogen:

$$\text{BMI} = \frac{\text{Körpergewicht}\,[\text{kg}]}{\text{Quadrat der Körpergröße}\,[\text{m}^2]}$$

Ein Body-Mass-Index von mehr als 30 kg/m² ist als gesundheitlich bedenklich zu betrachten und sollte therapiert werden.

Therapie

- Gewichtsabnahme von 0,5 kg/ Woche
- Kalorienzufuhr: ca. 1 200 kcal/ Tag
- Problem: Zielgewicht halten

Eine Therapie hat nur Erfolg, wenn der Patient motiviert ist, sein Gewicht zu reduzieren. Angestrebt wird eine langsame Gewichtsabnahme von 0,5 kg pro Woche über drei bis sechs Monate. Deshalb sollte die Kalorienzufuhr auf etwa 1 200 kcal/Tag beschränkt sein. Diäten mit weniger Kalorienzufuhr, sog. Niedrigst-Kalorien-Diäten oder Fasten, dürfen nur zeitlich begrenzt und unter ärztlicher Kontrolle durchgeführt werden. Neben der Kalorienreduktion sollte immer auch körperliches Training erfolgen.

Meist ist jedoch nicht die eigentliche Gewichtsreduktion das Problem, sondern das Halten des Zielgewichtes. Dies setzt eine dauerhafte Umstellung der Ernährungs- und Lebensgewohnheiten voraus. Unterstützung dabei bieten Selbsthilfegruppen oder auch Verhaltenstherapie (Frustrationsbewältigung ohne sinnloses Essen, Wiedererlernen eines natürlichen Hunger- und Sättigungsgefühls).

Tab. 9.1 Gewichtsklassifikationen.

Gewichtsklassifikation	BMI [kg/m²]
Normalgewicht	18,5–24,9
Übergewicht (Präadipositas)	25,0–29,9
Adipositas Grad I	30,0–34,9
Adipositas Grad II	35,0–39,9
Adipositas Grad III (extreme Adipositas)	40 oder mehr

9.2 Hyperlipoproteinämie

Lipoproteine bestehen aus Lipiden (Triglyzeride, Cholesterin, Phospholipide) und Apolipoproteinen, die die Lipide binden und im Plasma transportieren. Die wichtigsten Lipide im Blutplasma sind die Triglyzeride als Energieträger und das Cholesterin als Strukturmolekül der Zellmembran sowie als Ausgangssubstanz der Steroidhormone und der Gallensäuren. Nach ihrer Dichte, d.h. nach dem spezifischen Gewicht, werden vier Klassen von Lipoproteinen unterschieden, die verschiedene Transportfunktionen im Fettstoffwechsel erfüllen: Chylomikronen, VLDL (very low density lipoprotein), LDL, HDL (high density lipoprotein). HDL gilt als Schutzfaktor der Arteriosklerose.

Lipoproteine:
- Energieträger
- Strukturmolekül
- Ausgangssubstanz für Hormone und Gallensäuren

Einteilung

Die Hyperlipoproteinämien (Lipidstoffwechselstörungen) werden in drei Gruppen unterteilt:
- **Hypertriglyzeridämie:** Konzentration der Triglyzeride im Serum ≥ 200 mg/dl
- **Hypercholesterinämie:** Konzentration des Cholesterins im Serum ≥ 200 mg/dl
- **Kombinierte Hyperlipoproteinämie:** Erhöhte Konzentration der Triglyzeride und des Cholesterins im Serum.

Ursachen

Eine **reaktiv-physiologische Hyperlipidämie** tritt z. B. bei kalorien- und zuckerreicher Ernährung (Triglyzeride ↑) oder fett- und cholesterinreicher Ernährung (Cholesterin ↑) auf.
Primäre Hyperlipoproteinämien sind genetisch bedingt. Darunter gibt es einige seltene Formen mit Cholesterin- und Triglyzeridwerten bis 1 000 mg/dl.
Sekundäre Hyperlipoproteinämien entstehen infolge anderer Grunderkrankungen wie Adipositas, schlecht eingestelltem Diabetes mellitus, nephrotischem Syndrom, Cholestase, Hypothyreose, bei fettreicher Kost, bei erhöhtem Alkoholkonsum oder nach Einnahme bestimmter Medikamente.
Bei 85 % aller Patienten mit einer Hyperlipoproteinämie treffen genetische und ernährungsbedingte Faktoren wie Übergewicht und Alkoholkonsum zusammen.
Hyperlipoproteinämien gehören zum metabolischen Syndrom (➤ 9.1).

- Reaktiv-physiologisch
- Primäre Form: Genetisch bedingt
- Sekundäre Form: z. B. Adipositas, schlecht eingestellter Diabetes mellitus, nephrotisches Syndrom, Cholestase, Hypothyreose

Symptome

Eine Hyperlipoproteinämie, v.a. die Erhöhung des Cholesterinspiegels, ist ein hoher Risikofaktor der Arteriosklerose mit ihren Folgeerkrankungen: Koronare Herzkrankheit und Myokardinfarkt, periphere arterielle Verschlusskrankheit, ischämischer Insult des Gehirns. Daneben findet sich vermehrt eine Fettleber. Bei ausgeprägter Hypertriglyzeridämie besteht die Gefahr einer Pankreatitis. Sind die Lipide sehr stark erhöht, bilden sich Xanthome.

- Arteriosklerose mit Folgeerkrankungen
- Pankreatitis
- Fettleber
- Xanthome

Dies sind rötlich-gelbe Knoten, die durch Lipideinlagerungen u. a. an Sehnen, Augenlidern (hier spricht man von Xanthelasmen), Unterarmen und am Gesäß entstehen.

Cholesterinspiegel

Ist das Gesamtcholesterin auf 250 mg/dl erhöht, so steigt die Wahrscheinlichkeit, einen Herzinfarkt zu erleiden, um das Doppelte. Bei Werten über 300 mg/dl steigt sie sogar um das Vierfache. Auch bei normalem Gesamtcholesterin, aber erniedrigtem HDL-Cholesterin (≤ 35 mg/dl) oder erhöhtem LDL-Cholesterin (≥ 150 mg/dl) steigt das Risiko der Arteriosklerose. Um dieses genau einschätzen zu können, wird das Verhältnis von Gesamtcholesterin zu HDL-Cholesterin betrachtet: Werte ≤ 4,0 sind günstig, Werte darüber ungünstig.

Diagnostik

- Bestimmung von Triglyzeriden, Gesamtcholesterin, HDL- und LDL-Cholesterin, LDL/HDL-Quotient
- Suche nach genetischer Hyperlipoproteinämie durch spezielle Blutuntersuchungen
- Bei sekundärer Fettstoffwechselstörung weitere Untersuchungen zum Nachweis bzw. Ausschluss der vermuteten Grunderkrankung.

Therapie

Ziel der Therapie ist es, folgende Blutwerte zu erreichen:

- Gesamtcholesterin ≤ 200 mg/dl
- HDL-Cholesterin ≥ 35 mg/dl, optimal ≥ 45 mg/dl
- LDL/HDL-Quotient ≤ 4,0, bei weiteren Risikofaktoren einer Arteriosklerose ≤ 3,0 bzw. ≤ 2,0
- LDL-Cholesterin ≤ 160 mg/dl, bei weiteren Risikofaktoren einer Arteriosklerose ≤ 130 mg/dl bzw. ≤ 100 mg/dl
- Triglyzeride ≤ 200 mg/dl.

Dafür muss nach Möglichkeit die Ursache sekundärer Hyperlipoproteinämien beseitigt werden.

- Diät, Ausdauertraining
- Medikamentös Cholesterinspiegel senken
- In schweren Fällen LDL-Apherese

Diät

Wichtig ist eine cholesterin- und triglyzeridarme Diät, die, konsequent eingehalten, den Cholesterinspiegel um etwa 10 % senkt. Besonders cholesterinreiche und damit zu meidende Lebensmittel sind Hühnerei (besonders Eigelb), tierische Fette und Öle, Fleisch (v. a. Innereien und Hirn) u. a. Dagegen sind Obst-, Gemüse- und Getreideprodukte nahezu cholesterinfrei.
Regelmäßiges Ausdauertraining wirkt sich ebenso positiv auf die Senkung der Blutfette aus.

Medikamente

Wenn Diät und Lebensstiländerungen zu keiner erniedrigten Lipidkonzentration führen, stehen folgende Medikamente zur Verfügung:

- **Cholesterin-Synthese-Enzymhemmer** (CSE-Hemmer, Statine, HMG-CoA-Reduktasehemmer, z. B. Simvastatin) sind am stärksten wirksam, sie senken den LDL-Cholesterinspiegel um 20–60 %
- **Gallensäurebinder** (Anionenaustauscherharze, z. B. Colestyramin, Colestipol) entziehen dem Organismus Gallensäuren und senken nachfolgend das LDL-Cholesterin um bis zu 25 %, werden meist mit CSE-Hemmern kombiniert
- **Cholesterinabsorptionshemmer** (z. B. Ezetimib) senken das LDL-Cholesterin um bis zu 18 %
- **Fibrate** (Bezafibrat) senken das LDL-Cholesterin um 20 %
- **Nikotinsäure** (z. B. Niconacid®).

In schweren Fällen ist 2–4mal pro Monat eine LDL-Apherese indiziert. Dabei wird durch ein extrakorporales Verfahren LDL aus dem Plasma entfernt. Diese Methode senkt den Gesamt- und LDL-Cholesterinspiegel um über 60–80 %.

9.3 Hyperurikämie und Gicht

Harnsäure ≥ 6,4 mg/dl.
- Abbauprodukt von Purinen
- Ablagerung in Geweben

Bei der Hyperurikämie ist der Harnsäurespiegel im Blut auf ≥ 6,4 mg/dl erhöht. **Harnsäure** fällt beim Abbau von Purinen, die Bestandteil der DNS sind, an. Sie kann vom Körper nicht weiter verwertet werden und wird über die Nieren und den Darm ausgeschieden. Bei einer Hyperurikämie fallen Harnsäurekristalle aus und lagern sich im Gewebe, den Gelenken und in den Harnwegen ab. Hyperurikämie ist prädisponierend für eine Gicht: Es kann ein akuter Gichtanfall oder, bei fehlender Therapie, eine chronische Gicht auftreten. Männer sind weitaus häufiger betroffen als Frauen.

Ursachen

Man unterscheidet eine primäre von einer sekundären Gicht bzw. Hyperurikämie.

Primäre Form: erblich, Manifestation bei purinreicher Ernährung, Übergewicht

Die **primäre Form** ist erblich bedingt und manifestiert sich bei purinreicher Ernährung und Übergewicht. Sie ist mit mehr als 95 % die weitaus häufigere Form. Meist ist dabei die Ausscheidung von Harnsäure über die Nieren gestört.

Sekundäre Form: Zelluntergang ↑, Nierenerkrankung, Laktat-, Ketoazidose

Die **sekundäre Form** tritt auf, wenn vermehrt Zellen untergehen und so mehr Harnsäure anfällt, z. B. bei einer Zytostatika-Therapie oder Leukämien. Zur sekundären Form kommt es außerdem bei mangelnder Ausscheidung von Harnsäure über die Nieren, z. B. aufgrund einer erworbenen Nierenerkrankung oder einer Laktat- oder Ketoazidose. Hyperurikämie bzw. Gicht gehören zum metabolischen Syndrom.

Symptome

- Stadieneinteilung nach Symptomen
- Häufig Nierenschädigungen

Eine Hyperurikämie bzw. ein Gichtanfall kann in jedem Stadium (➤ Tab. 9.2) aufgrund der gesteigerten Harnsäureausscheidung Symptome an den Nieren hervorrufen:

Tab. 9.2 Vier Stadien der Hyperurikämie.

Stadium	Symptome
I	Harnsäurespiegel ist erhöht ohne Symptome
II	Akuter Gichtanfall: Aus voller Gesundheit kommt es plötzlich zu heftigen Schmerzen in einem Gelenk (Monarthritis). Meist ist das Großzehengrundgelenk betroffen, dann liegt eine Podagra vor. Das Gelenk zeigt die typischen Entzündungszeichen, es ist überwärmt, geschwollen, die Haut gerötet. Die Patienten haben Fieber. Meist klingt der akute Gichtanfall nach einigen Tagen bis spätestens drei Wochen ab
III	Symptomlose Zeit zwischen zwei Gichtanfällen
IV	Chronische Gicht: Harnsäurekristalle lagern sich als sog. Gichttophi (kleine, harte, manchmal gelbliche Knötchen auf geröteter Haut) in den Weichteilen (v.a. Ohrmuschel, Ferse) und Knochen (ossäre Gichtknochen) ab. Sie sind von außen z.T. sichtbar. Außerdem treten bleibende Gelenkveränderungen auf. Aufgrund der Therapiemöglichkeiten der Gicht sind sie sehr selten geworden.

- Harnsteine
- Nierenentzündung (Uratnephropathie)
- Akutes Nierenversagen, wenn plötzlich große Mengen Harnsäure anfallen und die Nierentubuli verstopfen.

Diagnostik

Harnsäure ↑, Leukozyten ↑, BSG ↑

Die Harnsäure im Blut ist erhöht. Ein akuter Gichtanfall wird anhand der Symptome diagnostiziert, es liegt eine Leukozytose und eine erhöhte BSG vor.

Therapie

- Akuter Gichtanfall: Colchicin, nichtsteroidale Antiphlogistika
- Chronische Gicht:
  - Allopurinol
  - Purinarme Diät

Der akute Gichtanfall wird medikamentös mit nichtsteroidalen Antiphlogistika (Diclofenac®) und Kälteanwendung behandelt. In seltenen Fällen kann auch Colchicin (Colchicum dispert®) gegeben werden. Da Colchicin rasch und spezifisch beim akuten Gichtanfall wirkt, kann es in unklaren Fällen auch zur Diagnosefindung eingesetzt werden.

Langfristig sollen die Patienten Gewicht reduzieren, viel trinken und eine purinarme Diät einhalten: Wenig Fleisch, keine Innereien, keinen Alkohol, Kaffeekonsum einschränken. Wenn die Harnsäure trotz Diät auf Werte ≥ 9 mg/dl ansteigt oder eine chronische Gicht vorliegt, wird entweder die Harnsäureproduktion medikamentös durch Urikostatika (Allopurinol als Zyloric®) reduziert oder die Harnsäureausscheidung durch Urikosurika (z. B. Probenecid als Probenecid®) gesteigert.

Übungsfragen

1. Definieren Sie „Adipositas“ und nennen Sie Risikofaktoren!
2. Was ist ein metabolisches Syndrom?
3. Wie äußert sich eine Hyperlipoproteinämie?
4. Nennen Sie die generelle Ursache der Gicht und die Symptome eines akuten Anfalls!

KAPITEL

10 Erkrankungen des Bewegungsapparates und des Bindegewebes

10.1 Leitsymptome

Typische Symptome bei Erkrankungen des Bewegungsapparates und des Bindegewebes sind Gelenkschmerzen und -schwellungen sowie Hautveränderungen.

10.1.1 Gelenkschmerzen

Gelenkschmerzen (Arthralgien) treten bei nahezu allen Erkrankungen der Gelenke auf. Es werden unterschieden:

- Belastungsschmerz, der nur bei Belastung des Gelenkes, z. B. beim Gehen, auftritt. Häufig ist der Schmerz zu Beginn einer Bewegung stark, nimmt nach kurzer Zeit ab und verstärkt sich erneut, wenn das Gelenk lange belastet wird
- Ruheschmerz, der bereits in Ruhe vorhanden ist und bei Belastung des Gelenkes in der Regel weiter zunimmt.

10.1.2 Gelenkschwellung

Eine Gelenkschwellung wird meist durch einen Gelenkerguss hervorgerufen. Die Haut über dem Gelenk ist gespannt, erwärmt und gerötet.

Gelenkerguss

Ursachen

Ein Gelenkerguss tritt häufig auf, wenn die Gelenkinnenhaut (Synovia) entzündet ist und ein Sekret produziert, das sich im Gelenkinneren ansammelt. In der Folge kommt es zur schmerzhaften Spannung der Gelenkkapsel, das Gelenk ist in seiner Beweglichkeit eingeschränkt. Häufig sind auch die umgebenden Weichteile (Schleimbeutel, Sehnenansätze) entzündlich verdickt.

Entzündung der Gelenkinnenhaut → Sekretproduktion bis zum Gelenkerguss

Eine Gelenkschwellung kann durch eine Deformierung des Gelenkes vorgetäuscht werden. Diese tritt häufig bei längeren oder sich wiederholenden Entzündungen sowie bei Arthrose auf.

Diagnostik

Punktion des Gelenkergusses und zytologische Untersuchung des Sekretes

Um eine bakterielle Gelenkinfektion von einer entzündlich-rheumatischen Erkrankung abzugrenzen, wird ein Gelenkerguss punktiert. Bei einem bakteriellen Erguss werden Leukozyten und evtl. der auslösende Erreger in der Gelenkflüssigkeit nachgewiesen, während der Erguss bei einer entzündlich-rheumatischen Erkrankung nur wenige Leukozyten enthält. Evtl. kann der Rheumafaktor in der Ergussflüssigkeit nachgewiesen werden. Eine Punktion wird ebenfalls durchgeführt, um das Gelenk zu entlasten.

10.1.3 Hautveränderungen

Hautveränderungen können auf Erkrankungen des Bewegungsapparates bzw. des Bindegewebes hinweisen

Es gibt eine Reihe von Hautveränderungen, die oft in Zusammenhang mit bestimmten Erkrankungen des Bewegungsapparates bzw. Bindegewebes auftreten. Sie sind nicht beweisend für diese Krankheiten, deuten aber darauf hin und sollten ggf. zu einer gezielten Diagnostik Anlass geben:

- Schmetterlingsförmiges Erythem (Hautrötung) im Gesicht: Systemischer Lupus erythematodes
- Lilafarbenes Erythem im Gesicht: Dermatomyositis
- Derb-atrophische Haut an den Fingern und im Gesicht mit Lippenverschmälerung: Sklerodermie
- Trockene Schleimhäute: Sjögren-Syndrom
- Umschriebene schuppende Erytheme in Kombination mit Gelenkveränderungen: Psoriasis-Arthritis
- Erythema nodosum (druckschmerzhafte, derbe Flecken, bevorzugt an den Streckseiten der Unterschenkel) in Kombination mit Gelenkentzündungen: z. B. Löfgren-Syndrom, Yersinien-Infektion, Colitis ulcerosa, M. Crohn
- Rheumaknoten (subkutane Knoten über Knochenvorsprüngen bzw. Gelenken): Rheumatoide Arthritis
- Tophi (kleine, harte, manchmal gelbliche Knötchen auf geröteter Haut): Gicht.

10.2 Entzündlich-rheumatische Gelenkerkrankungen

10.2.1 Rheumatoide Arthritis

- Chronisch, schubweise verlaufende Autoimmunerkrankung
- Synovialitis → Arthritis

Die rheumatoide Arthritis, auch als **chronische Polyarthritis** (CP) bezeichnet, ist eine entzündlich-rheumatische Erkrankung, die zu den Autoimmunerkrankungen zählt. Sie manifestiert sich an Synovia (Innenhaut von Gelenken), Schleimbeuteln und Sehnenscheiden. Eine **Synovialitis** (Entzündung der Synovia) führt dann zur Arthritis. Die Krankheit verläuft chronisch, meist schubweise. Von der rheumatoiden Arthritis sind 1–2 % der Bevölkerung betroffen, Frauen dreimal häufiger als Männer.

Ursachen

Die rheumatoide Arthritis tritt familiär gehäuft auf. Unbekannte Faktoren (virale, bakterielle Infekte?) lösen eine Autoimmunreaktion aus, bei der Autoantikörper gegen einen Bestandteil des Immunglobulin G (IgG) gebildet werden. Diese Immunkomplexe heißen **Rheumafaktoren.** Sie lösen entzündliche Gewebsreaktionen aus, in deren Verlauf u. a. knorpelaggressive Enzyme freigesetzt werden. Der Gelenkknorpel wird zunehmend zerstört. Die Gelenke verformen sich, und ihre Beweglichkeit nimmt ab – u. U. bis zur völligen Versteifung.

- Auslöser unbekannt
- Entzündliche Gewebsreaktionen
- Rheumafaktor
- Knorpelaggressive Enzyme zerstören Gelenkknorpel

Symptome

- Allgemeinsymptome wie Abgeschlagenheit, Schwitzen, Muskelschmerzen
- Symmetrischer Gelenkbefall beider Körperhälften: Zuerst meist die kleinen Gelenke der Finger oder Zehen
- Frühsymptom ist die Morgensteifigkeit der Fingergrund- und -mittelgelenke über mindestens 30 Minuten. Die Gelenke sind geschwollen, überwärmt und druckschmerzhaft, typisch ist der schmerzhafte Händedruck
- Später erkranken oft auch große Gelenke wie Ellbogen-, Schulter-, Knie- bzw. Hüftgelenke. Es kommt zu charakteristischen Gelenkdeformitäten an den Händen. Das Endstadium stellen Gelenkzerstörung und Versteifung dar
- Ist die Halswirbelsäule betroffen, besteht die Gefahr von Verrenkungen mit Kompression des Rückenmarks, thorakale und sakrale Wirbelkörper sind in der Regel nicht betroffen
- Rheumaknoten: unter der Haut oder in den Sehnen gelegene Knötchen, besonders an den Streckseiten der Gelenke, die aber harmlos sind
- Entzündungen von Sehnenscheiden (Tendovaginitis) und Schleimbeuteln (Bursitis)
- Mögliche Symptome, die nicht die Gelenke betreffen:
  - Herz: Perikarditis, Herzklappenveränderungen
  - Lunge: Pleuritis, Lungenfibrose
  - Gefäße: Vaskulitis mit Fingerkuppennekrose (selten), Vaskulitis der Gefäße, die die Nerven versorgen mit Polyneuropathie, Arteriosklerose

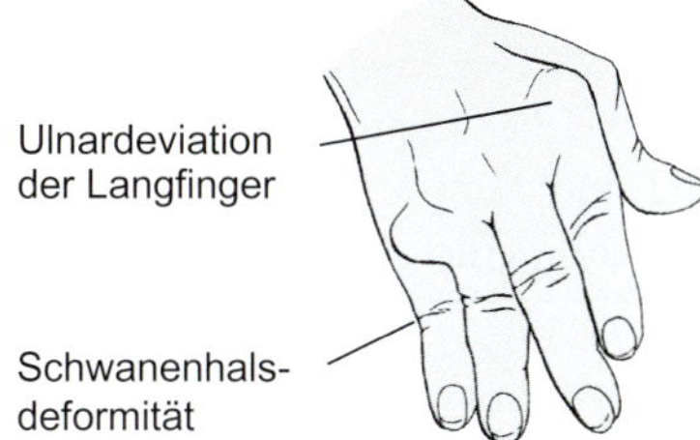

Abb. 10.1 Typische Deformierung der Hände bei rheumatoider Arthritis: Die Finger knicken in Richtung Kleinfinger ab (Ulnardeviation). Außerdem sind die Fingermittelgelenke überstreckt, während gleichzeitig die Endgelenke gebeugt sind (Schwanenhalsdeformation). [L157]

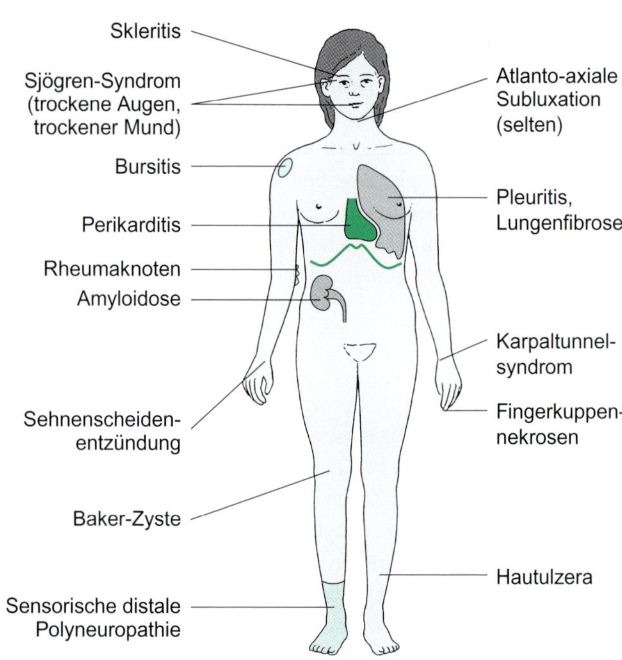

Abb. 10.2 Mögliche extraartikuläre Symptome der rheumatoiden Arthritis. [L157]

- Leber: Leberenzymerhöhung
- Karpaltunnelsyndrom (Kompression des N. medianus am Handgelenk)
- Auge: Skleritis (Entzündung der Lederhaut des Auges), Sjögren-Syndrom
- Baker-Zyste (Hernie der Kniegelenkskapsel, in der Kniekehle tastbar).

Diagnostik

- Rheumafaktor, ANA, BSG ↑, CRP ↑
- Röntgen, Gelenksonographie, MRT
- Weichteilszintigraphie
- Arthroskopie mit Biopsie

Die Anamnese und der klinische Befund erhärten die Verdachtsdiagnose. Bei 70–80 % der Patienten ist im Blut der Rheumafaktor nachweisbar (seropositive rheumatoide Arthritis); seltener finden sich Antikörper gegen Bestandteile der körpereigenen Zellkerne, sog. antinukleäre Antikörper (ANA). BSG und CRP sind als Entzündungsparameter erhöht.

Knorpel- und Gelenkveränderungen lassen sich im Röntgenbild, in der Gelenksonographie und im MRT nachweisen. Die Gelenkentzündung wird am sichersten mittels einer Weichteilszintigraphie mit ^{99m}Technetium-Phosphonat beurteilt. Während einer Mini-Arthroskopie kann die Synovia biopsiert und anschließend analysiert werden.

Therapie

Physikalische Therapie

Bewegungstherapie, um die Funktion der Gelenke zu erhalten

Jede Immobilität und Ruhigstellung der Gelenke muss vermieden werden, da die Gelenkkapseln schrumpfen, und die Muskeln atrophieren.

- Täglich aktive und passive Bewegungstherapie

- Kälteanwendung bei akut entzündeten Gelenken, Wärmeanwendung zwischen entzündlichen Schüben
- Massage-, Hydro-, Elektrotherapie.

Medikamentöse Therapie
- **Kortikosteroide** können kurzfristig bis zum Wirkungseintritt der Basistherapeutika gegeben werden oder in niedriger Dosierung auch längerfristig bei einem hochaktiven Krankheitsverlauf
- **Basistherapie** mit krankheitsmodifizierenden Mitteln (DMARD) sind langwirksame Antirheumatika. Ihre Wirkung setzt verzögert nach Wochen bis Monaten ein. Sie sind bei etwa 70 % der Patienten wirksam. Da sie einer Gelenkzerstörung entgegenwirken, sollten sie frühzeitig eingesetzt werden. Vielfältige Nebenwirkungen machen regelmäßige klinische Kontrollen und Laboruntersuchungen erforderlich. Folgende Basistherapeutika werden unterschieden:
  - Methotrexat (MTX): Folsäureantagonist mit immunsuppressiver Wirkung
  - Weitere Immunsuppressiva sind Azathioprin, Cyclosporin A, Leflunomid
  - Alkylantien, z. B. Cyclophosphamid
  - Sulfasalazin (z. B. Azulfidine RA®)
  - Hydroxychloroquin (Quensyl®)
- Biologicals als monoklonale Antikörper gegen Tumornekrosefaktor-α (TNF-α): Infliximab, Adalimumab, Etanercept
- Andere Biologicals: Tocilizumab, Interleukin-1-Rezeptorantagonist, Rituximab
- **Nichtsteroidale Antirheumatika** (NSAR, nichtsteroidale Antiphlogistika) haben keinen Einfluss auf den Krankheitsverlauf. Sie wirken über eine Hemmung der Cyclooxygenase 1 und 2 (COX 1 und 2) entzündungshemmend (antiphlogistisch), schmerzlindernd (analgetisch) und fiebersenkend (antipyretisch). Zur Gruppe der NSAR gehören Acetylsalicylsäure, Diclofenac, Ibuprofen, Indometacin (z. B. Amuno®) und selektive COX-2-Inhibitoren (Celebrex®). Zahlreiche Nebenwirkungen, vor allem von Seiten des Magen-Darm-Traktes, können zum Absetzen zwingen.

Chirurgische Therapie
- Radiosynoviorthese: Radioaktive Substanzen werden in die schmerzhaft entzündeten Gelenke gespritzt
- Synovektomie: Arthroskopisch oder chirurgisch wird die Gelenkinnenhaut entfernt
- Prothetischer Gelenkersatz.

Komplikationen

- Funktionsverlust und Fehlstellung der Gelenke
- Bei etwa 5 % der Patienten tritt eine sekundäre Amyloidose auf
- Weitere Komplikationen sind Nebenwirkungen der antirheumatischen Therapie: z. B. Magen- und Duodenalulzera, Nierenschäden, Blutbildveränderungen.

10.2.2 Seronegative Spondylarthritiden

Chronische Gelenkentzündung ohne Nachweis des Rheumafaktors

Seronegative Spondylarthritiden (SPA) sind chronische Entzündungen der Gelenke, bei denen im Serum kein Rheumafaktor nachweisbar ist (seronegativ). Es ist vorwiegend die Wirbelsäule betroffen. Zu den SPA gehören:

- M. Bechterew (ankylosierende Spondylitis)
- Reiter-Syndrom
- Psoriasis-Arthritis (Arthritis psoriatica)
- Arthritis bei chronisch-entzündlichen Darmerkrankungen, z. B. M. Crohn, Colitis ulcerosa, M. Whipple
- Undifferenzierte Spondylarthritis.

Sie treten familiär gehäuft auf.

Symptome

Die verschiedenen seronegativen Arthritiden haben folgende Symptome gemeinsam:

- Rückenschmerzen aufgrund einer Sakroiliitis (Entzündung der Kreuz-Darmbeingelenke) und Befall der Wirbelsäule
- Asymmetrischer Befall weniger Gelenke, häufig Kniegelenk
- Entzündung der Sehnenansätze und Bänder
- Iritis oder Iridozyklitis (Entzündung der Regenbogenhaut bzw. des Ziliarkörpers im Auge)
- HLA-B27 positiv: HLA (**h**uman **l**eucocyte **a**ntigen = Histokompatibilitätsantigene) befinden sich auf allen kernhaltigen Körperzellen eines Individuums. Sie verändern sich im Laufe des Lebens nicht. Bestimmte Histokompatibilitätsantigene werden bei bestimmten Erkrankungen häufiger nachgewiesen, wie das HLA-B27 bei seronegativen Arthritiden.

Daneben entwickelt jede SPA ihre eigenen Symptome.

M. Bechterew

- Beginn im jungen Erwachsenenalter, vorwiegend Männer
- Langsame Versteifung der Wirbelsäule

Männer erkranken dreimal so häufig an einen M. Bechterew (ankylosierende Spondylitis) wie Frauen. Erste Symptome treten meist im jungen Erwachsenenalter auf. Die Erkrankung betrifft hauptsächlich die Wirbelsäule und führt im Endstadium häufig zu ihrer Versteifung (Ankylose), sog. „Bambusstab"-Wirbelsäule. Die Brustwirbelsäule ist dabei in ausgeprägter Beugestellung (Kyphose) fixiert, so dass die Atmung behindert wird.

Reiter-Syndrom

- V.a. Männer
- Nach urogenitalem oder gastrointestinalem bakteriellem Infekt → Arthritis, Urethritis, Konjunktivitis, Hautveränderungen
- Prognose gut

Die Erkrankung tritt meist zwei bis sechs Wochen nach einem akuten urogenitalen oder gastrointestinalen bakteriellen Infekt auf. Typischerweise kommt es zu Arthritis, Urethritis (Entzündung der Harnröhre), Konjunktivitis (Entzündung der Augenbindehaut) und Hautveränderungen (Reiter-Dermatose). Die Prognose ist gut; nur 20 % der Fälle gehen in eine chronische Verlaufsform über.

Psoriasis-Arthritis

10–20 % der Patienten mit einer Psoriasis (Schuppenflechte) leiden unter einer langsam fortschreitenden Arthritis. Es werden verschiedene Formen des Gelenkbefalls unterschieden (symmetrische Polyarthritis, asymmetrische Oligoarthritis, Spondylarthritis mit Sakroiliitis). Typisch ist auch der Befall aller drei Gelenke eines Fingers (sog. Strahlbefall) oder aller Fingermittelgelenke einer Hand (sog. Transversalbefall).

Arthritis bei gleichzeitiger Psoriasis

Therapie

Die Behandlung besteht aus physikalischer Therapie, nichtsteroidalen Antirheumatika und im akuten Schub vorübergehend aus Kortikosteroiden. Bei chronischem Verlauf können Sulfasalazin (z. B. Azulfidine RA®) und bei schweren Verläufen auch Immunsuppressiva (Methotrexat, Cyclosporin A) und Biologicals eingesetzt werden. Beim Reiter-Syndrom werden nachgewiesene Erreger gezielt antibiotisch behandelt.

- Physikalische Therapie
- NSAR, evtl. Kortikosteroide
- Chronischer/schwerer Verlauf: Sulfasalazin, Immunsuppressiva, Biologicals

Pflege

Im Umgang mit dem Patienten steht eine aktivierende Pflege im Vordergrund. Fähigkeiten und Ressourcen des Patienten müssen erkannt und gezielt gefördert werden, z. B. mit entsprechenden Hilfsmitteln und angemessener Unterstützung. Dabei spielt auch die Zusammenarbeit mit Ergo- und Physiotherapeuten eine Rolle. Selbst wenn die Patienten für manche Verrichtungen länger benötigen, sollten sie zeitlich nicht gedrängt werden. Dies schränkt die Eigenständigkeit und die Beweglichkeit des Patienten auf Dauer ein.

10.3 Kollagenosen

Kollagenosen sind Erkrankungen des Bindegewebes. Meist handelt es sich um Entzündungen, die den gesamten Organismus betreffen, sog. **Systemerkrankungen,** deren Ursache nicht-organspezifische Autoantikörper sind. Dementsprechend kommen Überlappungen zwischen den klinischen Symptomen verschiedener Kollagenosen vor. Die Kollagenose zählen zu den Autoimmunerkrankungen. Frauen erkranken wesentlich häufiger als Männer.

- Systemerkrankungen des Bindegewebes
- Autoimmunerkrankungen
- Frauen erkranken häufiger

10.3.1 Lupus erythematodes

Der Lupus erythematodes ist eine Autoimmunerkrankung, die die Haut und das Bindegewebe zahlreicher Blutgefäße in Form einer Vaskulitis betrifft.

- Autoimmunerkrankung
- Bindegewebe der Blutgefäße betroffen

Ursachen

- Genetische Veranlagung
- Auslöser: vermutlich Virusinfekt
- Immunkomplexe lagern sich im Bindegewebe ab

Beim Lupus erythematodes findet sich eine genetische Veranlagung. Auslöser ist wahrscheinlich ein Virusinfekt. Aufgrund einer Störung der Immunregulation werden von den B-Lymphozyten vielfältige Autoantikörper produziert. Es bilden sich Immunkomplexe bestehend aus DNS, Fibrin u.a., die sich im Gewebe zahlreicher Organe ablagern.
Aber auch Medikamente können einen Lupus erythematodes hervorrufen, z. B. Antiepileptika (Phenytoin), Neuroleptika oder Procainamid. Diese Form verschwindet, wenn die auslösenden Medikamente abgesetzt werden.

Symptome und Einteilung

Es werden drei Verlaufsformen unterschieden:

- **Kutaner Lupus erythematodes (DLE):** Er befällt nur die Haut und hat eine günstige Prognose.
  - Scheibenförmige gerötete und schuppende Plaques, die von ihrer Mitte aus nach außen wachsen (zentrifugal), zentral finden sich Hautatrophien
- **Subakuter kutaner Lupus erythematodes:** Zwischenform hinsichtlich der Beschwerden und der Prognose
- **Systemischer Lupus erythematodes (SLE):** Es finden sich Krankheitssymptome an fast allen Organen
  - Allgemeinsymptome wie Fieber, Schwäche, Gewichtsverlust, Lymphknotenschwellungen
  - Schmetterlingserythem mit Rötung des Nasenrückens und der Wangen, Empfindlichkeit der Haut gegenüber UV-Licht
  - Geschwüre im Mund und in der Nase
  - Diskoider Lupus erythematodes: Leuchtend rote Papeln mit Schuppenbildung und vermehrter Hornbildung
  - Myositis (Muskelentzündung) mit Muskelschwäche
  - Perikarditis, Pleuritis
  - Lupusnephritis, die sich u.a. äußern kann als nephrotisches Syndrom, rapid progressive Glomerulonephritis, chronische Niereninsuffizienz, Hämaturie/Proteinurie
  - Neurologische Symptome wie epileptische Anfälle, Kopfschmerzen, Depression, Hirninfarkt oder Verläufe ähnlich Multipler Sklerose.

Für die Prognose ist vor allem das Ausmaß der Nierenbeteiligung maßgebend.

Diagnostik

Hautbiopsie

Die Diagnose eines kutanen Lupus erythematodes wird mit Hilfe einer Hautbiopsie bestätigt.

Immunologische Befunde wegweisend

Für die Diagnose eines systemischen Lupus erythematodes sind neben den klinischen Symptomen immunologische Befunde wegweisend:

- Autoantikörper gegen Bestandteile der Zellkerne (antinukleäre Antikörper = ANA), spezifischer sind Antikörper gegen doppelsträngige DNS und

gegen ein Glykoprotein der Zellkerne (Sm-Antigen), Antiphospholipid-Antikörper (APA)
- Blutbildveränderungen aufgrund von Autoantikörpern: Anämie, Leukopenie, Thrombopenie
- Zirkulierende Immunkomplexe
- BSG ↑, CRP ↑ (unspezifisch).

Therapie

Beim kutanen Lupus erythematodes werden starke Lichtschutzpräparate und lokale Kortikosteroide eingesetzt.
Eine ursächliche Behandlung des systemischen Lupus erythematodes existiert nicht. Ziel ist es, die Entzündung so weit wie möglich einzudämmen und damit einer Organzerstörung entgegenzuwirken. Dabei richtet sich die Therapie nach der Schwere des Krankheitsbildes. In leichten Fällen ohne Beteiligung innerer Organe werden nichtsteroidale Antirheumatika evtl. in Kombination mit Hydroxychloroquin und niedrigdosierten Kortikosteroiden gegeben. Bei Beteiligung lebenswichtiger Organe bzw. im akuten Schub werden Kortikosteroide hochdosiert evtl. in Kombination mit Immunsuppressiva (Azathioprin, Cyclophosphamid) eingesetzt. Eine optimale Therapie eines evtl. bestehenden Bluthochdruckes ist für den Erhalt der Nierenfunktion wichtig. Immer sollten Patienten sich vor UV-Licht schützen.

- Kutaner Lupus: Lichtschutzpräparate, Kortikosteroide lokal
- Leichter Verlauf: NSAR und Chloroquin
- Schwerer Verlauf: Kortikosteroide, Immunsuppressiva

10.3.2 Progressive systemische Sklerose

Die progressive systemische Sklerose (PSS) oder **systemische Sklerodermie** ist eine seltene Erkrankung des Bindegewebes, die durch Fibrosen und nachfolgende Schrumpfungsprozesse von Haut und inneren Organen gekennzeichnet ist. Zusätzlich kommt es durch die Fibrosierung kleiner Blutgefäße zu Haut- und Organinfarkten. Eine auf die Haut beschränkte Verlaufsform ohne Beteiligung anderer Organe ist die **zirkumskripte Sklerodermie.** Die PSS tritt viermal häufiger bei Frauen als bei Männern auf.

- Fibrose und Schrumpfungsprozesse von Haut und inneren Organen
- Zirkumskripte Sklerodermie auf Haut beschränkt

Ursachen

Patienten mit PSS besitzen eine genetische Veranlagung für diese Erkrankung, die genauen Ursachen sind jedoch nicht bekannt. Die Symptome beruhen einerseits auf der übermäßigen Produktion von Kollagen durch die Bindegewebszellen, andererseits auf Gefäßverschlüssen mit Durchblutungsstörungen und Organinfarkten.

- Genetisch bedingt
- Fibroblasten produzieren überschießend Kollagen
- Gefäßverschlüsse mit Durchblutungsstörungen

Symptome

Der Verlauf der PSS ist sehr variabel. Sie beginnt mit Hautsymptomen, bevor die inneren Organe befallen werden:
- 95 % der Patienten entwickeln ein sekundäres Raynaud-Syndrom (➤ 2.1.3)

- Verkleinerung der Mundöffnung (Mikrostomie) mit Auftreten von Falten um den Mund (Tabaksbeutelmund), einer Verkürzung des Zungenbändchens und Ausdrucksarmut des Gesichtes
- Arthritis, Arthralgien (fortschreitende Hautschrumpfungen führen zu eingeschränkter Gelenkbeweglichkeit)
- Durch Wandstarre des Ösophagus kommt es zu Schluckstörungen und Refluxösophagitis
- Lungenfibrose mit restriktiver Atemstörung und Rechtsherzbelastung, u.U. bis hin zum Cor pulmonale
- Myokarditis, Herzrhythmusstörungen
- Die Nierenbeteiligung beruht auf Durchblutungsstörungen und äußert sich in Niereninfarkten und renaler Hypertonie.

Diagnostik

- Autoantikörper
- Kapillarmikroskopie

Die Diagnose einer PSS wird anhand der klinischen Symptome, insbesondere der Hautveränderungen gestellt. Im Blut können Autoantikörper gegen Zellkernbestandteile (ANA, anticentromere Antikörper = ACA) nachweisbar sein. Die Kapillaren des Nagelfalzes lassen sich mit einem Lichtmikroskop beurteilen (Kapillarmikroskopie). Sie zeigen bei der PSS typische Veränderungen, die vom Verlauf der Erkrankung abhängig sind. Um die Beteiligung innerer Organe zu beurteilen, werden entsprechende Untersuchungen durchgeführt.

Therapie

- Physikalische Therapie
- Kortikosteroide, Immunsuppressiva

Eine ursächliche Behandlung der PSS existiert nicht. Verschiedene Medikamente können jedoch die Fibrosierung der Haut und der inneren Organe zumindest teilweise verhindern. Im Frühstadium werden Kortikosteroide gegeben, bei schwereren Verläufen Immunsuppressiva.
Wichtig ist die physikalische Therapie, um Gelenkkontrakturen vorzubeugen. Bei Gelenkschmerzen kommen nichtsteroidale Antirheumatika zum Einsatz. Ein erhöhter Blutdruck kann mit ACE-Hemmern gesenkt werden, die gleichzeitig nephroprotektiv wirken.

10.3.3 Polymyositis und Dermatomyositis

- Polymyositis: Entzündliche Systemerkrankung der Muskulatur
- Dermatomyositis: Zusätzlicher Hautbefall

Die Polymyositis ist eine entzündliche Systemerkrankung der Skelettmuskulatur. Ist zusätzlich die Haut betroffen, liegt eine Dermatomyositis vor. Beide Krankheiten sind selten.
Es treten Formen auf, deren Ursachen nicht bekannt sind, sog. idiopathische Poly- bzw. Dermatomyositis. Beide Erkrankungen können jedoch auch im Zusammenhang mit einem malignen Tumor oder einer anderen Kollagenose auftreten.

Symptome

- Muskelschwäche und -schmerzen vor allem des Schulter- und Beckengürtels, den Patienten fällt es schwer, aufzustehen oder die Arme über den Kopf zu heben wie z. B. beim Kämmen
- Beteiligung innerer Organe: Z. B. Befall des Ösophagus mit Schluckstörungen, Myokarditis mit Herzrhythmusstörungen
- Bei der Dermatomyositis treten zusätzlich Hautveränderungen auf: Schwellungen und lilafarbene Verfärbung um die Augen, blassrosa Papeln an den Fingerstreckseiten, Rötungen und Rhagaden an den Hände.

Diagnostik

Die Diagnose wird anhand der klinischen Symptome gestellt. Im Blut sind die Muskelenzyme CK, LDH sowie unspezifische Entzündungsparameter (BSG, CRP, Leukozyten) erhöht. Häufig lassen sich Autoantikörper (z. B. ANA) nachweisen. Das Elektromyogramm (EMG, Ableitung der elektrischen Potenziale des Muskels) und eine Muskelbiopsie zeigen pathologische Veränderungen des Muskels.
Da Poly- und Dermatomyositis auch im Zusammenhang mit malignen Tumoren auftreten, muss das Vorliegen eines solchen immer definitiv abgeklärt werden.

- CK ↑, LDH ↑, BSG ↑, Leukozyten ↑, ANA ↑
- Elektromyogramm
- Muskelbiopsie
- Ausschluss eines malignen Tumors

Therapie

Es werden hochdosiert Kortikosteroide eingesetzt. Schlägt diese Therapie nicht an, werden zusätzlich Immunsuppressiva (Azathioprin, Methotrexat, Cyclosporin A) verordnet. Bei der tumorassoziierten Form bessert sich die Symptomatik häufig nach Entfernung des Tumors.

- Kortikosteroide
- Immunsuppressiva

10.3.4 Sharp-Syndrom

Das Sharp-Syndrom wird synonym auch als Mixed connective tissue disease (MCTD, gemischte Kollagenose) bezeichnet: Es zeigt sowohl Symptome des systemischen Lupus erythematodes, der progressiven systemischen Sklerose, der Polymyositis als auch der rheumatoiden Arthritis, lässt sich jedoch keinem dieser Krankheitsbilder exakt zuordnen. Da eine Beteiligung von Nieren, Herz und ZNS sehr selten ist, hat das Sharp-Syndrom meist einen gutartigen Verlauf. Es wird mit nichtsteroidalen Antirheumatika, Kortikosteroiden und Immunsuppressiva therapiert

- Gemischte Kollagenose mit Symptomen des SLE, der PSS, der Polymyositis und der RA
- Therapie: NSAR, Kortikosteroide, Immunsuppressiva

10.3.5 Sjögren-Syndrom

Hierbei handelt es sich um eine chronische Entzündung der Tränen- und Speicheldrüsen, die meist bei Frauen nach dem Klimakterium auftritt. Dem-

- Chronische Entzündung der Tränen- und Speicheldrüsen
- Tritt primär sowie sekundär bei Kollagenosen oder rheumatoider Arthritis auf
- Therapie: Künstlicher Speichel und Augentropfen

entsprechend sind folgende **Symptome** kennzeichnend für das Sjögren-Syndrom:

- Trockene Augen, da zu wenig Tränenflüssigkeit produziert wird (Keratokonjunktivitis sicca), dadurch Gefahr von Hornhautulzerationen
- Trockener Mund auf Grund mangelnder Speichelproduktion (Xerostomie), Karies, Parotisschwellung
- Raynaud-Syndrom (40 %)
- Arthritis
- Lymphadenopathie

Das Sjögren-Syndrom kann allein (primär) auftreten oder im Zusammenhang mit einer rheumatoiden Arthritis, einer Kollagenose, einer Hepatitis C oder einer primär biliären Leberzirrhose (sekundär). Im Blut sind bei 50 % der Patienten der Rheumafaktor sowie verschiedene Autoantikörper nachweisbar.

Die **Therapie** ist symptomatisch, solange sich die Erkrankung auf die Drüsen beschränkt: Den Patienten werden künstlicher Speichel und Augentropfen verordnet. Bei einem sekundären Sjögren-Syndrom wird die Grundkrankheit behandelt.

Übungsfragen

1. Was ist eine chronische Polyarthritis?
2. Welche Erkrankungen zählen zu den seronegativen Spondylarthritiden?
3. Nennen sie Symptome des M. Bechterew.
4. Welche Verlaufsformen des Lupus erythematodes gibt es?
5. Nennen Sie den Unterschied zwischen einer Polymyositis und einer Dermatomyositis.
6. Symptome welcher anderen Erkrankungen weist das Sharp-Syndrom auf?

KAPITEL

11 Infektionskrankheiten

Eine Infektion (Entzündung) ist die Reaktion des Organismus auf eine lokale Gewebeschädigung.

Ursachen

- Infektiöse Erreger, wie Bakterien, Viren, Pilze
- Physikalische Reize durch z. B. Temperatur, mechanische Schädigung
- Chemische Reize durch z. B. Laugen, Säuren
- Allergene
- Fremdkörper, z. B. Dorn.

Verlauf

In den Grundzügen läuft eine Entzündung unabhängig von dem betroffenen Organ und der Ursache gleich ab. Auf die Gewebeschädigung folgt eine Zunahme der Durchblutung des entzündeten Gewebes, welches sich durch Rötung und Erwärmung zeigt. Gleichzeitig ist die Durchlässigkeit der Gefäßwände erhöht, so dass intravasale Flüssigkeit in das Gewebe austreten kann. Es kommt zur Schwellung. Leukozyten wandern in das Gewebe und nehmen dort Gewebstrümmer und Bakterien in ihr Zytoplasma auf und bauen sie ab (Phagozytose). Die Entzündung bildet sich zurück.

Je nach Ursache einer Entzündung und Abwehrlage des Organismus kann eine Entzündung unterschiedlich verlaufen:

- **Perakut:** Sehr kurzer Krankheitsverlauf, führt häufig zum Tod
- **Akut:** Oft dramatischer Beginn, führt, wenn keine Komplikationen auftreten, nach sehr kurzer Zeit zur Heilung
- **Chronisch:** Kann aus einer akuten Entzündung hervorgehen, deren Heilungsverlauf unterbrochen wird
- **Primär chronisch:** Kann schleichend ohne wahrnehmbare akute Entzündung beginnen und schubweise fortschreiten, ohne dass eine Ausheilung auftritt.

Symptome

Kardinalsymptome, die bei jeder Entzündung in mehr oder weniger stark ausgeprägter Form auftreten, sind:

- Rötung = Rubor
- Überwärmung = Calor
- Schmerz = Dolor
- Schwellung = Tumor
- Funktionseinschränkung = Functio laesa.

Einteilung

Bei vielen Entzündungen tritt Gefäßinhalt durch die entzündlich veränderte Gefäßwand in das umliegende Gewebe aus. Je nach Art dieser Ausschwitzung (Exsudat) werden folgende Entzündungsformen unterschieden:

- **Serös:** Serum tritt aus, z. B. bei Virusinfekten
- **Fibrinös:** Serum mit Fibrinogen tritt aus, z. B. an serösen Häuten wie Pleura, Perikard
- **Eitrig:** Abgestorbene Leukozyten und Zelltrümmer treten aus, z. B. bei bakteriellen Entzündungen
- **Hämorrhagisch:** Blut tritt durch Gefäßeinrisse aus, z. B. bei schweren Virusinfekten.

11.1 Leitsymptome

Zu den Leitsymptomen von Infektionskrankheiten gehören Fieber und Lymphknotenschwellungen.

11.1.1 Fieber

- Körperkerntemperatur schwankt im Tagesverlauf
- Werte abhängig vom Messort
- Subfebril ≤ 38 °C
- Febril ≥ 38 °C

Die Temperatur im Körperinneren des menschlichen Organismus (Körperkerntemperatur) schwankt im Tagesverlauf um 1–1,5 °C mit einem Minimum am Morgen und einem Maximum am Nachmittag. Die Normalwerte der Morgen- bzw. Nachmittagstemperatur sind:

- Axillar (in der Achselhöhle): 36,0 °C bzw. 37 °C
- Oral (im Mund): 36,2 °C bzw. 37,2 °C
- Rektal (im Enddarm): 36,5 °C bzw. 37,6 °C.

Werte ≤ 38 °C werden als **subfebril** bezeichnet, > 38 °C als **febril,** also als Fieber. Fieber wird durch fiebererzeugende Stoffe, die **Pyrogene,** hervorgeru-

Tab. 11.1 Bezeichnung verschiedener Körpertemperaturen.

Temperatur	Bezeichnung
42,6 °C	Eiweißgerinnung im menschlichen Körper → Tod
≥ 40,0 °C	Sehr hohes Fieber
39,1–39,9 °C	Hohes Fieber
38,6–39,0 °C	Mäßiges Fieber
38,1–38,5 °C	Leichtes Fieber
37,5–38,0 °C	Subfebrile Temperatur
36,3–37,4 °C	Normaltemperatur
≤ 36,2 °C	Untertemperatur
< 29,0 °C	Kritischer Bereich
ca. 25,0 °C	Unterste Grenze → Tod

fen. Diese können Bestandteile von Bakterien, Viren oder Pilzen, aber auch körpereigene Stoffe wie z. B. Prostaglandine sein. In ➤ Tabelle 11.1 ist die Bezeichnung verschiedener Temperaturwerte aufgeführt.

11.1.2 Lymphknotenschwellung

- Lymphknoten filtern Keime, Zelltrümmer, Toxine aus den Lymphbahnen
- Hinweis auf Krankheitsgeschehen

Lymphknoten (Nodi lymphatici) spielen eine wichtige Rolle bei der Infektabwehr. Sie sind in die Lymphbahnen eingeschaltet und filtern Keime, Zelltrümmer und Toxine aus dem Lymphstrom. Sie sind etwa 5 mm groß und nicht tastbar. Sind Lymphknoten vergrößert, ist dies ein Hinweis auf einen Krankheitsprozess:

- Lokalinfektionen: Lymphknoten in der Nähe eines Entzündungsherdes schwellen an, z. B. Halslymphknoten bei einer Angina, Leistenlymphknoten bei einer Entzündung am Bein
- Allgemeininfektionen, z. B. infektiöse Mononukleose
- Maligne Lymphome
- Metastasen.

Tastbefund gibt Hinweis auf Entzündung oder Tumor

Entzündlich vergrößerte Lymphknoten sind weich bis mäßig derb, gut verschiebbar und in der Regel druckschmerzhaft. Tumorös vergrößerte Lymphknoten hingegen sind hart, nicht schmerzhaft und oft mit ihrer Umgebung verwachsen (nicht verschiebbar).

11.2 Virale Infektionen

Herpes-Viren:
- Herpes-simplex
- Varizella-Zoster
- Epstein-Barr
- Zytomegalie

Viren benötigen aufgrund ihrer Zellstruktur und des fehlenden Stoffwechsels einen Wirt, um sich zu vermehren. Nach ihren Eigenschaften und ihrer Bauweise werden Viren in Familien eingeteilt. Eine für den Menschen bedeutende Viren-Familie ist die Herpes-Familie, zu der u.a. das Herpes-simplex-Virus, Varizella-zoster-Virus, Epstein-Barr-Virus und das Zytomegalie-Virus gehören.

Weitere Virusinfektionen werden in den jeweiligen Organkapiteln besprochen: Influenza ➤ 4.2.1, Hepatitis ➤ 6.2.1.

11.2.1 Herpes-simplex-Infektionen

- HSV-1: orale Übertragung → Herpes labialis
- HSV-2: sexuelle Übertragung → Herpes genitalis

Beim **Herpes-simplex-Virus** werden die Typen **HSV-1** und **HSV-2** unterschieden. Die Primärinfektion verläuft bei beiden Typen für den Patienten meist unbemerkt und wird entweder oral (HSV-1) oder sexuell (HSV-2) übertragen. Beide Viren können in den regionalen Nervenganglien lebenslang persistieren und erneut aktiviert werden, z. B. durch Infektionen, Sonnenbestrahlung, Immunschwäche oder hormonelle Veränderungen, wie in der Schwangerschaft. Im Erwachsenenalter sind > 95 % der Bevölkerung mit HSV-1 infiziert, mit HSV-2 sind 10–30 % infiziert. Das HSV-1 ruft bei Reaktivierung das Krankheitsbild **Herpes labialis** hervor, das HSV-2 **Herpes genitalis.** Etwa ⅓ der Bevölkerung leidet unter Herpes labialis.

Symptome und Diagnostik

Gruppierte Bläschen an Mund oder Genital- und Analregion

Herpes-simplex-Viren rufen Hauterkrankungen mit gruppierten Bläschen hervor, die hochinfektiös sind:
Herpes labialis beginnt mit Juckreiz in der Umgebung des Mundes (perioral). Anschließend treten die typischen Bläschen auf. Diese verschorfen und heilen nach 5–10 Tagen ohne Narben ab. Beim **Herpes genitalis** bilden sich Bläschen in der Genital- und Analregion. Manche Patienten haben leichtes Fieber.
Die Diagnose wird anhand der klinischen Symptome gestellt. Das Virus kann im Bläscheninhalt nachgewiesen werden.

Therapie

Aciclovir lokal oder systemisch

Bei unkomplizierter Herpes-Infektion erfolgt eine antiseptische und austrocknende Lokaltherapie. Aciclovir (z. B. Zovirax® Creme) kann auf die betroffene Haut aufgetragen werden. Bei generalisierten Infektionen oder Komplikationen wird Aciclovir systemisch verabreicht.

Komplikationen

- Herpes-Enzephalitis mit einer Mortalität von > 80 %
- Herpetische Keratokonjunktivitis (Entzündung von Horn- und Bindehaut des Auges)
- Generalisierte Herpes-Infektion bei immungeschwächten Patienten
- Bei Patienten mit atopischer Dermatitis kann eine großflächige Superinfektion des Ekzems auftreten (Ekzema herpeticatum)
- Herpes-Sepsis bei Neugeborenen durch direkten Kontakt des Kindes mit einem Herpes genitalis der Mutter während der Geburt.

11.2.2 Varizella-zoster-Infektionen

Varizella-Zoster-Virus:
- Varizellen
- Herpes zoster

Varizellen (Windpocken) und Herpes zoster (Gürtelrose) sind verschiedene Erkrankungen, die durch das gleiche Virus, das **Varizella-zoster-Virus** (VZV), hervorgerufen werden.

Varizellen

Varizellen treten meist bei Kindern unter 10 Jahren auf. Sie sind hochinfektiös und werden durch Tröpfchen von Kind zu Kind übertragen.
Die Infektiosität (Gefahr der Ansteckung) besteht einen Tag vor bis eine Woche nach Auftreten der letzten Bläschen. Die Inkubationszeit beträgt 2–3 Wochen.

Symptome

Die Kinder haben anfangs meist leichtes bis mäßiges Fieber. Schubweise zeigt sich ein Exanthem an Haut, behaartem Kopf und angrenzenden Schleimhäuten, meist unter Aussparung von Handtellern und Fußsohlen. Das typische Bild zeigt Effloreszenzen (Hauterscheinungen) in verschiedenen Stadien und wird daher „Sternenhimmel" genannt: Zuerst bilden sich Roseolen (linsengroße, rötliche Flecken), die über Papeln in Bläschen übergehen und als letztes Stadium Krusten zeigen: Roseolen → Papeln → Bläschen → Krusten.
Die Patienten leiden unter Juckreiz, sind in ihrem Allgemeinbefinden jedoch wenig beeinträchtigt. Narben entstehen nur bei bakterieller Superinfektion von Bläschen oder bei ständigem Aufkratzen.
Selten kommt es zu einer Kleinhirnentzündung, einer Pneumonie oder Mittelohrentzündung. Bei Erwachsenen ist der Verlauf meist schwerer als bei Kindern.
Bei der Infektion einer Schwangeren vor der 20. Schwangerschaftswoche kann eine Embryopathie auftreten.

- Fieber
- Hauteffloreszenzen in verschiedenen Stadien
- Juckreiz

Komplikationen:
- Pneumonie
- Otitis media
- Kleinhirnentzündung
- Embryopathie

Therapie

Die Abheilung der Bläschen wird gefördert durch lokale Pinselung mit Gerbstoffen (z. B. Tannosynt® Lotio). Gegen den Juckreiz können Antihistaminika verordnet werden. Bei Komplikationen wird systemisch mit Aciclovir behandelt.
Bei immunsupprimierten Kindern können schwere Verläufe mit Beteiligung der inneren Organe auftreten. Hier ist eine passive Impfung angezeigt.
Eine aktive Impfung mit einem abgeschwächten Lebendimpfstoff gehört zur Standardimpfung für alle Kinder im Alter von 12 bis 15 Monaten. Daneben sollten alle seronegativen gefährdeten Personen geimpft werden, z. B. Frauen im gebärfähigen Alter, Patienten mit malignen Tumoren, atopischer Dermatitis oder vor Organtransplantation.

- Lokal: Gerbstoffe
- Antihistaminika
- Bei Komplikationen Aciclovir
- Aktive und passive Impfung

Herpes zoster

Die Varizella-zoster-Viren verbleiben nach einer Varizellen-Erkrankung in den Spinalganglien nahe am Rückenmark. Werden sie erneut aktiviert, tritt ein Herpes zoster auf: Die Viren wandern entlang der Spinalnerven zu dem dazugehörigen sensibel innervierten Hautbezirk (Dermatom). Meist sind die Thorakalnerven betroffen, deren Dermatome von der Wirbelsäule gürtelförmig bis zur Mittellinie des Brustkorbes reichen, sog. **Gürtelrose.** Ist der N. trigeminus (sensibler Gesichtsnerv) betroffen, wird von **Gesichtsrose** gesprochen.

- Folgeerkrankung nach Varizellen
- Meist Thorakalnerven, seltener N. trigeminus betroffen

Symptome und Diagnostik

Der Herpes zoster tritt meist bei älteren oder immunsupprimierten Patienten auf. Sonne und Stress wirken begünstigend. Er beginnt mit allgemeinem

- Starke Schmerzen im Bereich des betroffenen Dermatoms
- Bläschen

Krankheitsgefühl, manchmal auch mit Fieber. Im Bereich des betroffenen Dermatoms treten stärkste, brennende, wochenlang anhaltende Schmerzen auf. Wenig später sind auf geröteter Haut Bläschen zu sehen. Betroffen sind meist ein bis drei Dermatome auf einer Seite (unilateral), selten auf beiden Seiten (bilateral).
Die Diagnose eines Herpes zosters wird klinisch gestellt.

Therapie

- Aciclovir
- Analgetika

Lokal wird mit austrocknenden Lotionen (Lotio alba) gepinselt. Systemisch werden Aciclovir oder andere antivirale Substanzen gegeben. Bei schweren Verläufen können auch Hyperimmunglobulin oder Interferon-β gegeben werden. Postzosterische Neuralgien werden mit Analgetika und ggf. mit Carbamazepin therapiert.

Komplikationen

- Postzosterische Neuralgien: Noch Wochen nach Abheilen der Bläschen können in dem betroffenen Hautareal starke Schmerzen bestehen
- Zoster ophthalmicus: Ein Befall des Augenastes (Ramus ophthalmicus) des N. trigeminus birgt die Gefahr von Hornhautulzerationen und nachfolgender Hornhauttrübung
- Zoster oticus: Bei Befall des Ohres besteht die Gefahr eines Übergreifens auf den motorischen Gesichtsnerven (N. facialis) mit Gesichtsmuskellähmungen (Fazialisparese) oder auf den Hörnerven (N. statoacusticus) mit Hörverlust
- Zoster generalisatus: Ein generalisierter Zoster, der auch die inneren Organe betrifft, kommt insbesondere bei immungeschwächten Patienten vor.

11.2.3 Infektiöse Mononukleose

- Erreger: Epstein-Barr-Virus
- Übertragung durch Speichel: „kissing disease"

Das **Epstein-Barr-Virus** (EBV) ruft die infektiöse Mononukleose (Pfeiffer Drüsenfieber) hervor. Da das Virus durch Speichel übertragen wird, wird die Erkrankung auch „kissing disease" genannt. In erster Linie sind junge Erwachsene betroffen.
Die *Inkubationszeit* beträgt 10–20 Tage.

Symptome und Diagnostik

- Allgemeinsymptome wie Müdigkeit, Appetitlosigkeit, Schlaflosigkeit
- Pharyngitis (Rachenentzündung), Angina tonsillaris (Mandelentzündung) mit starken Halsschmerzen
- Fieber, das bis zu drei Wochen und länger anhalten kann
- Lymphknotenschwellung
- Hepatosplenomegalie (Milz- und Lebervergrößerung)
- Exanthem (selten).

Die Diagnose wird über das klinische Bild und die Laborwerte gestellt. Im Blut findet sich eine Leukozytose mit atypischen Lymphozyten, den sog. Virozyten oder Pfeiffer-Zellen. Weiterhin können entsprechende Antikörper nachgewiesen werden.

- Klinisches Bild
- Leukozytose
- Virozyten
- Antikörpernachweis

Therapie

Die Therapie ist symptomatisch. Die Patienten sollen Bettruhe einhalten und erhalten schmerz- und fiebersenkende Medikamente.

- Symptomatisch
- Bettruhe
- Analgetika
- Antipyretika

Komplikationen

- Meningoenzephalitis (Entzündung von Hirnhäuten und Gehirn)
- Blutbildveränderungen: Granulopenie, Thrombopenie
- Bei ausgeprägter Hepatosplenomegalie besteht die Gefahr der Milzruptur
- Myokarditis
- Übergang in eine chronische Verlaufsform mit persistierender Schwäche, Gewichtsverlust, leichtem Fieber, Milz-, Leber- und Lymphknotenschwellungen
- AIDS-Patienten und andere immungeschwächte Personen erkranken im Zusammenhang mit dem EBV häufiger an B-Zell-Lymphomen
- In Tumorzellen des Nasopharynxkarzinoms und des Burkitt-Lymphoms findet sich das EBV.

11.2.4 Zytomegalie

Das Zytomegalie-Virus (CMV) wird durch Schmierinfektion, Bluttransfusionen und sexuellen Kontakt übertragen. Diaplazentar (über die Plazenta) kann es von der Mutter auf den Fetus übergehen. Nach der Erstinfektion persistiert es im Körper und kann bei einer Abwehrschwäche wieder aktiviert werden. Die Zytomegalie (Einschlusskörperchenkrankheit) ist eine häufige Infektion mit sehr unterschiedlichem Krankheitsverlauf. Die Inkubationszeit ist nicht sicher bekannt, wahrscheinlich beträgt sie 3–6 Wochen.

- Erreger: Zytomegalie-Virus
- Übertragung:
  - Schmierinfektion
  - Blut
  - Sexuell
  - Diaplazentar

Symptome und Diagnostik

Bei gesunden Personen verläuft eine CMV-Infektion in ≥ 90 % der Fälle unbemerkt. Evtl. kommt es zu einer leichten Lymphknotenschwellung und/oder einer Hepatitis mit Grippe- bzw. Mononukleose-ähnlichen Beschwerden. Bei immungeschwächten Patienten kann die Zytomegalie sehr viel schwerer verlaufen: ZNS-Befall, Retinitis (Netzhautentzündung), interstitielle Pneumonie oder Ulzerationen des Magen-Darm-Traktes. Die **konnatale Zytomegalie** (vorgeburtlich erworben) führt oft zu bleibenden Schäden wie neurologischen Störungen oder Hörverlust.

- Bei Gesunden meist nur wenig Symptome
- Bei Immungeschwächten schwere Verläufe
- Bei Ungeborenen neurologische Schäden und Hörverlust

Die Diagnose wird anhand der Symptome gestellt. Im Blut des Patienten können Antikörper gegen CMV nachgewiesen werden, in Blut, Urin und bronchoalveolärer Lavage Antigene des CMV.

Antikörper- und Antigen-Nachweis möglich

Therapie

Bei schwerem Verlauf Ganciclovir und CMV-Immunglobulin

Es werden nur Patienten mit schwerem Verlauf therapiert. Sie erhalten systemisch Ganciclovir (Cymeven®) und CMV-Immunglobulin.

11.2.5 Tollwut

- Erreger: Tollwut-Virus
- Übertragung: Speichel infizierter Tiere

Tollwut (Rabies) ist eine Infektion des ZNS durch das Tollwut-Virus. Das Tollwut-Virus wird mit dem Speichel infizierter Tiere (z. B. Hund, Katze, Fuchs) übertragen. Der Mensch infiziert sich durch den Biss eines erkrankten Tieres. Die Viren wandern entlang der Nerven zum Gehirn und rufen dort eine akute Entzündung hervor. Die Inkubationszeit beträgt zwischen 10 Tagen und 10 Monaten (meist 1–3 Monate).

Symptome

- Allgemeinsymptome
- Abnorme Reizbarkeit
- Krämpfe, Schluckkrämpfe
- Lähmungen, Koma

Tollwut beginnt mit unspezifischen Allgemeinsymptomen wie leichtem Fieber, Kopfschmerzen, Abgeschlagenheit und Übelkeit. Der Patient ist abnorm reizbar, extrem licht- und geräuschempfindlich und neigt zu Krämpfen. Er leidet unter Speichelfluss und schmerzhaften Schluckkrämpfen beim Versuch zu trinken. Später treten Lähmungen und Bewusstseinsverlust auf.

Diagnostik

Das verdächtige Tier sollte beobachtet werden. Stirbt es innerhalb von 10 Tagen nicht, ist das Vorliegen von Tollwut unwahrscheinlich. Beim Tod des Tieres wird dessen Gehirn histologisch auf Tollwut untersucht. Die Diagnose kann auch durch eine PCR von Speichel, Liquor oder Gewebe gestellt werden. In Serum und Liquor können Antikörper nachgewiesen werden.

Therapie

- Aktive und passive Impfung schon bei Verdacht
- Symptomatisch bei Ausbruch der Erkrankung

Bei Verdacht auf eine Infektion mit dem Tollwut-Virus (Biss durch ein verdächtiges Tier) wird der Patient mehrfach aktiv und zusätzlich am ersten Tag passiv mit Hyperimmunglobulin geimpft (postexpositionelle Prophylaxe). Die Erkrankung selbst kann lediglich symptomatisch therapiert werden mit Sedierung, parenteraler Ernährung und ggf. künstlicher Beatmung. Der postexpositionellen Impfprophylaxe kommt größte Bedeutung zu, da eine manifeste Tollwut häufig tödlich verläuft.

11.2.6 HIV-Infektion und AIDS

- Erreger: HI-Virus
- AIDS = Vollbild der Erkrankung

AIDS (**a**cquired **i**mmune **d**eficiency **s**yndrome = erworbenes Immundefektsyndrom) wird durch eine Infektion mit **HIV** (**h**uman **i**mmunodeficiency **vi**rus) hervorgerufen. Das Virus ist ein RNS-haltiges Retrovirus, von dem verschiedene Typen (HIV-1 und HIV-2) und Subtypen bekannt sind. Ende 2009 waren weltweit 33 Millionen Menschen mit dem Virus infiziert, davon ca. 70 % in Afrika. In Deutschland lebten 2010 etwa 70 000 Menschen, die an AIDS erkrankt waren. Meldepflichtig sind die Erkrankung und der Tod ohne Namensangabe des Betroffenen. Die Inkubationszeit liegt im Mittel beim Erwachsenen bei 10 Jahren, d.h. 50 % der Infizierten sind nach 10 Jahren an AIDS erkrankt.

Ursachen

Übertragung: Kontakt mit infizierten Körpersekreten

Das Virus wird über Körpersekrete (Blut, Sperma, Urin, Stuhl, Erbrochenes, Sputum, Muttermilch) von Infizierten übertragen (Prozentangaben beziehen sich auf Europa):

- Sexuell: Homo- und bisexuelle Männer (ca. 70 %), heterosexuelle Personen (ca. 20 %, Anzahl steigend)
- Parenteral:
  - I.v.-Drogenmissbrauch (ca. 8 %), bei gemeinsamem Gebrauch von Nadeln
  - Therapie mit Blut/-produkten, z. B. bei Hämophilie-Patienten. Neuinfektionen auf diesem Weg sind inzwischen sehr selten, da seit 1985 alle Blutprodukte durch einen HIV-Antikörpertest überprüft werden
  - Verletzungen im medizinischen Bereich (sehr selten)
- Prä-/perinatal: Von einer HIV-infizierten Mutter auf das Kind ($\leq$ 1 %). Das Übertragungsrisiko liegt unbehandelt bei 15–20 %, unter antiretroviraler Therapie und Stillverzicht bei ca. 2 %.

Krankheitsentstehung

Erbsubstanz der Viren wird in Zellen des Immunsystems eingebaut und kann nicht eliminiert werden → Immunschwäche

HI-Viren bauen ihre Erbsubstanz in Zellen des Infizierten ein, die das CD4-Oberflächenantigen tragen. Hierzu gehören die $CD4^+$-Lymphozyten (auch T_4-Lymphozyten oder T-Helferzellen genannt), Monozyten, Makrophagen, Langerhans-Zellen der Epidermis und ein Teil der Mikroglia. Der Körper bildet zwar Antikörper gegen die Viren, kann sie jedoch nicht erfolgreich bekämpfen. Nach einer meist jahrelangen Latenzzeit sinkt die Zahl der $CD4^+$-Lymphozyten. Die daraus resultierende Immunschwäche führt zu folgenden Krankheitsbildern:

- Allgemeinsymptome, AIDS-Related Complex
- Infektionen mit opportunistischen, d.h. für Gesunde wenig gefährlichen Keimen, z. B. Zytomegalie-Viren oder Toxoplasmen
- Tumoren, z. B. Kaposi-Sarkom
- Neurologische Krankheitsbilder, die direkt durch den HIV-Befall hervorgerufen werden.

Symptome und Einteilung

Einteilung in Kategorien (A, B, C) anhand der Krankheitssymptome und des immunologischen Status

Die HIV-Infektion wird anhand ihrer klinischen Symptome in drei Kategorien eingeteilt. Sie verläuft langsam fortschreitend.

Kategorie A

- Bei ca. 30 % aller Infizierten entwickelt sich eine akute HIV-Erkrankung (akutes retrovirales Syndrom): Mononukleose-ähnliches Bild mit Fieber, Hautausschlag, Lymphknotenschwellungen, Splenomegalie, Myalgien und Pharyngitis
- Asymptomatische HIV-Infektion (Latenzphase) über Monate bis > 10 Jahre. Im lymphatischen Gewebe findet eine Virusvermehrung statt
- Persistierende generalisierte Lymphadenopathie (Lymphadenopathie-Syndrom, LAS): Lymphknotenschwellung an zwei extrainguinalen Stellen länger als drei Monate, 30 % der Patienten entwickeln eine seborrhoische Dermatitis.

Kategorie B

- Erkrankungen, die der HIV-Infektion ursächlich zuzuordnen sind oder auf eine Störung der zellulären Immunabwehr hinweisen und nicht der Kategorie C angehören:
  - Oropharyngeale und vulvovaginale Candida-Infektion
  - Orale Haarleukoplakie (weißliche, nicht abstreifbare Beläge am Zungenrand)
  - Herpes zoster mit Befall mehrerer Dermatome
  - Subfebrile Temperaturen oder chronische Diarrhoe
  - HIV-assoziierte periphere Neuropathie
  - Listeriose (Infektion mit Listeria monocytogenes).

Kategorie C

AIDS („Vollbild“) als letztes Stadium der HIV-Erkrankung: Die zelluläre Immunabwehr versagt und opportunistische Infektionen und Tumorerkrankungen treten auf.

- Opportunistische Infektionen, die AIDS definieren:
  - Infektionen mit Protozoen, z. B. Toxoplasmose-Enzephalitis, Kryptosporidiose
  - Infektionen durch Pilze, z. B. Pneumocystis carinii-Pneumonie (PCP), Kryptokokkose, Candida-Infektion mit Befall von Ösophagus, Bronchien, Trachea oder Lungen
  - Bakterielle Infektionen: Tbc, disseminierte oder extrapulmonale Infektionen mit atypischen Mykobakterien, rezidivierende Salmonellen-Septikämien
  - Virale Infektionen, z. B. CMV-Infektion, chronische Herpes simplex-Ulzera sowie Herpes-Bronchitis, -Pneumonie oder -Ösophagitis
- Malignome: **Kaposi-Sarkom** (violette Makulae oder Tumorknoten, bevorzugt in den Spaltlinien der Haut oder an den Beinen; es können auch Gastrointestinaltrakt, Lunge oder Lymphknoten betroffen sein), Non-Hodgkin-Lymphome (z. B. Burkitt-Lymphom), ZNS-Lymphome, invasives Zervixkarzinom
- HIV-Enzephalopathie
- **Wasting-Syndrom** (Gewichtsverlust > 10 % des Ausgangsgewichtes) und chronische Diarrhoe oder Fieber/Abgeschlagenheit.

Immunologischer Status

Nach dem immunologischen Status (Anzahl der $CD4^+$-Lymphozyten) erfolgt eine Unterteilung der Kategorien A, B und C (CDC-Stadieneinteilung):

- Stadium 1: ≥ 500/µl
- Stadium 2: 200–499/µl
- Stadium 3: < 200/µl.

Danach ergeben sich die Stadien A1, A2, A3, B1, B2, B3, C1, C2, C3. Beispiel: Ein Patient mit Kaposi-Sarkom und 362 $CD4^+$-Lymphozyten befindet sich im Stadium C2.

Diagnostik

- HIV-Antikörper im Blut nach 1–3 Monaten nachweisbar
- Nachweis von Virusbestandteilen
- $CD4^+$-Lymphozyten

- Bestimmung der HIV-Antikörper: Können im Blut des Patienten etwa sechs Wochen nach der Infektion nachgewiesen werden, erst dann hat eine sog. Serokonversion stattgefunden. Antikörper werden z. B. mittels ELISA nachgewiesen. Der Betroffene muss dazu sein Einverständnis geben. Fällt der Test positiv aus, wird das Ergebnis mit einer zweiten Methode (Westernblot-Test) überprüft, um ein falsch positives Ergebnis sicher auszuschließen
- Nachweis von Virusbestandteilen (Nukleinsäurenachweis-Test, NAT): Nach 11 Tagen kann mittels Polymerase chain reaction (PCR) in Lymphozyten DNA des HI-Virus nachgewiesen werden
- Bestimmung der $CD4^+$-Lymphozyten
- Virusquantifizierung: Es werden die Virusäquivalente/ml Plasma bestimmt. Ihre Zahl ist ein Prognoseparameter und dient der Therapie- und Verlaufskontrolle
- HIV-assoziierte Erkrankungen und Infektionen werden durch weitergehende Untersuchungen nachgewiesen.

Therapie

Antivirale Substanzen, die den Verlauf von AIDS verzögern, das Virus jedoch nicht eliminieren

Nach derzeitigem Stand der Forschung gibt es keine erfolgreiche Therapie gegen eine HIV-Infektion. Zurzeit existieren lediglich Medikamente, die den Verlauf einer HIV-Infektion verzögern, indem sie die Vermehrung der HI-Viren hemmen, ohne sie allerdings zu eliminieren. Um Resistenzen vorzubeugen und die Viruslast zu reduzieren sollten mindestens drei Substanzen miteinander kombinierte werden (**h**och**a**ktive **a**nti**r**etrovirale **T**herapie, **HAART**). Folgende Substanzklassen stehen zur Verfügung:

- Nukleosidanaloga (NRTI = Nukleosidische Reverse-Transkriptase-Hemmer): z. B. Zidovudin als Retrovir®, Zalcitabin als Hivid®, Didanosin als Videx®
- Nukleotidanaloge Reverse Transkriptase-Inhibitoren (NtRTI): z. B. Tenofovir als Viread®
- Nicht-nukleosidische Reverse-Transkriptase-Hemmer (NNRTI): Nevirapin als Viramune®
- Protease-Hemmer (Protese-Inhibitoren, PI): z. B. Saquinavir als Invirase®, Indinavir als Crixivna®

- Fusionsinhibitor
- CCR5-Inhibitor
- Integrase-Inhibitor.

Als Nebenwirkungen treten Veränderungen des Blutbildes, periphere Nervenschädigungen, Pankreatitiden, Myositiden u.a. auf. Langzeitnebenwirkungen wie das Lipodystrophie-Syndrom (Fettumverteilung mit magerem Gesicht und Extremitäten sowie intraabdomineller Fettansammlung) und Fettstoffwechselstörungen erhalten zunehmend Bedeutung.

Um den Ausbruch der Erkrankung hinauszuschieben, sollten die Infizierten eine gesunde Lebensführung einhalten: Wenig Alkohol und Drogen, ausreichende Versorgung mit Vitaminen und Nährstoffen.

Spezifische Therapie HIV-assoziierter Erkrankungen

HIV-assoziierte Infektionen und Erkrankungen werden erregerspezifisch behandelt, andere assoziierte Erkrankungen wie Enzephalopathie oder Wasting-Syndrom symptomatisch.

Prophylaxe

- Aufklärung über Infektionswege
- Gebrauch von Kondomen beim Geschlechtsverkehr
- Eigenblutspende bei planbaren Operationen
- Screening von Blutspendern auf HIV-Infektion (obligat)
- Medizinisches Personal: Tragen von Latexhandschuhen (u.U. auch Mundschutz und Schutzbrille) beim Arbeiten mit Körperflüssigkeiten, sichere Entsorgung gebrauchter Kanülen
- Die Impfstoffentwicklung ist aufgrund zahlreicher Mutationen des Virus erschwert.

11.3 Bakterielle Infektionen

Bakterielle Infektionen werden auch in den jeweiligen Organkapiteln besprochen: Endokarditis ➤ 1.7.1, Myokarditis ➤ 1.7.2, Tuberkulose ➤ 4.2.4, Pneumonie ➤ 4.2.3.

11.3.1 Infektionen durch Staphylokokken und Streptokokken

- Grampositive Kugelbakterien
- Staphylokokken → haufenförmig
- Streptokokken → kettenförmig

Staphylokokken und Streptokokken sind grampositive Kugelbakterien. Staphylokokken lagern sich meist in Haufen zusammen, Streptokokken reihen sich oft kettenförmig aneinander. Abhängig vom Bakterium führen Infektionen zu verschiedenen, meist eitrigen Entzündungen.

Symptome

Staphylokokken

Staph. aureus rufen gefürchtete Krankenhausinfektionen hervor

Staphylokokken können fast jedes Organ oder Gewebe befallen. Werden sie in die Blutbahn eingeschwemmt, kommt es zur Sepsis und evtl. zur Endokarditis (➤ 1.7.1). Besonders gefürchtet ist **Staphylococcus aureus,** der häufig schwer therapierbare Krankenhausinfektionen (nosokomiale Infektionen) hervorruft. Oft handelt es sich um abgekapselte Prozesse verbunden mit Eiterbildung. Folgende Krankheitsbilder werden beispielsweise durch Staphylokokken verursacht:

- Follikulitis, Furunkel, Karbunkel: Entzündungen der Haarfollikel mit unterschiedlicher Tiefenausdehnung, häufig betroffen sind die Bartgegend, Oberschenkel und Gesäß. Therapeutisch werden sie eröffnet, es folgt eine Behandlung lokal mit Antiseptika und evtl. mit Antibiotika.
- Impetigo contagiosa: Eitrige Hautentzündung mit Bläschen und Pusteln, die platzen und eine goldgelbe Kruste bilden. Betroffen ist meist das Gesicht, v.a. bei Kindern. Mangelnde Hygiene begünstigt die Infektion. Therapeutisch werden die Krusten entfernt und äußerlich Antibiotika sowie desinfizierende und austrocknende Farbstoffe aufgetragen. In schwereren Fällen werden systemisch Antibiotika verabreicht
- Syndrom der verbrühten Haut (staphylogenes Lyell-Syndrom)
- Mastitis puerperalis: Entzündung der Brustdrüse in der Stillzeit
- Osteomyelitis: Knochenmarkentzündung
- Lebensmittelvergiftung durch Staphylokokkentoxin (➤ 11.3.9).

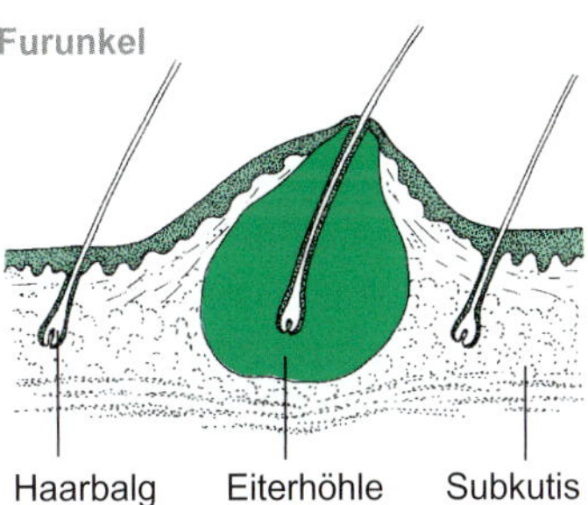

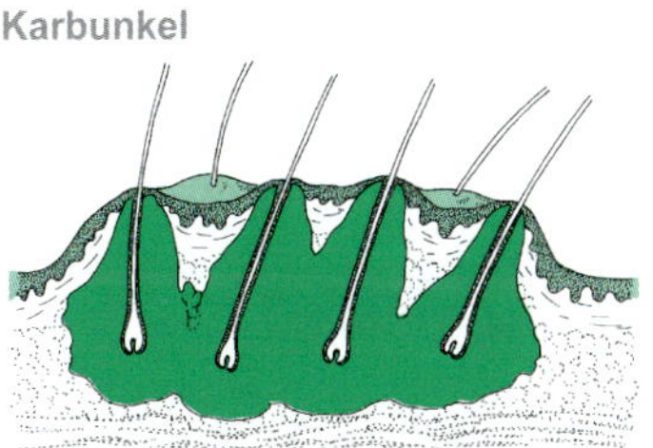

Abb. 11.1 Furunkel-Karbunkel-Schema. [L190]

Streptokokken

Drei Gruppen: α-, β-, γ-hämolysierende Streptokokken

Auch Streptokokken rufen verschiedene Krankheitsbilder hervor. Nach ihrer Fähigkeit, Hämoglobin aufzulösen, werden sie in drei Gruppen eingeteilt: α-, β- und γ-hämolysierende Streptokokken. 95 % aller Erkrankungen werden durch β-hämolysierende Streptokokken hervorgerufen. Zu den Streptokokkenerkrankungen gehören u.a.:

- Angina tonsillaris: Akute Gaumenmandelentzündung
- Scharlach : Kinderkrankheit mit Angina tonsillaris (Mandelentzündung), Pharyngitis (Rachenentzündung), hohem Fieber, Erbrechen, Kopf- und Leibschmerzen. Am 2.-3. Tag entwickelt sich ein feinfleckiges Exanthem. Gefürchtet sind Streptokokkenallergische Folgeerkrankungen wie Rheumatisches Fieber, Endokarditis (➤ 1.7.1), Glomerulonephritis (➤ 7.2.1).
- Erysipel: Erreger gelangen über kleine Hautdefekte in die Lymphspalten der Haut, an denen entlang sie sich flächenhaft ausbreiten und eine Entzündung der Kutis verursachen. Es treten Fieber mit Schüttelfrost und schwerem Krankheitsgefühl auf. Die Haut ist gerötet, geschwollen und druckschmerzhaft. Die regionalen Lymphknoten sind vergrößert. Therapeutisch werden feuchte antiseptische Umschläge gemacht, Antibiotika gegeben und die Eintrittspforte saniert
- Phlegmone: Abszedierender Entzündungsprozess der tieferen Hautschichten, der sich entlang der Sehnen und Faszien ausbreitet und nicht an Haarfollikel gebunden ist. Die Haut ist bläulich verfärbt, geschwollen und äußerst druckschmerzhaft. Muss chirurgisch gespalten werden
- Pneumonie durch Streptococcus pneumoniae (➤ 4.2.3)
- Bakterielle Endokarditis, Rheumatisches Fieber (➤ 1.7.1)
- Akute Glomerulonephritis (➤ 7.2.1).

Diagnostik

Erregernachweis in infizierten Körpersekreten mit Antibiogramm

Staphylokokken und Streptokokken können je nach Erkrankung im Rachenabstrich, in der Sputum- oder Blutkultur bakteriologisch nachgewiesen werden. Wegen Resistenzentwicklungen muss über ein Antibiogramm die individuelle Empfindlichkeit der Erreger gegen verschiedene Antibiotika getestet werden.

Therapie

- (Staphylokokken-)Penicilline
- Cephalosporine

Staphylokokkeninfekte werden mit speziellen Staphylokokkenpenicillinen (z. B. Stapenor®, Staphylex®) oder staphylokokkengeeigneten Cephalosporinen behandelt. Streptokokkeninfekte sprechen meist gut auf Penicillin an.

11.3.2 Borreliose

- Erreger: Borrelia burgdorferi
- Übertragung: Zeckenbiss

Die Borreliose (Lyme-Krankheit) wird durch Borrelia burgdorferi verursacht, ein Bakterium, das zu den Spirochäten gehört. Borrelien werden durch den Stich einer infizierten Zecke übertragen. Die Infektionsrate nach dem Stich durch eine infizierte Zecke beträgt lediglich 10 %, die Erkrankungsrate 1 %.

Besonders gefährdet sind Personen, die sich viel im Wald aufhalten. Häufig tritt die Borreliose in den Monaten Juli und August auf. Die Inkubationszeit beträgt für das 1. Stadium der Erkrankung 1–6 Wochen.

Symptome und Einteilung

Verlauf in drei Stadien

Es lassen sich drei Stadien der Borreliose unterscheiden, wobei nicht jedes Stadium durchlaufen werden muss. Die Erkrankung kann sich zu jedem Zeitpunkt bemerkbar machen.

- Grippeähnliche Symptome
- Erythema chronicum migrans

1. Stadium: Grippeähnliche Symptome und ein Erythema chronicum migrans, ein Hautausschlag, der sich ringförmig um den Zeckenbiss ausbreitet und zur Mitte hin langsam abblasst. Die Infektion kann ohne Behandlung abheilen, die Borrelien können aber auch im Körper überdauern und andere Hautareale oder Organe befallen.

- Meningoradikulitis
- Myokarditis
- Arthritis

2. Stadium: Meningoradikulitis Bannwarth (Entzündung der Hirnhäute und der Nervenwurzeln am Rückenmark mit starken brennenden Schmerzen) mit Fazialisparese (Schädigung des VII. Hirnnerven mit Lähmung der Gesichtsmuskeln), Meningoenzephalitis, Myokarditis, Lyme-Arthritis insbesondere des Ellenbogen- und Kniegelenkes.

- Acrodermatitis chronica atrophicans
- Neuroborreliose

3. Stadium: Acrodermatitis chronica atrophicans („Pergamenthaut"), die durch Rötung, Atrophie und zigarettenpapierartige Fältelung der Haut – häufig an den Streckseiten der Arm- und Beingelenke – gekennzeichnet ist. Selten kommt es zu einer chronischen Neuroborreliose mit Enzephalomyelitis (Entzündung von Gehirn und Rückenmark), Polyneuropathie oder zerebraler Vaskulitis.

Diagnostik

Antikörpernachweis im Blut, Borrelien-DNS in Liquor und Gelenkflüssigkeit

Hinweise auf eine Borreliose geben ein Zeckenstich sowie das Erythema chronicum migrans. Im Blut können meist Antikörper gegen die Borrelien nachgewiesen werden. Die Diagnose Borreliose sollte nur gestellt werden, wenn IgM positiv sind oder ein Titeranstieg nachgewiesen werden kann. In späteren Stadien wird Borrelien-DNS im Liquor und in der Synovia von Gelenken gefunden.

Therapie und Prophylaxe

Es wird mit Antibiotika therapiert, im 1. Stadium der Erkrankung wird Doxycyclin oder Amoxicillin gegeben, später Ceftriaxon i.v. (Rocephin®).
Nach einem Zeckenbiss kann zur Prophylaxe einmalig Doxycyclin eingenommen werden.

FSME

- Erreger: FSME-Virus
- Übertragung: Zeckenbiss
- Bei 10 % neurologische Symptome

Ebenfalls durch den Stich einer infizierten Zecke wird das **FSME-Virus** übertragen, das die FSME (Frühsommer-Meningoenzephalitis) hervorruft. Ge-

fährdete Gebiete in Deutschland sind insbesondere Bayern und Baden-Württemberg.
70–90 % der Infizierten entwickeln keinerlei Beschwerden. Bei 10–30 % kommt es zu grippeähnlichen Symptomen. Es folgt eine fieberfreie Woche, danach treten bei 10 % der Erkrankten Meningitis, Meningoenzephalitis, Myelitis oder Radikulitis auf. Die Diagnose wird durch den Nachweis von Antikörpern oder des Erregers im Blut gestellt. Die Therapie kann nur symptomatisch erfolgen.

Prophylaxe: Haut durch Kleidung bedeckt halten, Schutzimpfung in betroffenen Gebieten

Eine Prophylaxe ist durch aktive Schutzimpfung oder ggf. nach einem Zeckenstich durch passive Impfung mit Hyperimmunglobulinen möglich.

Um sich vor einem **Zeckenbiss** zu schützen, sollte in gefährdeten Gebieten Kleidung getragen werden, die einen möglichst großen Teil der Hautoberfläche bedeckt. Zecken verweilen nicht nur auf Bäumen, sondern auch im Gebüsch und Gras. Nach Spaziergängen sollte man die Kleidung wechseln, ausschütteln und seinen Körper auf Zeckenbisse inspizieren. Hat doch eine Zecke Erfolg gehabt, muss sie ohne Quetschen im Ganzen aus der Haut entfernt werden. Manipulationen mit Öl oder Klebstoff fördern nur die Entleerung des infektiösen Darminhaltes der Zecke. Abschließend wird die Stichstelle desinfiziert.

11.3.3 Tetanus

- Erreger: Clostridium tetani (Tetanospasmin)
- Übertragung: Verschmutzte Wunden
- Blockade von Neurotransmittern

Tetanus (Wundstarrkrampf) wird ausgelöst durch das Toxin Tetanospasmin des anaeroben Bakteriums Clostridium tetani. Dieser Erreger ist ubiquitär (überall vorkommend) und gelangt meist über verschmutzte Wunden in den Körper. Das Toxin gelangt durch retrograden axonalen Transport zu den Vorderhornzellen des Rückenmarks und blockiert dort bestimmte Neurotransmitter. Folge sind unkontrollierte Muskelkontraktionen.

Symptome

Nach unspezifischen Prodomi wie Kopfschmerzen, Mattigkeit und Schwitzen zeigen sich unterschiedlich lokalisierte Muskelkrämpfe, die durch äußere Reize wie Licht und Lärm ausgelöst werden:
- Trismus (Kieferklemme) und typischer Risus sardonicus („teuflisches Grinsen“) durch Verkrampfung der mimischen Muskulatur
- Streckkrampf der Extremitäten mit Opisthotonus (extreme Beugung ins Hohlkreuz)
- Generalisation der Muskelspasmen bei erhaltenem Bewusstsein
- Atemlähmung möglich.

Diagnostik

Im EMG (Elektromyogramm) zeigen sich typische Aktivitätsmuster, die durch akustische oder taktile Reize verstärkt werden. Ein Toxinnachweis gelingt mittels Tierversuch.

Therapie und Prophylaxe

Der Patient muss intensivmedizinisch betreut werden:

- Gabe von Antitoxin (Antikörper gegen Tetanospasmin, Tetagam®)
- Chirurgische Sanierung der Eintrittspforte
- Reizabschirmung mit Sedierung und Muskelrelaxation.

Eine aktive Immunisierung mit Tetanustoxoid (Tetanol®) verhindert die Erkrankung. Bei unvollständigem Impfschutz wird bei Verletzungen zusätzlich passiv mit Antitoxin geimpft.

11.3.4 Diphtherie

Erreger der Diphtherie ist das keulenförmige Corynebacterium diphtheriae. Die Keime werden durch Tröpfchen übertragen und bilden ein Toxin, welches in erster Linie für die Krankheitssymptome verantwortlich ist. Die Inkubationszeit beträgt 2–7 Tage.

- Erreger: Corynebacterium diphteriae
- Übertragung: Tröpfcheninfektion

Symptome und Diagnostik

Die Diphtherie beginnt langsam mit niedrigem Fieber. Es folgt eine Angina tonsillaris mit fest haftenden weißen Belägen, die nur unter Bluten entfernt werden können, sog. Pseudomembranen. Oft tritt süßlicher Mundgeruch – ähnlich faulen Äpfeln – auf. Die Halslymphknoten sind geschwollen. Bellender Husten, Heiserkeit und Luftnot weisen auf eine Beteiligung des Kehlkopfes hin. Dann besteht durch die Verlegung des Kehlkopfes Erstickungsgefahr. Die Diagnose wird anhand des klinischen Bildes gestellt. Durch einen Nasen-Rachen-Abstrich unter den Pseudomembranen lässt sich der Erreger nachweisen.

- Angina mit Pseudomembranen
- Mundgeruch
- Halslymphknoten vergrößert
- Kehlkopfbeteiligung → Husten, Heiserkeit, Luftnot

Diagnostik:

- Klinik
- Nasen-Rachen-Abstrich

Therapie

Die Patienten werden isoliert und müssen für 6–8 Wochen Bettruhe einhalten. Noch vor dem Erregernachweis wird mit Diphtherieantitoxin und Penicillin therapiert.

- Isolierung, Bettruhe
- Diphterieantitoxin, Penicillin

Komplikationen

Bei starker Beteiligung des Kehlkopfes und zunehmender Dyspnoe ist im Extremfall ein Luftröhrenschnitt (Tracheotomie) erforderlich. In schweren Fällen verläuft die Diphtherie mit hohem Fieber und Tachykardie. Die Patienten werden stuporös und es kann zum Kreislaufversagen kommen.
Häufigste Komplikation ist eine Myokarditis durch die Toxinwirkung: Sie kann 8–10 Tage nach Krankheitsbeginn als Frühmyokarditis oder nach 4–8 Wochen als Spätmyokarditis auftreten und zum Herzversagen führen. Weiterhin kommen Polyneuropathien und Nierenschäden mit akutem Nierenversagen vor.

- Fieber, Tachykardie, Bewusstseinseintrübung, Kreislaufversagen
- Myokarditis, Polyneuropathie, Nierenschäden

Prophylaxe

Aktive Impfung

Alle Personen sollten aktiv gegen Diphtherie geimpft werden: Bei Säuglingen und Kleinkindern erfolgt dies über die Kombinationsimpfung mit Tetanus und Keuchhusten. Ab dem 6. Lebensjahr wird der Diphtherieimpfstoff lediglich mit dem Tetanusimpfstoff kombiniert. Auffrischimpfungen sollten alle 10 Jahre durchgeführt werden.
Gesunde Kontaktpersonen zu Diphtherieerkrankten sollten prophylaktisch Antibiotika erhalten und aktiv immunisiert werden.

11.3.5 Salmonellen-Gastroenteritis

- Erreger: Salmonellen, z. B. Salmonella enteritidis
- Übertragung: Infizierte Nahrung
- Dauerausscheidung möglich

Die akute Salmonellen-Gastroenteritis ist eine der häufigsten Darminfektionen. Sie wird durch verschiedene Salmonellenarten hervorgerufen, z. B. Salmonella enteritidis, Salmonella typhimurium. Die Inkubationszeit beträgt 5–72 Stunden.
Salmonellen werden über kontaminierte (verunreinigte) Nahrung (v.a. Tierprodukte wie Eier, Geflügel, Muscheln, rohes Schweinefleisch) aufgenommen. Die Patienten scheiden Salmonellen während der Infektion mit dem Stuhl aus.

Symptome und Komplikationen

Symptome:
- Brechdurchfälle, Bauchkrämpfe
- Fieber, Kopfschmerzen über 3 Tage

Komplikationen:
- Exsikkose, Salmonellensepsis
- Selten Dauerausscheidung

Salmonellen produzieren Toxine, die im Dünndarm des Menschen eine Entzündung hervorrufen. Es kommt zu heftigen Brechdurchfällen, Bauchkrämpfen, Fieber und Kopfschmerzen. Die Erkrankung dauert etwa drei Tage.
Durch den massiven Flüssigkeitsverlust kann es vor allem bei alten Menschen und Kleinkindern zur Exsikkose mit Kreislaufkollaps kommen. Immungeschwächte Patienten sind durch eine Salmonellensepsis gefährdet.
Salmonellen-Dauerausscheider, die die Erreger länger als 10 Wochen aus der Gallenblase oder dem Dünndarm ausscheiden, sind sehr selten.

Diagnostik

Stuhluntersuchung

Stuhl und nach Möglichkeit die verdächtigen Speisereste und ggf. Erbrochenes des Patienten werden auf Salmonellen untersucht.

Therapie

- Ersatz von Wasser- und Elektrolytverlusten
- Ggf. Antibiotika

Wasser- und Elektrolythaushalt der Patienten müssen ausgeglichen werden. Antibiotika werden nur in schweren Fällen verordnet, da sie die Dauerausscheidung von Salmonellen begünstigen.

Prophylaxe

- Wichtig ist eine konsequente Lebensmittelhygiene mit ausreichendem Erhitzen von Geflügel, Eiern, Eiprodukten u.ä. Zubereitete Speisen sollten kühl gelagert und bald verzehrt werden

- Personen, die in der Lebensmittelverarbeitung tätig sind, werden über die gesundheitlichen Anforderungen belehrt.

11.3.6 Typhus und Paratyphus

Typhus wird durch Salmonella typhi, Paratyphus durch Salmonella paratyphi hervorgerufen. In Deutschland sind diese Erkrankungen sehr selten und werden meist aus sub-/tropischen Ländern eingeschleppt. Die Inkubationszeit beträgt 1–3 Wochen. Je mehr Bakterien aufgenommen werden, desto kürzer ist die Inkubationszeit.

Wichtigste Infektionsquelle sind scheinbar gesunde Patienten, die die Typhusbakterien mit dem Stuhl ausscheiden, sog. Dauerausscheider. Die Bakterien werden entweder direkt vom Anus zum Mund übertragen oder über kontaminierte Lebensmittel bzw. Trinkwasser aufgenommen. Im Gegensatz zur Salmonellen-Gastroenteritis genügt schon eine geringe Keimzahl zur Auslösung einer Erkrankung.

- Erreger: Salmonella typhi und paratyphi
- Übertragung: Schmierinfektion, Nahrungsmittel
- Infektionsquelle: Dauerausscheider

Symptome und Komplikationen

Typhus und Paratyphus zeigen meist gleichartige Symptome, wobei Paratyphus in der Regel etwas milder und kürzer verläuft als Typhus. Typhus beginnt langsam mit Benommenheit, Fieber bis 40 °C bei relativer Bradykardie, Bauch- und Kopfschmerzen. Die Milz ist vergrößert, auf der Bauchhaut finden sich Roseolen (linsengroße rötliche Flecken). Zu Beginn fällt eine Obstipation auf, bevor nach etwa einer Woche erbsbreiartiger Durchfall auftritt.

Da die Bakterien aus dem Darm in alle Organe gelangen können, sind vielfältige Komplikationen möglich: Kreislaufversagen, Meningitis, Darmblutungen und -perforationen, Myokarditis, Thrombosen, Abszesse in Knochen und Gelenken.

Etwa 2 % aller Patienten werden zu Dauerausscheidern, die die Salmonellen länger als 10 Wochen aus der Gallenblase oder dem Dünndarm ausscheiden.

Symptome:
- Fieber bei relativer Bradykardie
- Splenomegalie
- Roseolen
- Verdauungsstörungen

Komplikationen:
- Kreislaufversagen
- Meningitis
- Darmblutungen, -perforationen
- Myokarditis
- Thrombosen
- Abszesse

Diagnostik

In der ersten Woche der Erkrankung kann der Erreger im Blut nachgewiesen werden, ab der zweiten Woche in Stuhl oder Urin. Weiterhin liegen – für eine bakterielle Infektion ungewöhnlich – eine Leukopenie sowie eine Eosinophilie vor. Die Patienten haben eine typische Reiseanamnese.

- Erregernachweis
- Leukozyten ↓, Eosinophilie

Therapie

Die Therapie erfolgt mit Ciprofloxacin, alternativ mit Cephalosporinen (z. B. Cefotaxim). Reisende in gefährdete Länder können aktiv geimpft werden (Typhoral L®).

- Antibiotika
- Aktive Impfung

11.3.7 Shigellose

- Erreger: Shigellen
- Übertragung: Trinkwasser, Nahrung

Verschiedene Shigellenarten verursachen die Shigellose (bakterielle Ruhr). Sie tritt unter schlechten hygienischen Verhältnissen auf und wird über infiziertes Wasser und Nahrungsmittel übertragen. Die Inkubationszeit beträgt 2–7 Tage.

Symptome und Komplikationen

- Durchfall, Darmkrämpfe, Fieber
- Gefahr: Darmblutungen, -perforationen

Leitsymptom der Shigellose ist blutig-schleimig-eitriger Durchfall. Weiterhin treten Fieber und Darmkrämpfe auf. Die Stuhlentleerungen sind schmerzhaft. Es kann zu Darmblutungen und -perforationen kommen.

Diagnostik und Therapie

Rektalabstrich

Therapie:
- Chinolone
- Ampicillin

Der Erreger wird durch einen Rektalabstrich nachgewiesen. Die Stuhlprobe muss auf einem Spezialnährboden noch warm ins Labor gebracht werden. Therapeutisch müssen der Wasser- und Elektrolythaushalt ausgeglichen sowie Chinolone oder Ampicillin gegeben werden.

11.3.8 Cholera

- Erreger: Vibrio cholerae
- Übertragung: Trinkwasser, Nahrung, von Mensch zu Mensch
- Schleimhautschädigung des Dünndarms durch Enterotoxin

Erreger der Cholera ist Vibrio cholerae, von dem verschiedene Erregervarianten existieren. Die Inkubationszeit beläuft sich auf Stunden bis Tage.
Die Cholera wird über infizierte Nahrungsmittel und Trinkwasser übertragen oder aber fäkal-oral von Mensch zu Mensch. Die Vibrionen produzieren Enterotoxine (auf den Magen-Darm-Trakt wirkende Gifte), die die Schleimhaut des Dünndarms schädigen. Die Cholera ist eine „Armutserkrankung", die meist bei unterernährten Personen auftritt. Touristen, die in betroffene Länder (Endemiegebiete) reisen, infizieren sich nur selten.

Symptome und Komplikationen

- Schwerer Verlauf: 20–30 Reiswasserstühle pro Tag
- Exsikkose und Anurie
- Körpertemperatur ↓

In Endemiegebieten sind viele Personen infiziert, die jedoch oft keine Symptome zeigen. Bei 90 % der Erkrankten verläuft die Cholera leicht, und es ist schwierig, sie von anderen infektiösen Durchfallerkrankungen zu unterscheiden. Bei der schweren Verlaufsform kommt es pro Tag zu 20–30 sehr wässrigen Durchfällen, sog. Reiswasserstühlen, mit Erbrechen. Die Patienten sind akut gefährdet durch Exsikkose und Anurie. Die Körpertemperatur kann auf 20 °C absinken. Unter Umständen kommt es innerhalb weniger Stunden zum Tod.

Diagnostik und Therapie

Stuhlabstrich

Bei Verdacht auf Cholera wird ein Stuhl- oder Rektalabstrich untersucht. Der Patient muss sofort isoliert werden. Wichtigste Behandlungsmaßnahme ist der orale bzw. intravenöse Ausgleich der Wasser- und Elektrolytverluste.

Unterstützend können Chinolone oder Makrolid-Antibiotika verabreicht werden.
Eine Impfung gegen Cholera wird nur vorgenommen, wenn es vom Einreiseland gefordert wird. Die Impfstoffe sind in Deutschland nicht zugelassen. Reisende in Endemiegebiete müssen entsprechende Hygienemaßnahmen einhalten.

Therapie:
- Isolierung
- Ausgleich von Wasser- und Elektrolytverlusten
- Chinolone, Makrolide

11.3.9 Weitere infektiöse Durchfallerkrankungen

Weitere infektiöse Durchfallerkrankungen werden u.a. von Bakterien aus der Gruppe der Staphylokokken, von Campylobacter, Yersinien und Escherichia coli ausgelöst. Weniger häufig kommen Infektionen mit Protozoen (Giardia lamblia, Entamoeba histolytica, Kryptosporidien), Viren (Noroviren, Rotaviren) und Pilzen (Candida, Aspergillus) vor.

Staphylococcus aureus

Staphylococcus aureus produziert ein Toxin, das über verdorbene Nahrungsmittel aufgenommen wird und zu einer Lebensmittelvergiftung führt. Das Toxin wird selbst durch 30-minütiges Erhitzen auf 100 °C nicht zerstört. Nach nur 1–6 Stunden treten Durchfall, Übelkeit, Erbrechen und Bauchschmerzen auf. Meist erkranken mehrere Personen gleichzeitig (z.B. Besucher einer Kantine oder Bewohner in Heimen). Die Diagnose wird anhand des klinischen Bildes gestellt. Das Toxin kann ggf. in Lebensmittelresten nachgewiesen werden. Therapeutisch werden Wasser- und Elektrolytverluste ausgeglichen. Die Symptome verschwinden meist nach 1–2 Tagen.
Auch Toxine anderer Bakterien wie Clostridium perfringens oder Bacillus cereus rufen Lebensmittelvergiftungen hervor.

- Lebensmittelvergiftung durch Toxin
- Inkubationszeit: 1–6 Std

Escherichia coli

Escherichia coli (E. coli) existiert in zahlreichen verschiedenen Typen, die z.T. in der normalen Darmflora des Menschen vorkommen. Enterohämorrhagische E. coli (EHEC) bilden Shigatoxin, das am Darm blutig-wässrige Durchfälle hervorruft. Zahlreiche Komplikationen wie das hämolytisch-urämische Syndrom, zerebrale Krampfanfälle, Niereninsuffizienz u.a. können auftreten. Die Therapie besteht aus Flüssigkeits- und Elektrolytersatz. Es werden keine Antibiotika gegeben.

- Toxine schädigen Darmwand
- Blutig-wässrige Durchfälle
- Komplikationen: Hämolytisch-urämisches Syndrom

Campylobacter jejuni

Campylobacter jejuni wird über kontaminierte Lebensmittel (v.a. Rohmilch und Geflügel) übertragen. Nach einer Inkubationszeit von 2–5 Tagen kommt es zu wässrigem, oft auch blutigem Durchfall mit Bauchschmerzen, Übelkeit,

- Übertragung: Nahrung
- Inkubationszeit: 2–5 Tage

Fieber, Kopf- und Gliederschmerzen. Der Erreger ist im Stuhl nachweisbar. Bei den Patienten werden Wasser- und Elektrolytverluste ausgeglichen, lediglich bei sehr schweren Verläufen wird ein Makrolid-Antibiotikum verordnet.

Yersinia enterocolitica

- Übertragung: Nahrung, Tierkontakte, Blut
- Durchfall, kolikartige Unterbauchschmerzen, Arthritis, Erythema nodosum

Yersinia enterocolitica wird über infizierte tierische Lebensmittel und Tierkontakte, selten durch Bluttransfusionen übertragen und ruft eine **Yersiniose** hervor. Nach einer Inkubationszeit von 10 Tagen tritt Durchfall mit kolikartigen Unterbauchschmerzen auf. Nachfolgend kann sich eine Arthritis oder auch ein Erythema nodosum entwickeln. Der Erreger lässt sich im Stuhl nachweisen. Therapeutisch werden Wasser- und Elektrolytverluste oral ersetzt.
Zur gleichen Bakterien-Familie gehören auch Yersinia pseudotuberculosis, die eine Entzündung der Lymphknoten des Bauchraumes mit Durchfall hervorruft, die **Pseudotuberkulose,** und Yersinia pestis, der Erreger der **Pest.**

11.3.10 Brucellose

- Erreger: Brucellen
- Übertragung: Tierprodukte, Tiere.
- Brucella melitensis → Maltafieber

Die Brucellose wird durch stäbchenförmige Bakterien, die Brucellen, verursacht. Am häufigsten kommt es zur Infektion durch Brucella melitensis, die zum Maltafieber führt.
Der Mensch steckt sich über kontaminierte Tierprodukte (nicht-pasteurisierte Milchprodukte von Schafen, Kühen und Ziegen) oder durch direkten Kontakt mit den Tieren an. Dabei gelangen die Erreger über kleinste Verletzungen der Haut oder über die Schleimhäute in den menschlichen Organismus. Gefährdet sind vorwiegend Landwirte, Schäfer und Tierärzte. Der Viehbestand in Deutschland gilt jedoch als brucellosefrei, so dass die Erkrankung meist aus dem Ausland eingeführt wird. Die Inkubationszeit beträgt 5 Tage bis zu 2 Jahre.

Symptome und Diagnostik

Symptome:
- Hepatosplenomegalie, Lymphknotenschwellung
- Kopf-, Muskel- und Gelenkschmerzen

Diagnostik:
- Erregernachweis
- Knochenmark-, Lymphknotenbiopsie

90 % aller Infektionen verlaufen nahezu symptomlos. Die symptomatische Brucellose beginnt mit unspezifischen Beschwerden, es folgen Fieber bei verlangsamtem Puls und Schweißausbrüche. Leber und Milz sind vergrößert, Lymphknoten geschwollen. Es kommt zu Kopf-, Muskel- und Gelenkschmerzen. Jedes Organ kann mit Granulombildung betroffen sein.
Die Diagnose wird anhand der Anamnese und der klinischen Symptome gestellt. Der Erreger kann im Blut und anderen Körperflüssigkeiten sowie durch Knochenmark- oder Lymphknotenbiopsie nachgewiesen werden. Antikörper (IgM) sind bei einer akuten Erkrankung erhöht.

Therapie

Doxycyclin und Streptomycin

Therapiert wird über 6–12 Wochen mit Doxycyclin und Streptomycin.

Komplikationen

Möglich sind schwerwiegende Komplikationen wie Endokarditis, Osteomyelitis oder Enzephalomyelitis. Es kann zu chronischen Verläufen kommen, bei denen die Brucellose auch noch nach Jahren immer wieder aufflammt.

11.4 Infektionen durch Pilze

Es werden oberflächliche Mykosen von Systemmykosen (systemische Pilzinfektionen) unterschieden. Oberflächliche Mykosen werden durch Dermatophyten hervorgerufen Sie befallen die Haut und deren Anhangsgebilde und rufen dort z. B. Fußpilz- oder Nagelpilzerkrankungen hervor. Zu den in Europa von klinischer Bedeutung zählenden Systemmykosen gehören die Candidiasis, die Kryptokokkose und Aspergillose. Aus außereuropäischen Ländern können u.a. folgende Systemmykosen eingeschleppt werden: Histoplasmose, Blastomykose, Kokzidioidomykose.

- Oberflächliche Mykosen
- Systemmykosen

11.4.1 Tinea pedis

Erreger des Fußpilzes, der Tinea pedis, sind verschiedene Dermatophytenarten, die eine feucht-warme Umgebung bevorzugen. Die Übertragung erfolgt v.a. in Schwimmbädern und öffentlichen Duschen.

- Erreger: Dermatophythen
- Übertragung: z. B. Schwimmbäder

Symptome

Die Symptome beginnen meist in den Zehenzwischenräumen mit Rötung und starkem Juckreiz. Im weiteren Verlauf verdickt die Haut und quillt aufgrund der feuchten Umgebung auf. Dadurch erscheint sie weißlich und teigig. Weiterhin entstehen Schuppen und Bläschen. Wenn sich die aufgequollene Haut auflöst oder die Bläschen platzen, entstehen schmerzende Rhagaden.

- Rötung
- Juckreiz
- Bläschen, Schuppen
- Rhagaden

Therapie

Die betroffenen Hautareale werden lokal mit Antimykotika behandelt. Zusätzlich können Leinenläppchen in den Zwischenzehenräumen platziert werden, um zu vermeiden, dass die erkrankten Hautstellen gegeneinander reiben.

Lokal Antimykotika

11.4.2 Nagelmykose

Voraussetzung einer Nagelmykose (Onychomykose) ist eine Störung des Nagelwachstums, z. B. durch einengendes Schuhwerk oder eine Mangelernäh-

- Erreger: Spross-, Fadenpilze
- Voraussetzung: Störung des Nagelwachstums

rung des Nagels bei Durchblutungsstörungen. Besiedeln zusätzlich Pilze wie Spross- und Fadenpilze den Bereich, kommt es zur Nagelmykose.

Symptome

Die Nägel sind verformt und verdickt. In der Nagelplatte bildet sich ein weißliches Netz, sie erscheint trübe und lockert sich auf. Darunter lagern sich bröckelige Nagelreste ab.

Therapie

Lokal Antimykotika

Da Antimykotika nicht tief genug in den Nagel eindringen, wird zuerst die erkrankte Nagelplatte abgefeilt. Danach werden Antimykotika auf den nachwachsenden Nagel aufgetragen. Alternativ dazu können zuerst nagelauflösende Salben und anschließend lokale Antimykotika aufgetragen werden.

11.4.3 Candidiasis

- Erreger: 80 % Candida albicans
- Erkrankungen bei Immungeschwächten

Die Candidiasis oder Candidose wird in 80 % der Fälle durch den Hefepilz Candida albicans hervorgerufen. Es gibt jedoch auch eine Vielzahl weiterer Candida-Arten, die pathogen sein können.
Candida-Pilze kommen physiologisch in geringen Konzentrationen auf der Haut, im Mund-Rachen-Raum, der Vagina und im Stuhl vor. Krankheitswert erhalten sie erst, wenn die Abwehrlage des Patienten geschwächt ist, z. B. bei Diabetes mellitus, Langzeittherapie mit Kortikosteroiden oder Zytostatika, Leukämien oder bei AIDS und wenn sie dann Symptome hervorrufen.

Symptome

Symptome abhängig vom befallenen Areal

Je nach Lokalisation sind die Symptome typisch:

- Haut: Scharf begrenzte flächige Rötung, häufig in den Körperfalten (Soor)
- Schleimhaut: Weißliche Beläge, die beim Abstreifen eine blutende Schleimhautwunde hinterlassen
- Ösophagus: Dysphagie
- Harnwege: Symptome eines Harnwegsinfekts, ggf. mit weißlichen Belägen um die Harnwege
- Vagina: Scheidenausfluss, Juckreiz im Genitalbereich. Der Vaginalsoor tritt oft auch auf, wenn keine allgemeine Abwehrschwäche vorliegt, sondern das Scheidenmilieu verändert ist, z. B. während einer Schwangerschaft oder bei Einnahme von Kontrazeptiva („Pille“).

Diagnostik

- Abstrich
- Nachweis des Erregers im Urin oder Blut
- Antikörper ↑

Candida wird in Abstrichen der erkrankten Haut, Schleimhaut oder im Urin nachgewiesen. Bei systemischem Befall ist der Keim auch im Blut nachweisbar und der Antikörpertiter um mindestens das Vierfache erhöht.

Therapie

Antimykotika

Die Grunderkrankung muss nach Möglichkeit therapiert werden. Bei einer lokalen Candidiasis werden örtlich Antimykotika eingesetzt (z. B. Nystatin als Moronal®). Tritt eine Candida-Sepsis mit Befall der inneren Organe auf, werden Amphotericin B (Amphotericin B®) und Flucytosin (Ancotil®) kombiniert.

Komplikationen

Candida-Sepsis

Insbesondere Patienten mit vorbestehender Granulozytopenie oder längerer immunsuppressiver Therapie sind durch eine Candida-Sepsis mit Befall von Darm, Nieren, Endokard, Lungen und/oder Augenhintergrund gefährdet.

Pflege

Bei gefährdeten Patienten ist eine sorgfältige Hautbeobachtung und -pflege Voraussetzung, die Besiedelung mit Candida zu verhindern bzw. den Beginn der Infektion frühzeitig zu erkennen. Eine rechtzeitige Therapie kann so das Ausmaß der Infektion eindämmen. Wache und mobile Patienten sollten die Beobachtung und Pflege selbstständig übernehmen:

- Gefährdete Körperstellen (Leistengegend, unter den Brüsten, ggf. Bauchfalten bei Adipösen) täglich inspizieren, z. B. auch beim Lagern des Patienten. Hautbefund dokumentieren
- Nach dem Waschen Haut sorgfältig abtrocknen; evtl. in die genannten Stellen Kompressen legen, um Haut-auf-Haut-Kontakt und feuchte Kammern zu vermeiden
- Trockene Hautstellen eincremen, um Rissen und Verletzungen vorzubeugen
- Mundschleimhaut und Wangentaschen bei der Mundpflege inspizieren.

11.4.4 Aspergillose

- Erreger: Aspergillus fumigatus
- Übertragung: Einatmung der Sporen

Die Aspergillose wird durch den Schimmelpilz Aspergillus fumigatus verursacht, dessen Sporen mit der Luft eingeatmet werden.

Symptome

Eine Erkrankung durch Aspergillus tritt bei Patienten mit entsprechenden Vorerkrankungen auf und betrifft in erster Linie die Lunge:

- Aspergillus-Pneumonie bei immungeschwächten Patienten
- Aspergillom: Die Sporen besiedeln eine vorbestehende Lungenkaverne, z. B. nach einer Tuberkulose. Die Patienten husten häufig Blut, können jedoch auch symptomfrei sein
- Allergische bronchopulmonale Aspergillose (ABPA) mit Asthma bronchiale, exogen allergischer Alveolitis ➤ 4.4.1, Bronchiektasen.

Extrapulmonale Manifestationen sind in Form einer Sinusitis (Nasennebenhöhlenentzündung), Keratitis (Entzündung der Hornhaut des Auges) oder Endokarditis möglich.

Diagnostik

- Erregernachweis im Blut, Sputum, Bronchialsekret
- Röntgen-Thorax

Aspergillus fumigatus wird im Blut, Sputum oder Bronchialsekret nachgewiesen. Die Aspergillus-Pneumonie zeigt sich im Röntgenbild des Thorax mit fleckförmigen Verschattungen ähnlich einer Bronchopneumonie anderer Ursache.
Ebenfalls im Röntgenbild wird das Aspergillom nachgewiesen, das einen Rundherd, gelegentlich mit einer Luftsichel, bildet.

Therapie

Therapiert wird mit Antimykotika (Caspofungin und Itraconazol). Besteht eine allergisch bronchopulmonale Aspergillose kommen Kortikosteroide zur Anwendung.

11.5 Infektionen durch Würmer

11.5.1 Infektionen durch Bandwürmer

Bandwürmer durchlaufen einen Entwicklungszyklus, an dem der Mensch und verschiedene Tiere beteiligt sind. Zu unterscheiden sind dabei **Endwirte,** in deren Darm die Würmer leben, von **Zwischenwirten,** in deren Gewebe sich bestimmte Entwicklungsformen ansiedeln. Zwischenwirte erkranken durchweg schwerer als Endwirte.

Schweine-, Rinder- und Fischbandwurmbefall

- Endwirt: Mensch → Ausscheidung eierhaltiger Proglottiden
- Zwischenwirt: Schwein, Rind oder Fisch, Aufnahme der Eier → Larven im Blut → Finnen im Gewebe.

Übertragung: Verzehr von rohem, finnenhaltigem Fleisch

Zystizerkose: Mensch ist Zwischenwirt, Finnen in verschiedenen Organen

Für Schweine-, Rinder- und Fischbandwurm (Taenia solium, Taenia saginata und Diphyllobothrium latum) ist der Mensch Endwirt. Gelangen Finnen (Larvenstadium des Bandwurmes) in den Darm des Menschen, wachsen dort geschlechtsreife Würmer heran. Mit dem Stuhl scheidet der Mensch eierhaltige Bandwurmglieder (Proglottiden) aus. Die Eier gelangen mit dem Abwasser auf Weiden und in Gewässer, wo sie von Schwein, Rind oder Fisch aufgenommen werden. Im Darm des Wirtstieres, des Zwischenwirtes, schlüpfen aus den Wurmeiern Larven. Sie wandern über den Blutweg in die Muskulatur, wo sie sich zu Finnen entwickeln. Bei Verzehr von rohem, finnenhaltigem Fleisch infiziert sich der Mensch. Damit ist der Entwicklungszyklus des Bandwurmes geschlossen.
Der Mensch dient aber auch dem Schweinebandwurm als Zwischenwirt: Gelangen die aus den Wurmeiern entstehenden Larven ins Gefäßsystem und

damit in Organe des Menschen (statt des Schweins, Rindes, Fisches) entwickeln sich dort Finnen, es kommt zur **Zystizerkose.**

Symptome

Der Bandwurmbefall des Darms ruft meist nur geringe Symptome wie Oberbauchbeschwerden und Gewichtsverlust, manchmal mit gesteigertem Appetit hervor. Anders ist es bei der Zystizerkose: Abhängig von der Lokalisation der Finnen treten Muskelbeschwerden durch Finnen in der Muskulatur, Sehstörungen durch Finnen im Auge, Krampfanfälle und erhöhter Hirndruck durch Finnen im Gehirn auf.

- Oberbauchbeschwerden, Gewichtsverlust
- Zystizerkose: Symptome abhängig von Lokalisation der Finnen

Diagnostik und Therapie

Diagnostisch können die Eier des Bandwurmes im Stuhl nachgewiesen werden, die sich z.T. in den Proglottiden befinden. Therapiert wird mit Anthelminthika wie Niclosamid (Yomesan®) oder Praziquantel (Celsol®). Finnen müssen oft operativ entfernt werden.

- Nachweis von Proglottiden im Stuhl
- Anthelminthika

Echinokokkose

Die Echinokokkose wird durch den Hundebandwurm (Echinococcus granulosus) oder Fuchsbandwurm (Echinococcus multilocularis) hervorgerufen. Für beide stellt der Mensch den Zwischenwirt dar. Hunde bzw. Füchse als Endwirte scheiden die eihaltigen Proglottiden mit dem Kot aus. Der Mensch nimmt die Eier dann z. B. über ungewaschene Waldbeeren auf. Die im Darm geschlüpften Larven dringen in alle Organe ein und bilden dort Zysten, die schwere Krankheitserscheinungen hervorrufen. Dieser Befall wird Echinokokkose genannt. Echinococcus granulosus bildet dabei größere Blasen, Echinococcus multilocularis hingegen meist kleinblasige Konglomerate, die tumorähnlich infiltrierend ins Gewebe eindringen und operativ sehr schwer zu entfernen sind. Die Inkubationszeit beträgt 10 bis 20 Jahre.

Übertragung:
- Erreger: Hundebandwurm, Fuchsbandwurm
- Zwischenwirt: Mensch, Aufnahme von Eiern → Larven bilden Zysten in Organen

Symptome

- Leber: Flüssigkeitsgefüllte Zysten, die zu Druckgefühl oder Schmerzen führen, werden Gallenwege komprimiert, tritt ein Ikterus auf
- Lunge: Husten
- ZNS: Krampfanfälle, erhöhter Hirndruck mit Kopfschmerzen.

Diagnostik und Therapie

Die Zysten sind in Sonographie und CT zu erkennen. Meist lassen sich auch spezifische Antikörper bestimmen.
Große Zysten, meist die des Hundebandwurms, werden operativ reseziert. Kleinblasige Herde in der Leber lassen sich u.U. durch Teilresektion der Leber entfernen. Es folgt eine Dauertherapie mit Albendazol (Eskazole®). Die

- Ultraschall, CT
- Blut: Antikörper

Therapie:
- OP bei großen Zysten
- Mebendazol, Albendazol, wenn OP nicht möglich

Prognose der Erkrankung ist schlecht, wenn nicht alle Zysten komplett entfernt werden können.

11.5.2 Infektionen durch Madenwürmer

Erreger: Enterobius vermicularis (Madenwurm)

Die Madenwurminfektion (Oxyuriasis) wird durch den 12 mm langen fadenförmigen Madenwurm Enterobius vermicularis hervorgerufen. Sie ist die häufigste Wurmerkrankung und betrifft meist Kinder. Die Madenwürmer leben im unteren Dünndarm, im Appendix und im Kolon. Nachts legen die Weibchen in der Analgegend ihre Eier ab. Beim Kratzen aufgrund des Juckreizes bleiben sie an den Fingern hängen, gelangen an Kleidung, Einrichtung oder Spielzeug. Von dort werden die Eier über Hände und Mund auf einen neuen Wirt übertragen.

Symptome

- Juckreiz am After
- Entzündung von Vulva und Vagina

Häufig treten keine Beschwerden auf. Einige Betroffene verspüren Juckreiz am After, besonders nachts. Manchmal tritt zusätzlich eine Entzündung von Vulva und Vagina auf.

Diagnostik und Therapie

- Klebestreifenmethode
- Erregernachweis im Stuhl

Die Würmer werden im Stuhl nachgewiesen. Sicherer gelingt das Auffinden der Eier mit Hilfe der Klebestreifenmethode: Ein Klebestreifen wird morgens auf die Perianalhaut geklebt und wieder abgezogen. Unter dem Mikroskop sind die Wurmeier dann zu erkennen.
Behandelt wird mit Mebendazol (Vermox®).

11.6 Infektionen durch Protozoen

Protozoen sind tierische Einzeller, sog. „Urtierchen". Zu den durch Protozoen verursachten Krankheiten zählen u.a. Toxoplasmose und Malaria.

11.6.1 Toxoplasmose

- Erreger: Toxoplasma gondii

Die Toxoplasmose wird durch Toxoplasma gondii hervorgerufen.

Ursachen

- Übertragung: Verzehr von rohem Fleisch
- Kontakt mit Katzenkot
- Diaplazentar

Der Mensch steckt sich an, wenn er rohes Fleisch von Schwein, Rind oder Schaf isst, in dem sich infektiöse Zysten befinden (Schweinemett ist bis zu 25 % mit Zysten infiziert). Weiterhin werden Zysten von Katzen mit dem Kot ausgeschieden. Am Fell haftende Zysten gelangen beim Streicheln des Tieres an die Hände und können bei mangelndem Händewaschen in den Mund gelangen. Die Inkubationszeit beträgt Tage bis drei Wochen.

Symptome

Beim Gesunden verläuft die Infektion meist asymptomatisch und harmlos. Gelegentlich kommt es zu Lymphknotenschwellungen, Fieber, Kopf- und Muskelschmerzen. Nach einer Primärinfektion können die Erreger lebenslang im Wirtsorganismus persistieren. Schwerer verläuft die Toxoplasmose bei Immunsupprimierten und bei AIDS-Patienten. Hier kann sich eine Hirntoxoplasmose entwickeln oder es kommt zu septischen Streuungen z. B. in Herz, Leber und Milz.
Bei der Infektion einer Schwangeren besteht die Gefahr, dass die Toxoplasmen diaplazentar übertragen werden. In ca. 50 % der Fälle führt dies zur Infektion des Feten, wobei jedoch nur 10 % symptomatisch werden. Folgen sind in der Frühschwangerschaft meist ein Abort, später schwere bleibende Schäden des Kindes wie Hirnverkalkung, Hydrozephalus und Erblindung. Die Infektion ist für die Mutter meist symptomlos.

- Lymphknotenschwellung, Fieber, Kopf- und Muskelschmerzen
- Schwerer Verlauf bei Immunsuppression
- Intrauterine Infektion → Abort, Schäden von Auge und Gehirn

Diagnostik

Erreger und Antikörper können im Blut nachgewiesen werden. Bei Verdacht auf eine Beteiligung des Gehirns wird ein CT bzw. MRT durchgeführt, in dem sich ringförmige Strukturen zeigen.

- Blut: Antikörper
- CT, MRT des Gehirns

Therapie

Die leichte Toxoplasmose mit Lymphknotenschwellung heilt meist ohne Therapie aus. Auch chronische Toxoplasmenträger werden nicht behandelt. Schwangere, immunsupprimierte Patienten sowie Patienten mit schweren Symptomen erhalten eine antibiotische Kombinationstherapie.

Bei schwerem Verlauf und Schwangeren → Antibiotika

11.6.2 Malaria

Erreger der Malaria (Wechselfieber) sind Plasmodien, die durch die Anophelesmücke auf den Menschen übertragen werden. Malaria gehört zu den häufigsten Erkrankungen der tropischen Regionen in Asien, Afrika und Amerika. Durch zunehmende Reisetätigkeit kommen jährlich über 500 Infektionen in Deutschland vor.

- Erreger: Plasmodien, 4 Arten
- Übertragung: Anophelesmücke

Ursachen

Plasmodien durchlaufen in der Anophelesmücke eine geschlechtliche Vermehrung: Aus den Eiern schlüpfen Sporozoiten, die durch den Mückenstich auf den Menschen übertragen werden. Die Sporozoiten erreichen auf dem Blutweg die Leber des Menschen und wandeln sich dort in Merozoiten um. Dieses Krankheitsstadium ist asymptomatisch und dauert Tage bis Monate

Plasmodien-Eier → Sporozoiten (Leber) → Merozoiten (Erythrozyten).

Anämie und Fieberanfälle

(Inkubationszeit). Die Merozoiten dringen in Erythrozyten ein, vermehren sich dort ungeschlechtlich und zerstören sie. Es kommt zur Anämie. Je nach Dauer des Vermehrungszyklus kommt es zu rhythmischen Fieberanfällen (intermittierendes Fieber), wenn die Merozoiten die zerstörten Erythrozyten verlassen.

Erreger der Malaria sind vier verschiedene Arten von Plasmodien:

- Plasmodium malariae ruft die relativ gutartige **Malaria quartana** hervor mit Fieber an jedem 3. Tag. Inkubationszeit: 21–42 Tage
- Plasmodium vivax und Plasmodium ovale sind die Erreger der ebenfalls relativ gutartigen **Malaria tertiana** mit Fieber an jedem 2. Tag. Inkubationszeit: 10–21 Tage

Gefürchtet: Malaria tropica

- Plasmodium falciparum verursacht die bösartige **Malaria tropica** ohne regelmäßigen Fieberrhythmus. Inkubationszeit: 7–20 Tage.

Symptome

- Uncharakteristischer Beginn wie bei einem grippalen Infekt
- Fieberschübe bis 40 °C, nicht immer mit dem jeweils typischen Fieberrhythmus
- Kopf- und Gliederschmerzen
- Übelkeit, Erbrechen, Durchfall
- Leber- und Milzvergrößerung
- Hämolytische Anämie, Leuko- und Thrombopenie.

Diagnostik

Erregernachweis in den Erythrozyten über Blutausstrich oder „dicken Tropfen"

Bei einem fiebernden Patienten mit entsprechender Auslandsanamnese muss immer an Malaria gedacht werden. Die Plasmodien können im Blutausstrich und im „dicken Tropfen" unter dem Mikroskop in den Erythrozyten erkannt werden. Für die sichere Diagnose muss ggf. zweimal täglich an zwei aufeinander folgenden Tagen Blut untersucht werden.

Die Malaria tropica kann durch Nachweis von Plasmodium falciparum-histidinreichem Protein-2 (PfHRP-2) diagnostiziert werden. Mittels PCR kann Plasmodien-DNA nachgewiesen werden.

Therapie

Die Malaria tertiana und Malaria quartana werden zu Beginn mit Chloroquin (Resochin®) und im Anschluss daran mit Primaquin (Primaquin®) therapiert, um mögliche Rezidive zu verhindern.

Auf Grund von zunehmenden Resistenzen schwierige Therapie

Die Behandlung der Malaria tropica ist weitaus komplizierter, da mehr und mehr Resistenzen von Plasmodium falciparum gegen die Chemotherapeutika auftreten. Es empfiehlt sich grundsätzlich eine Beratung durch ein tropenmedizinisches Institut. Therapie der Wahl ist Chinin kombiniert mit Doxycyclin. Zudem müssen Herz-Kreislauffunktion sowie Wasser- und Elektrolythaushalt überwacht, ggf. unterstützt und ausgeglichen werden.

Komplikationen

Meist bei Malaria tropica

Komplikationen sind hauptsächlich bei der Malaria tropica zu befürchten. Diese sind bedingt durch den ausgeprägten Erythrozytenbefall durch die Plasmodien, durch Zirkulationsstörungen in den kleinen Blutgefäßen und nachfolgende Ischämien:

- Zerebrale Malaria: Bewusstseinsstörungen, Verwirrtheit, Koma
- Lungenödem
- Kreislaufschock
- Akutes Nierenversagen
- Schwere Anämie.

Prophylaxe

Zum Schutz vor der Anophelesmücke sollte man hautbedeckende Kleidung tragen, unbedeckte Körperstellen mit einem insektenabweisenden Mittel einreiben und nachts unter einem Moskitonetz schlafen. Der Aufenthalt im Freien während der Dämmerung und nachts sollte vermieden werden, da die Mücken v.a. zu dieser Zeit stechen.
Vor Antritt einer Reise in betroffene Gebiete sollte eine Prophylaxe mit Chemotherapeutika erfolgen. Aktuelle Informationen zu Verbreitung und entsprechenden Medikamenten erteilt jedes tropenmedizinische Institut.

11.7 Sepsis

Man unterscheidet:
- Sepsis: Vermehrung von Infektionserregern im Blut → schwere Allgemeininfektion.
- Bakteriämie: Infektionserreger im Blut werden vom Immunsystem erfolgreich beseitigt

Gelangen Bakterien oder – seltener – Pilze in die Blutbahn, die sich dort vermehren und eine lebensbedrohliche Allgemeininfektion auslösen, liegt eine Sepsis vor. Von der Sepsis zu unterscheiden ist eine **Bakteriämie,** bei der sich zwar Infektionserreger in der Blutbahn befinden, von den Abwehrkräften des Patienten jedoch erfolgreich bekämpft werden, sodass es zu keinen systemischen Krankheitssymptomen kommt.

Ursachen

- Streuherde: lokalisierte Infektion von z. B. Urogenitaltrakt, Lunge oder infizierte i.v.-Zugänge
- Abwehrschwäche

Eine Sepsis entwickelt sich meistens auf dem Boden einer lokalen Infektion. Begünstigt wird sie durch eine Abwehrschwäche des Patienten, z. B. bei Immunsuppression, Tumor- oder AIDS-Patienten, nach Polytrauma und schweren Verletzungen oder hohem Alter des Patienten. Häufigste Ursache ist eine nosokomiale Infektion, z. B. bei Beatmung, Venenkatheter, Harnwegskatheter; außerdem Pankreatitis, Polytrauma, Schock, Verbrennungen.

Symptome

- Hohes intermittierendes Fieber, Schüttelfrost
- Tachykardie, Blutdruckabfall
- Tachypnoe
- Bewusstseinstrübung
- Hepatosplenomegalie
- Petechien

Typisches Symptom einer Sepsis ist hohes Fieber mit Schüttelfrost, das schnell ansteigt, meistens innerhalb von 24 Stunden wieder abfällt und dann erneut auftritt, sog. intermittierendes Fieber. Hinzu kommen Tachykardie, Tachypnoe, oft auch Bewusstseinstrübung und Blutdruckabfall. Die Patienten sind schwer krank und wirken apathisch. Leber und Milz sind vergrößert, Petechien können auftreten. Zusätzlich finden sich Symptome des eigentlichen Krankheitsherdes (z. B. Pneumonie, Harnwegsinfektion).

Diagnostik

- Suche nach Infektionsherd
- Blutkulturen

Der Verdacht einer Sepsis ergibt sich aus dem klinischen Bild. Bewiesen wird sie durch den Erregernachweis in der Blutkultur, der jedoch oft schwierig ist. Weiterhin sind folgende diagnostische Maßnahmen erforderlich, um den Ausgangspunkt/Eintrittspforte der Sepsis zu finden und den Zustand des Patienten einschätzen zu können:

- Urinstatus und -kultur
- Sonographie des Abdomens: Harnstau? Abszesse? Gallenblasenentzündung?
- Röntgen-Thorax: Lungenentzündung? Abszess?
- Blutuntersuchungen einschließlich Gerinnungsdiagnostik.

Therapie

- Alle i.v.- und arteriellen Zugänge sowie ggf. ein Blasenkatheter müssen entfernt werden. Die Eintrittsspitzen werden mikrobiologisch auf Erreger untersucht. Bei bekannter Eintrittspforte muss diese saniert werden (z. B. durch Drainage eines Harnstaus)
- Die Antibiotikatherapie beginnt sofort nach der Abnahme mehrerer Blutkulturen. Mit Eintreffen des Ergebnisses wird die Behandlung dann ggf. gezielt umgestellt
- Großzügige Volumengabe
- Medikamente wie Noradrenalin, Dopamin und Diuretika dienen der Aufrechterhaltung von Blutdruck und Nierenfunktion
- Mit Heparin wird einer disseminierten intravasalen Gerinnung vorgebeugt
- Wichtig ist die engmaschige Kontrolle aller Vitalfunktionen und Laborparameter, um Komplikationen frühzeitig zu erkennen.

Komplikationen

Hohe Komplikationsrate

- Disseminierte intravasale Gerinnung
- Akutes Nierenversagen
- Akutes Lungenversagen
- Septische Absiedelungen im Gehirn mit kleinen Eiter- bzw. Bakterienherden (embolische Herdenzephalitis)
- Septischer Schock.

Übungsfragen

1. Nennen Sie die Kardinalsymptome einer Entzündung?
2. Was unterscheidet Viren von Bakterien?
3. Beschreiben Sie das Exanthem bei Windpocken!
4. Durch welchen Erreger wird ein Zoster hervorgerufen?
5. Nennen Sie Infektionserkrankungen, die vorwiegend über den Blutweg oder durch Geschlechtsverkehr übertragen werden!
6. AIDS: Erläutern Sie den Begriff „opportunistische Infektionen" und nennen Sie drei Beispiele!
7. Nennen Sie Erkrankungen mit ihren Symptomen, die durch Staphylokokken oder Streptokokken hervorgerufen werden!
8. Wie verläuft eine Borreliose?
9. Welche Symptome treten beim Tetanus auf?
10. Welche Symptome treten bei einer Typhus-Erkrankung auf?
11. Welche Erreger rufen eine Durchfallerkrankung hervor?
12. Welche systemischen Pilzinfektionen gibt es in Europa?
13. Welche Patienten sind durch eine Candida-Infektion gefährdet?
14. Warum ist eine Echinokokkose wesentlich gefährlicher als ein Rinderbandwurm-Befall?
15. Welche Malaria-Arten kennen Sie?
16. Was ist der Unterschied zwischen einer Sepsis und einer Bakteriämie?
17. Was sind typische Symptome einer Sepsis?

KAPITEL

12 Onkologie

Onkologie ist die Lehre von den Tumorerkrankungen (Krebserkrankungen). Generell ist ein Tumor eine Geschwulst, die durch Zunahme von Gewebe entsteht. Abhängig von ihrem Wachstumsverhalten werden **maligne** (bösartige) von **benignen** (gutartigen) Tumoren unterschieden. Maligne Tumoren sind nach den Herz-Kreislauf-Erkrankungen die zweithäufigste Todesursache in Deutschland.

Lehre von Tumorerkrankungen

12.1 Maligne Tumoren

Maligne Tumoren wachsen meist schnell, infiltrieren ihre Umgebung und zerstören so gesundes Gewebe. Über Blut- und Lymphgefäße gelangen Tumorzellen in andere Organe, wo sie **Metastasen** (Tochtergeschwülste) bilden können. Abhängig vom Typ und der Lokalisation des Primärtumors finden sich Metastasen häufig in Leber, Lunge, Knochen und Gehirn.

Nach ihrem Ursprungsgewebe werden maligne Tumoren eingeteilt in:

- **Karzinome:** Bösartige Tumoren des Epithelgewebes
- **Sarkome:** Bösartige mesenchymale Tumoren, d.h. Geschwülste des Knochen-, Knorpel-, Binde- oder Fettgewebes oder der Muskulatur.

Maligne Tumoren treten bei Frauen und Männern in unterschiedlicher Verteilung auf. Bei Männern findet sich am häufigsten das Prostatakarzinom, bei der Frau das Karzinom der Brust. Bei beiden Geschlechtern folgen das kolorektale Karzinom sowie das Bronchialkarzinom.

Maligne Tumoren:
- Wachsen schnell und infiltrierend
- Bilden Metastasen

Ursachen

Eine individuelle genetische Disposition (Krankheitsneigung) spielt für die Entstehung vieler Tumorerkrankungen eine Rolle. Daneben ist von verschiedenen äußeren Einflüssen bekannt, dass sie karzinogen wirken, d.h. bösartige Tumoren auslösen können. Hierzu zählen:

- Nikotin, Alkohol
- Chemische Schadstoffe, z. B. Benzol, Nitrosamine, Asbest
- Ionisierende Strahlen, z. B. Röntgenstrahlen, γ-Strahlen
- Medikamente, z. B. Zytostatika, Immunsuppressiva, Phenacetin
- Bestimmte Viren, z. B. Hepatitis-B-Virus (Leberkarzinom), Humanes Papilloma Virus (Zervixkarzinom).

- Individuelle genetische Disposition
- Umweltfaktoren

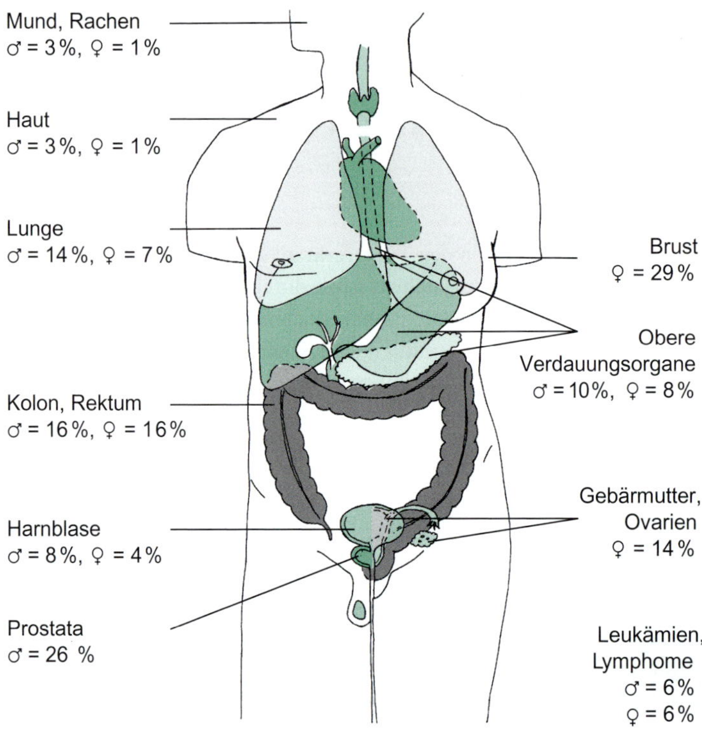

Abb. 12.1 Neuerkrankungen maligner Tumoren in Deutschland, Stand 2006.

Ausschlaggebend für die Entstehung eines Malignoms ist eine Schädigung der zellulären Erbsubstanz, die ein unkontrolliertes Wachstum der Zelle ermöglicht. Es müssen in der Regel verschiedene Faktoren zusammentreffen, um die ungehemmte Zellvermehrung eines malignen Tumors zu ermöglichen.

Präkanzerosen sind Gewebeveränderungen, die mit einem erhöhten Risiko der Tumorentstehung einhergehen. Beispielsweise können Adenome des Kolons Vorläufer eines malignen Tumors sein.

Symptome

Es gibt allgemeine Symptome, die häufig erste klinische Anzeichen für einen malignen Tumor sind:

- Gewichtsverlust, ohne dass der Patient weniger isst
- Leistungsabfall: Der Patient ist nicht mehr belastbar und wird schnell müde
- Nachtschweiß: Der Patient schwitzt nachts stark
- Subfebrile Temperatur (meist ≤ 38,5 °C)
- Anämie bei chronischen Erkrankungen/Tumoren (➤ 3.2.1).

Daneben treten Symptome auf, die durch das Wachstum des Tumors hervorgerufen werden (z. B. Darmverschluss beim kolorektalen Karzinom ➤ 5.4.3) oder durch die Zerstörung des umgebenden gesunden Gewebes ausgelöst werden (z. B. Diabetes mellitus durch Zerstörung der insulinproduzierenden Langerhans-Inseln beim Pankreaskarzinom ➤ 6.4.3).

Diagnostik

Grading

Beurteilung des Differenzierungsgrades eines Tumors

Voraussetzung für die gezielte Therapie eines malignen Tumors ist eine Diagnose, die durch eine Gewebeentnahme (Biopsie) gesichert wird. Das Gewebe wird histologisch untersucht und der **Differenzierungsgrad** des Tumors festgelegt, sog. Grading (➤ Tab. 12.1). In der Regel gilt, je besser ein Tumor differenziert ist, desto langsamer ist sein Wachstum und desto besser sind die Heilungsaussichten des Patienten.
Einige wenige Diagnosen – insbesondere bei Leukämien – werden mittels molekularbiologischer Methoden gestellt.

Tab. 12.1 Differenzierungsgrade maligner Tumoren.

G_1	Gut differenzierter Tumor; die Tumorzellen sind den Zellen des Ausgangsgewebes sehr ähnlich
G_2	Mäßig differenzierter Tumor
G_3	Schlecht differenzierter Tumor
G_4	Undifferenziert
G_X	Differenzierungsgrad kann nicht beurteilt werden

Staging

Beurteilung der Ausdehnung eines malignen Tumors über TNM-System

Neben dem Differenzierungsgrad eines Tumors muss seine **Ausdehnung** beurteilt werden. Um diese einschätzen zu können, werden unter anderem Sonographie, Röntgenaufnahmen, CT, MRT und Knochenszintigraphie eingesetzt. Sie ermöglichen das sog. Staging, z. B. mit dem **TNM-System** (➤ Tab. 12.2). Dies ist eine international erarbeitete Stadieneinteilung bösartiger Tumoren, welche die Größe des Tumors (T), die Anzahl der befallenen Lymphknoten (Nodus = Lymphknoten, N) und die vorhandenen Metastasen (M) nach einheitlichen Kriterien beurteilt.
Hämatologische Tumorerkrankungen haben häufig eigene Klassifikationssysteme.

Beurteilung des Allgemeinzustandes

Von Bedeutung für die Prognose eines Patienten ist auch sein Allgemeinzustand bei Therapiebeginn. Bestimmte Therapien setzen einen guten Allgemeinzustand voraus. Mit Hilfe des **Karnofsky-Indexes** (➤ Tab. 12.3) kann der Allgemeinzustand bestimmt werden.

Krebsfrüherkennung

Die Erfolge bei der Therapie eines Tumors sind umso größer, je früher der Tumor erkannt wird. In Deutschland steht jeder Frau über 20 Jahren und je-

Tab. 12.2 Staging eines Tumors nach dem TNM-System.

T	Primärtumor
Tis	Nichtinvasives Karzinom (Carcinoma in situ)
T_0	Keine Anhaltspunkte für Primärtumor
T_1, T_2, T_3, T_4	Zunehmende Größe und Ausdehnung des Primärtumors
T_X	Mindesterfordernisse zur Erfassung des Primärtumors nicht erfüllt
N	**Regionale Lymphknoten**
N_0	Keine Anhaltspunkte für regionale Lymphknotenbeteiligung
N_1, N_2, N_3	Befall regionaler Lymphknoten
N_4	Befall nicht-regionaler Lymphknoten
N_X	Mindesterfordernisse zur Erfassung von Lymphknotenbeteiligung nicht erfüllt
M	**Metastasen**
M_0	Keine Anhaltspunkte für Fernmetastasen
M_1	Fernmetastasen vorhanden
M_X	Mindesterfordernisse zur Erfassung von Fernmetastasen nicht erfüllt

dem Mann über 45 Jahren jedes Jahr eine Krebsvorsorgeuntersuchung zu, deren Kosten von den Krankenkassen übernommen werden.

Bei **Frauen** werden durchgeführt:

- Tastuntersuchung von Scheide, Gebärmutter, Eierstöcken
- Inspektion und Abstrich des Gebärmutterhalses mit zytologischer Untersuchung (Pap-Abstrich)
- Abtasten der Brust und der Achselhöhlen
- Mammographie für Frauen ab 50 Jahren bis einschließlich 69 Jahren alle zwei Jahre
- Betrachtung der gesamten Haut.

Tab. 12.3 Karnofsky-Index zur Beurteilung des Allgemeinzustandes.

Punkte	Kriterium
100	Normal, keine Beschwerden, keine Krankheitszeichen
90	Patient ist zu normaler Aktivität fähig, zeigt kleinere Krankheitssymptome
80	Normale Aktivitäten, allerdings mit Anstrengung, einige Krankheitssymptome
70	Patient versorgt sich selbst, ist jedoch weder zu normalen Aktivitäten noch zu normaler Arbeit fähig
60	Gelegentliche Unterstützung erforderlich, Patient versorgt sich jedoch weitgehend selbst
50	Erhebliche Unterstützung sowie häufige medizinische Versorgung erforderlich
40	Patient ist behindert, benötigt besondere Versorgung und Unterstützung
30	Schwerbehindert, Krankenhauseinlieferung angezeigt, Patient ist jedoch nicht sterbend
20	Patient ist schwerstkrank, Krankenhauseinlieferung unerlässlich, Intensivbehandlung
10	Sterbend

Bei **Männern** werden durchgeführt:
- Tastuntersuchung von Prostata vom Enddarm aus, Tastuntersuchung von Hoden, Penis und Lymphknoten der Leisten
- Betrachtung der gesamten Haut.

Ab dem 50. Lebensjahr wird ergänzend bei beiden Geschlechtern durchgeführt:
- Digitale rektale Untersuchung
- Stuhluntersuchung auf verstecktes Blut im Stuhl (Haemoccult-Test)
- Ab dem 55. Lebensjahr komplette Koloskopie des Darmes, die bei unauffälligem Befund nach 10 Jahren wiederholt werden kann, bei auffälligem Befund häufiger.

12.2 Onkologische Therapie

12.2.1 Therapieziele und Krankheitsverlauf

Je nach Art und Krankheitsstadium des malignen Tumors werden unterschiedliche Therapien einzeln oder in Kombination angewendet. Die verschiedenen Behandlungsstrategien verfolgen unterschiedliche Ziele:
- **Kurative Therapie:** Ziel ist, den Patienten von seiner Erkrankung zu heilen
- **Palliative Therapie:** Der Tumor ist so weit fortgeschritten, dass eine Heilung nicht mehr möglich erscheint. Jedoch sollen die Tumorauswirkungen gemildert und die Lebensqualität des Patienten verbessert werden
- **Neoadjuvante Therapie:** Präoperative Chemo- oder Strahlentherapie, um die Größe des Tumors zu verkleinern oder das Stadium zu senken und so eine Operation erst zu ermöglichen und die Heilungsaussichten zu verbessern.
- **Adjuvante Therapie:** An eine möglicherweise kurative Therapie, z. B. durch Operation, wird eine zusätzliche Behandlung, z. B. eine Chemotherapie, angeschlossen, um Metastasen und ein Rezidiv des Tumors zu verhindern.

Nach Beendigung der Therapie wird ihr Erfolg mit folgenden Begriffen charakterisiert:
- **Komplette Remission:** Der Tumor sowie vorhandene Metastasen sind nicht mehr nachzuweisen. Es müssen weiterhin regelmäßige Verlaufskontrollen durchgeführt werden
- **Partielle Remission:** Die Tumormasse ist um mindestens 50 % reduziert
- **Stable disease:** Die Erkrankung ist stabil. Es zeigt sich weder eine Remission noch eine Progression
- **Progression:** Die Erkrankung schreitet fort, die Tumormasse und ggf. Metastasen nehmen zu
- **Rezidiv:** Nach einer kompletten Remission, treten erneut Tumormanifestationen auf.

Tumormarker

Zur Therapie- und Verlaufskontrolle einer Tumorerkrankung

Zur Therapie- und Verlaufskontrolle einer Tumorerkrankung werden Tumormarker bestimmt. Tumormarker sind Substanzen, die bei verschiedenen Tumoren im Blut nachweisbar sind. Für die primäre Diagnostik (z. B. Vorsorgeuntersuchungen) sind sie nicht geeignet, da nicht alle Marker tumorspezifisch sind und auch bei gutartigen Tumoren positiv sein können. Je nach Tumor sind unterschiedliche Tumormarker charakteristisch erhöht, z. B.:

- **CEA** (Carcino-Embryonales-Antigen): Typisch für das kolorektale Karzinom (➤ 5.4.3), aber auch erhöht bei vielen anderen Karzinomen
- **AFP** (α-Fetoprotein): Typisch für das Leberzellkarzinom (➤ 6.2.4), auch erhöht bei bestimmten bösartigen Tumoren der Keimdrüsen
- **CA 19–9**: Typisch für das Pankreaskarzinom (➤ 6.4.3), erhöht auch bei anderen Tumoren des Verdauungstrakts
- **β-HCG** (humanes Choriongonadotropin): Typisch für den Hodentumor, wird auch für die Frühdiagnose einer Schwangerschaft bestimmt.

Bei einer erfolgreichen Behandlung fällt der Tumormarker meist in den Normbereich ab; ein nur teilweiser Abfall bedeutet in der Regel, dass Tumorreste im Körper verblieben sind.

Ein Wiederanstieg eines Tumormarkers deutet auf ein Tumorrezidiv hin

Prognose

Die Prognose von Patienten mit einer bestimmten Tumorerkrankung wird durch die **5-Jahres-Überlebensrate** ausgedrückt. Diese gibt den Anteil der Patienten in Prozent an, die an dem betreffenden Tumor erkrankt sind und nach fünf Jahren noch leben. Sie sagt nichts über die Prognose des einzelnen Patienten aus.

12.2.2 Operative Therapie

Entfernung des Tumors, des umliegenden Gewebes und der benachbarten Lymphknoten

Der Tumor und das umliegende Gewebe mit den benachbarten Lymphknoten werden operativ entfernt. Die Funktion des operierten Organs wird so gut wie möglich wiederhergestellt. Anschließend folgt oft eine Chemo- oder Strahlentherapie, um noch verbliebene Tumorzellen im Körper zu zerstören oder den Tumor weiter zu verkleinern. Eine Chemo- oder Strahlentherapie kann der Operation aber auch vorgeschaltet sein, um durch eine Verkleinerung des Tumors die Operation erst zu ermöglichen. Weiterhin sind auch operative Eingriffe mit palliativer Ziersetzung möglich.

12.2.3 Chemotherapie mit Zytostatika

Hemmen Zellteilung in verschiedenen Zellstadien und zerstören so Zellen. Dadurch sind starke Nebenwirkungen zu erklären

Die Chemotherapie: besteht aus der Behandlung mit **Zytostatika.** Dies sind starke Zellgifte, die über verschiedene Mechanismen die Zellteilung hemmen und damit zum Absterben der Tumorzellen führen. Man unterscheidet verschiedene Substanzklassen:

- **Alkylierende Substanzen** wie Cyclophosphamid (Endoxan®), Busulfan (Myleran®), Cisplatin (Cisplatin®) und Ifosfamid (Holoxan®) verändern die chemische Struktur der DNS in der Zelle
- **Alkaloide** (Mitosehemmstoffe) wie Metaphasengifte (Vincristin, Vinblastin, Vindesin), Taxane (Docetaxel, Paclitaxel), Topoisomerase-I-Inhibitoren (Irinotecan, Topotecan) und Topoisomerase-II-Inhibitoren (Etoposid) hemmen die Zellteilung
- **Antimetabolite** wie Methotrexat, Punrinanaloga (Azathioprin, Thioguanin), Capecitabin und 5-Fluorouracil (Fluorouracil®) greifen als „falsche Bausteine“ an verschiedenen Stellen in den Stoffwechsel, z. B. der Nukleinsäuren ein
- **Zytostatische Antibiotika** wie Anthrazykline (Daunorubicin, Doxorubicin), Bleomycin, Actinomycin B, Mitomycin hemmen Zellwachstum und Zellteilung
- **Andere Zytostatika** wie Asparaginase (Asparaginase medac®), Dacarbazin (Detimedac®).

Polychemotherapie gegenüber Monotherapie

Anwendung in Zyklen

Die Anwendung von Zytostatika richtet sich nach der Art des Tumors. Meist werden sie i.v. verabreicht und mehrere Substanzen miteinander zu einem Behandlungsregime (Protokoll) kombiniert. Durch eine solche Polychemotherapie kann die Wirksamkeit der Behandlung bei noch akzeptablen Nebenwirkungen gegenüber einer Monotherapie gesteigert werden. Da Zytostatika nur auf wachsende Zellen wirken, wird die Therapie meist in mehreren Zyklen durchgeführt, um möglichst viele Zellen in verschiedenen Wachstumsstadien zu erreichen.

Nebenwirkungen

Da Zytostatika auch gesunde, teilungsaktive Zellen schädigen, treten folgende Nebenwirkungen auf:

- Übelkeit, Erbrechen: Tritt meist einige Stunden nach Zytostatikagabe auf, kann aber durch die prophylaktische Gabe von Antiemetika, auch in Kombination vermieden oder zumindest deutlich vermindert werden:
  - Dexamethason
  - 5-HT_3-Serotionin-Rezeptorantagonisten, z. B. Ondansetron (Zofran®)
  - Neurokinin-1-Rezeptorantagonisten, z. B. Aprepitant (Emend®)
- Thrombopenie, Leukopenie, Erythrozytopenie: Es kommt zu einer Knochenmarkdepression (Myelosuppression, Schädigung der blutbildenden Zellen), da Zytostatika auch die Teilung dieser Zellen hemmen. Folgen sind Infekte mit septischen Komplikationen, Blutungsneigung und Anämie. Die Regeneration des Knochenmarks kann beschleunigt werden durch:

  - G-CSF (granulocyte colony stimulating factor): Stimulation der Granulozytopoese
  - Erythropoetin: Stimulation der Erythropoese
  - Stammzelltransplantation (➤ 3.3.3)
- Haarausfall (Alopezie): Haarzellen gehören zu den schnell wachsenden Zellen und werden damit auch durch Zytostatika zerstört. Für Frauen besteht meist eine psychische Belastung durch den Haarausfall. Vor Therapiebeginn kann auf Kosten der Krankenkasse eine Perücke angefertigt werden. Nach Abschluss der Chemotherapie wachsen die Haare wieder nach
- Schleimhautschäden in Mund, Rachen und Ösophagus, die sehr schmerzhaft sein können
- Teratogene Wirkung: Zytostatika können den Embryo ebenso schädigen wie die Keimzellen. Aus diesem Grund soll bis ein Jahr nach Ende der Therapie eine Schwangerschaft sicher verhütet werden
- Maligne Tumorerkrankungen: Nach Zytostatikatherapie, insbesondere in Kombination mit einer Strahlentherapie, treten nach einer Latenz von mehreren Jahren vermehrt weitere maligne Tumore auf.

Hinzu kommen spezifische Nebenwirkungen einzelner Zytostatika, z. B. Kardiotoxizität bei Anthrazyklinen, Nephrotoxizität bei Cisplatin, hämorrhagische Zystitis bei Cyclophosphamid, pulmonale Toxizität bei Bleomycin, Busulfan, Methotrexat, Polyneuropathie bei Alkaloiden.

Pflege

Da Zytostatika selbst karzinogen sind, müssen bei der Zubereitung und beim Umgang spezielle Schutzhandschuhe, Mundschutz und Schutzkittel getragen werden. Infusionsreste und Materialien, die mit Zytostatika in Berührung gekommen sind, müssen als Sondermüll in speziellen Behältern entsorgt werden. Jugendliche und Schwangere dürfen nicht mit Zytostatika arbeiten!

> Laufen Zytostatika nicht in die Vene des Patienten, sondern in das umgebende Gewebe (paravenös), können schwere Gewebeschäden auftreten. Die Infusion muss sofort gestoppt und der behandelnde Arzt informiert werden!

12.2.4 Strahlentherapie

Ionisierende Strahlen → Zellschäden bis Zelltod

Perkutane Applikation oder Afterloading

Bestimmte Tumoren reagieren auf ionisierende Strahlen. Die Strahlentherapie (Radiatio, Radiotherapie) führt zum Zerfall von Molekülen und löst dadurch nachhaltige Zellschäden, insbesondere der DNS, aus. Im Idealfall kommt es zum Zelltod. Der Tumor lässt sich so verkleinern und evtl. zerstören. Die Bestrahlung erfolgt meist perkutan (durch die Haut). Meist wird in vielen Sitzungen – fraktioniert – mit einer Dosis von insgesamt 60–70 Gy (1,8–2 Gy/Tag mit Pausen an den Wochenenden) bestrahlt. Durch die Bestrahlung aus verschiedenen Richtungen wird die Haut geschont.

Bei bestimmten Tumoren, z. B. Endometriumkarzinomen, wird die Strahlenquelle auch direkt im Körper des Patienten platziert, das sog. Afterloading. Dabei wird Strahlung mit geringer Reichweite verwendet, um das umliegende gesunde Gewebe nicht zu schädigen.
Je nach Tumorart wird die Strahlentherapie auch mit einer Chemotherapie kombiniert, da durch das Zytostatikum die Strahlenempfindlichkeit des Tumors erhöht wird.

Nebenwirkungen

Folgende Nebenwirkungen können bei einer Strahlentherapie auftreten:
- Akute Bestrahlungsreaktion „Strahlenkater": Kopfschmerzen, Appetitlosigkeit, Übelkeit, Erbrechen und Schwindel
- Knochenmarkdepression mit Thrombopenie und Leukopenie bei ausgedehnter Bestrahlung
- Posttherapeutische Strahlenfolgen (abhängig von der Lokalisation der Bestrahlung):
  - Haut- und Schleimhautschäden (z. B. Stomatitis, Ösophagitis, Enteritis, Zystitis)
  - Pneumonie mit Reizhusten und Dyspnoe, evtl. Entwicklung einer Lungenfibrose (➤ 4.4.1)
  - Perikarditis mit Perikarderguss (➤ 1.7.3)
  - Sensibilitätsstörungen durch Schädigung von Nervenzellen
  - Andere maligne Erkrankung Jahre später, besonders häufig eine akute myeloische Leukämie (➤ 3.3.3).

Pflege

Nach der Bestrahlung wird dem Patienten Ruhe ermöglicht, da diese am besten gegen Müdigkeit und Übelkeit nach der Bestrahlung hilft.
Das Bestrahlungsfeld wird auf der Haut des Patienten mit wasserfestem Stift markiert, und darf nicht entfernt werden. Dieses Hautareal ist aufgrund der Bestrahlung äußerst empfindlich gegenüber Reizungen. Deshalb darf es nicht mit Seife, Deodorants, Pflaster, Sonnenbestrahlung oder Wärme (z. B. Wärmflasche) in Berührung kommen. Zur Hautpflege ist z. B. Azulon®-Puder geeignet. Der Patient sollte keine eng anliegende Kleidung tragen, um Reibung zu vermeiden.

12.2.5 Hormontherapie

Wachstum bestimmter Tumorarten ist von Hormonen abhängig

Hormone beeinflussen sowohl das Wachstum gesunden Gewebes als auch das einiger Tumoren wie Mamma-, Endometrium- und Prostatakarzinom. Voraussetzung dafür ist, dass das Tumorgewebe die dafür notwendigen Hormonrezeptoren besitzt. Diese werden im Einzelfall bestimmt und danach die Therapie festgelegt. Die Hormonabhängigkeit von Tumoren kann therapeutisch genutzt werden durch:

- Operative Entfernung oder medikamentöse Stilllegung des hormonbildenden Organs. Das zum Tumorwachstum benötigte Hormon wird entzogen, z. B. Hodenentfernung bei metastasierendem Prostatakarzinom
- Therapie mit Hormonantagonisten, z. B. Mammakarzinom mit Antiöstrogenen (Tamoxifen®)
- Zufuhr von Hormonen, z. B. Östrogengabe beim Prostatakarzinom.

12.2.6 Targeted Therapie

Zielgerichtete Therapie

Als Targeted Therapien werden zielgerichtete Therapien (Target = Ziel) bezeichnet. Es werden viele verschiedene Substanzen angewendet. Grob unterscheidet man therapeutische Antikörper von kleinmolekularen Substanzen:

- Monoklonale Antikörper (Biologika, passive Immuntherapie): richten sich gegen Tumorzellantigene, z. B. Bevacizumab (Avastin®) beim kolorektalen Karzinom, Rituximab (Mabthera®) bei Lymphomen
- Tyrosinkinase-Inhibitoren (TKI): hemmen die onkogenen Effekte von Tyrosinkinase-Rezeptoren, z. B. Imatinib (Glivec®) bei CML, Sorafenib (Nexavar®) beim Nierenzell-Karzinom.

12.2.7 Therapie tumorbedingter Komplikationen

Obere Einflussstauung

Bei einer oberen Einflussstauung ist der Bluteinstrom ins rechte Herz behindert. Das Blut staut sich in die Venen des Halses, des Kopfes und der oberen Extremitäten zurück.

Ursachen

Kompression der V. cava superior

Typisch ist der Einbruch eines fortgeschrittenen Bronchialkarzinoms ins Mediastinum. Die Tumormassen komprimieren die V. cava superior und deren Äste oder wachsen in sie ein. Seltener sind auch Tumoren des Mediastinums oder eine Venenthrombose für die Symptome verantwortlich.

Symptome und Diagnostik

- Atemnot
- Gestaute Halsvenen
- Zyanose
- Ödeme

Leitsymptome sind Atemnot, gestaute Halsvenen, Zyanose sowie Ödeme im Gesicht und Oberkörper. Der Halsumfang nimmt zu.
Die Diagnose wird anhand der klinischen Symptomatik gestellt. Weiterhin wird ein erhöhter Venendruck gemessen.

Therapie

- Bestrahlung des Tumors, auch bei relativ strahlenresistenten Tumoren kann eine teilweise Rückbildung die Symptomatik erheblich verbessern

- Kortikosteroide zur Rückbildung eines Ödems
- Systemische Chemotherapie.

Erhöhter Hirndruck

Beim erhöhten Hirndruck liegt ein Hirnödem vor, das zu einer Drucksteigerung im Schädelinneren führt. Bei Tumorpatienten sind häufig Hirnmetastasen, z. B. eines Bronchial- oder Mammakarzinoms, die Ursache des erhöhten Hirndrucks. Hirnmetastasen treten meist multipel auf, was die Prognose erheblich verschlechtert.

- Hirnödem
- Hirnmetastasen

Symptome

Leitsymptom sind Kopfschmerzen und psychische Störungen wie Apathie, Bewusstseinseintrübung und Verwirrtheit. Erbrechen besteht anfangs nur morgens, verstärkt sich jedoch mit zunehmendem Hirndruck und tritt dann z. B. bereits beim Aufrichten aus dem Liegen auf. Diese Symptome werden durch die ausgedehnte Hirnschwellung hervorgerufen. Wird der Hirndruck nicht therapiert, kommt es zur Verschiebung des Hirngewebes. Die Medulla oblongata kann im Foramen occipitale eingeklemmt werden. Dies führt zu lebensbedrohlichen Störungen von Atmung und Kreislauf.
Durch den Druck von Hirnmetastasen auf umliegendes Hirngewebe kann es zu neurologischen Symptomen wie Hirnnervenausfällen oder zerebralen Krampfanfällen kommen.

- Kopfschmerzen, psychische Störungen
- Erbrechen
- Neurologische Symptome
- Atmung und Kreislauffunktion gestört

Diagnostik

Patienten mit Hirndruck zeigen die oben beschriebenen Symptome. Bei der klinischen Untersuchung zeigt sich eine Stauungspapille am Augenhintergrund. Sind Hirnmetastasen die Ursache des Hirndrucks, können diese im CT oder MRT nachgewiesen werden. Das Elektroenzephalogramm (EEG), mit dem die Hirnströme gemessen werden, ist verändert.

- Spiegelung Augenhintergrund
- CT, MRT
- EEG

Therapie

- Hochlagerung des Oberkörpers auf 30°
- Infusion hyperosmolarer Substanzen (z. B. Mannit, Sorbit): Durch die erhöhte Osmolarität des Blutes wird dem Hirngewebe Wasser entzogen
- Kortikosteroide
- Liegen Hirnmetastasen vor, sollte das Gehirn auch bei ansonsten strahlenresistentem Primärtumor bestrahlt werden. Eine operative Entfernung ist nur bei einzelnen Metastasen zu erwägen.

Querschnittssyndrom

Verursacht durch Kopfmetastasen

Das Querschnittssyndrom tritt bei Tumoren auf, die ausgedehnte Knochenmetastasen setzen wie Mamma-, Bronchial- und Nierenzellkarzinom. Je nach Lokalisation treten neurologische Ausfälle wie Sensibilitätsstörungen und Lähmungen in den verschiedenen Körperregionen auf.

Diagnostik

Bei Lähmungen zügig Therapie einleiten

Wichtiger Grundsatz ist, dass es zu keinen Zeitverlusten aufgrund der Diagnostik kommen darf. Lähmungen, die länger als 12–24 Stunden bestehen, sind kaum noch zu beeinflussen. Zur Diagnosesicherung wird ein CT oder MRT durchgeführt.

Therapie

Je nach Befund werden durchgeführt:
- Kortikosteroide
- Lokale Strahlentherapie.
- Operative Entfernung des knöchernen Wirbelbogens auf Höhe des Querschnitts (Laminektomie)

Weitere Komplikationen maligner Tumore
- Aszites (➤ 6.1.2)
- Hyperkalzämie (➤ 7.3.4)
- Pleuraerguss (➤ 4.10.2).

12.2.8 Begleitende Therapiemaßnahmen

Schmerztherapie

- Lebensqualität des Patienten soll verbessert werden
- Stufenschema der WHO sowie Einsatz von Co-Analgetika und Begleitmedikamenten

Wichtig ist die regelmäßige und kontrollierte Einnahme von Analgetika

60–90 % der Tumorpatienten leiden im Verlauf ihrer Erkrankung unter Schmerzen. Diese Schmerzen können nicht immer durch eine kausale Therapie behoben werden. Um die Lebensqualität der Patienten zu erhalten, kommt der Schmerztherapie daher besondere Bedeutung zu.
Die Weltgesundheitsorganisation (WHO) hat ein Stufenschema zur Schmerztherapie erarbeitet:
- **Stufe 1:** Nicht-Opioid-Analgetika (z. B. Acetylsalicylsäure als Aspirin®, Paracetamol als Doloreduct®, nichtsteroidale Antirheumatika als Voltaren®, Felden®, Amuno®)
- **Stufe 2**: Schwaches Opioid (z. B. Pethidin als Dolantin®, Tramadol als Tramal®) in Kombination mit Medikamenten der Stufe 1
- **Stufe 3**: Starkes Opioid (z. B. Morphin als MST Mundipharm®, Buprenorphin als Temgesic®) in Kombination mit Medikamenten der Stufe 1

Die Dosis der Medikamente wird entsprechend den Schmerzen des Patienten ermittelt, indem sie solange erhöht wird bis ein für den Patienten erträgliches Schmerzniveau erreicht ist. Die nächste Dosis wird gegeben bevor die

Wirkung der ersten Dosis abgeklungen ist. Nur so kann eine dauerhafte Schmerzlinderung erreicht werden. Schmerzmedikamente sollten nach einem festen Zeitplan verabreicht werden. So wird der Verbrauch gesenkt, und der Patient wird nicht zum Bittsteller. Eine orale Medikation ist zu bevorzugen, da diese vom Patienten zu Hause leicht selbstständig weitergeführt werden kann.

- Ausreichende Dosierung
- Fester Zeitplan
- Orale Medikation bevorzugen

Auf jeder Stufe der Schmerztherapie können Co-Analgetika wie Neuroleptika (z. B. Haloperidol als Haldol®) oder Antidepressiva (z. B. Amitriptylin als Saroten®) sowie Begleitmedikamente gegen Obstipation (z. B. Macrogol), Übelkeit (z. B. Metoclopramid), Knochenschmerzen (z. B. Bisphosphonate) u. a. gegeben werden. Zusätzliche Maßnahmen wie physikalische Therapie verbessern häufig das körperliche Befinden des Patienten. Im fortgeschrittenen Krankheitsstadium benötigt der Patient meist größere Mengen Opioide. Eine psychische Abhängigkeit, die innerhalb von 2–3 Wochen entsteht braucht hierbei nicht berücksichtigt werden. Oberstes Ziel ist, die Lebensqualität des Patienten zu verbessern.

Ernährung

Ausgewogene Ernährung unterstützt die Therapie

Nach dem derzeitigen Wissensstand gibt es keine Diät, die Tumorpatienten von ihrer Erkrankung heilen kann. Trotzdem ist eine ausgewogene Ernährung wichtig. Ein guter Ernährungszustand bedeutet einen günstigeren Krankheitsverlauf und eine bessere Lebensqualität für den Patienten. Durch den Tumor besteht ein erhöhter Energiebedarf, gleichzeitig leiden die Patienten häufig an Appetitlosigkeit, Übelkeit und Erbrechen.

Leitlinien einer ausgewogenen Ernährung sind:

- Vollwertige Ernährung, vitamin-, eiweiß- und ballaststoffreich, wenig Fett und Zucker
- Häufige kleine Mahlzeiten, nicht hastig essen, gut kauen
- Reichlich trinken
- Mahlzeiten an den Vorlieben des Patienten orientieren
- Nahrungsmittel meiden, die mehrmals schlecht vertragen wurden, dies kann individuell unterschiedlich sein.

Grundsätzlich sollte der Patient solange wie möglich oral ernährt werden. Hochkalorische Flüssignahrung wird nur gezielt eingesetzt, da die Patienten sie häufig nach kurzer Zeit ablehnen.

Komplementäre Behandlungsmethoden

Von den Patienten werden neben der „Schulmedizin“ häufig alternative Behandlungsmethoden gewünscht. Hierzu zählen verschiedenste Therapien wie naturheilkundliche Verfahren, Homöopathie, chinesische Medizin, Ayurveda u.a. Diese Behandlungen werden meist begleitend und ergänzend (komplementär) zur üblichen Tumortherapie empfohlen.

Auf die Wünsche eines Patienten nach komplementärer Therapie sollte offen eingegangen werden. Meist besteht für komplementäre Therapien jedoch kein Wirksamkeitsnachweis, einzelne Therapien können in Verbindung mit den schulmedizinischen Therapien sogar unerwartete Nebenwirkungen hervorrufen.

Psychosoziale Betreuung

Tumorerkrankungen gehen mit starken psychischen Belastungen einher. Neben den Ängsten vor Sterben, Schmerzen und bleibenden Behinderungen kommt es häufig zu Veränderungen im familiären, beruflichen und sonstigen sozialen Umfeld. Diese Situation erfordert einen einfühlsamen Umgang mit dem Patienten.

Aufklärung des Patienten

Das Aufklärungsgespräch ist Aufgabe des Arztes. Wenn nicht schwerwiegende Umstände dagegen sprechen, sollte der Patient erfahren, dass er einen malignen Tumor hat. Der Patient wird wahrhaftig, situationsgerecht und schrittweise über seine Erkrankung informiert. Es dürfen ihm nicht sämtliche Hoffnungen genommen werden. Angaben zur mittleren Überlebenszeit helfen dem Patienten nicht, da niemand die für den individuellen Patienten verbleibende Lebenszeit kennt. Der Umfang der Aufklärung wird in der Krankenakte gut sichtbar dokumentiert, damit alle Mitglieder des therapeutischen Teams darüber informiert sind.

Pflege

Die Begleitung von Patienten während einer Tumorerkrankung stellt hohe Anforderungen an die Pflegenden. Die Betreuung erfordert neben der körperlichen Pflege auch Bereitschaft zum Gespräch und Sensibilität für die manchmal unausgesprochenen Fragen und Ängste des Erkrankten. Verdrängungsmechanismen, die der Patient zur Bewältigung seiner Erkrankung benötigt, müssen akzeptiert werden. Dem Patienten kann und soll nicht jeder Wunsch von den Augen abgelesen werden, da dies die betreuenden Personen überfordert und den Patienten seine Eigenständigkeit abspricht.

Die Lebensqualität des Patienten kann durch eine einfühlsame Begleitung erheblich verbessert werden. Die meist als sehr belastend erlebten diagnostischen und therapeutischen Maßnahmen werden so leichter angenommen.

Möglichkeiten, die seelischen Belastungen des Pflegenden bei der Arbeit mit Tumorpatienten zu verarbeiten, bieten Gespräche innerhalb des Pflegeteams, spezielle Fortbildungen oder Balint-Gruppen.

12.3 Spezielle Onkologie

12.3.1 Mammakarzinom

Das Mammakarzinom (Brustkrebs) ist der häufigste bösartige Tumor der Frau. Es befindet sich zu 85 % im Bereich der Milchgänge und zu 15 % in den Drüsenläppchen der Mamma. Die häufigste Lokalisation ist im oberen äußeren Quadranten (Viertel) der Brust.

Häufigster bösartiger Tumor der Frau

Ursachen

Die Erkrankungsrate steigt vom 35. Lebensjahr mit zunehmendem Alter kontinuierlich an. Am häufigsten sind Frauen im 7. Lebensjahrzehnt betroffen. Risikofaktoren sind familiäre Belastung, frühe Menarche (erste Monatsblutung), späte Menopause sowie keine oder späte Schwangerschaften.

Risikofaktoren:
- Familiäre Belastung
- Frühe Menarche
- Späte Menopause
- Keine Schwangerschaften
- Steigendes Alter

Symptome

Leitsymptom ist ein derber von außen tastbarer Knoten in der Brust. Häufig wird er von der Frau selbst zuerst getastet. Weitere Symptome sind:
- Eingezogene Haut oder Mamille (Brustwarze)
- Hautödem, grobporige Haut (Orangenhaut)
- Einseitige blutige oder seröse Sekretion aus der Mamille
- Bei lymphogener Metastasierung tastbare Lymphknoten in der Axilla (Achselhöhle) oder supraklavikulär (oberhalb des Schlüsselbeins)
- Bei fortschreitendem Wachstum bricht der Tumor durch die Haut. Es bilden sich große zerfallende Geschwüre.

- Tastbarer Knoten in der Brust
- Eingezogene Mamille
- Orangenhaut
- Sekretion aus der Mamille

Diagnostik

- Inspektion: Form und Symmetrie der Brüste, Oberflächenstruktur der Haut, Mamille
- Palpation: Systematisch werden alle vier Quadranten der Brust sowie Axilla und Supraklavikularregion abgetastet
- Sonographie: Gutartige Zysten können von einem soliden Tumor abgegrenzt werden
- Mammographie: Röntgenuntersuchung beider Brüste, so können auch kleine Tumoren diagnostiziert werden, die nicht tastbar sind.

Für die endgültige Diagnose des Mammakarzinoms wird operativ Tumorgewebe durch eine Biopsie entnommen und histologisch untersucht (Mamma-PE). Der Tumor kann auch mit einer feinen Nadel punktiert und so Zellen zur histologischen Untersuchung gewonnenen werden.

Um Metastasen in Lunge, Knochen und Leber festzustellen, werden ein Röntgen-Thorax, ein Knochenszintigramm und eine Sonographie des Abdomens durchgeführt. Die Tumormarker CEA und Ca 15–3 dienen als Ausgangswert für die Nachsorge.

- Inspektion/Palpation
- Mammographie
- Sonographie
- Histologische Abklärung
- Tumormarker CEA, CA 15-3
- Metastasensuche

Therapie

Operation

Bei einem kleinen Tumor wird dieser mit den axillären Lymphknoten brusterhaltend im Gesunden entfernt. Bei größeren oder mehreren Tumoren ist die modifizierte radikale Mastektomie mit Entfernung der gesamten Brustdrüse einschließlich der axillären Lymphknoten Methode der Wahl.
An die Operation schließt sich meist eine Strahlen- oder Chemotherapie an. Besitzt der Tumor Hormonrezeptoren, die auf Östrogen oder Progesteron reagieren, wird eine Hormontherapie durchgeführt.

Jeder Knoten in der Brust muss diagnostisch abgeklärt werden!

12.3.2 Hodenkarzinom

Gehen zu 95 % von Keimzellen aus

Hodenkarzinome gehen meist von den Keimzellen aus. Histologisch werden Seminome von nicht-seminomatösen Tumoren (z. B. embryonales Karzinom, Chorionkarzinom) unterschieden. Lediglich 5 % der Tumoren gehen vom Stroma, also nicht von den Keimzellen aus.

Ursachen

Risikofaktor: Hodenretention

Hodenkarzinome treten gehäuft zwischen dem 20. und 40. Lebensjahr auf. Leistenhoden oder abdominelle Hoden haben ein 20mal höheres Entartungsrisiko.

Symptome

- Schmerzlose Schwellung
- Ziehende Schmerzen im Samenstrang
- Bei Metastasen: Kreuzschmerzen

Ein Hodentumor macht sich meist durch die schmerzlose Schwellung des Hodens an einer Seite bemerkbar. Es kommt zum Schweregefühl im Hoden und durch das vermehrte Gewicht zu ziehenden Schmerzen im Samenstrang. Haben sich bereits Metastasen gebildet, können Kreuzschmerzen und vergrößerte supraklavikuläre Lymphknoten auftreten.

Diagnostik

Frühzeitige Diagnose ist entscheidend für die Prognose

Sind andere Ursachen einer schmerzlosen Hodenschwellung wie z. B. eine Hernie ausgeschlossen, werden Sonographie und evtl. MRT durchgeführt. Unter Umständen muss der Hoden zur Klärung der Diagnose freigelegt und das Gewebe histologisch untersucht werden.
Jede Verzögerung der Diagnosestellung vermindert die Chancen auf eine Heilung des Patienten. Zur Metastasensuche werden Röntgen-Thorax, Lymphangiographie, Sonographie und CT von Thorax und Abdomen durchgeführt.
Die Tumormaker β-HCG und α-Fetoprotein (AFP) sind hilfreich, um den Verlauf der Erkrankung zu beurteilen.

Therapie

Nach der Diagnosestellung wird schnellstmöglich der erkrankte Hoden von einem Leistenzugang aus entfernt (inguinale Semikastration). Die weitere Therapie ist abhängig von der Art des Tumors und seiner Ausbreitung. Ein Seminom wird bestrahlt, im fortgeschrittenen Stadium wird eine Chemotherapie durchgeführt. Ein nicht-seminomatöser Tumor sollte immer in speziellen Zentren behandelt werden. Der betroffene Hoden sowie evtl. befallene retroperitoneale Lymphknoten werden operativ entfernt. Bei fortgeschrittenen Befunden ist eine aggressive Chemotherapie erforderlich.

Erster Schritt: Operation. Weiteres Vorgehen nach Tumorart

12.3.3 Harnblasenkarzinom

Das Harnblasenkarzinom geht meist vom Übergangsepithel (Urothel) aus. Häufig ist das Karzinom an mehreren Stellen der Harnblase lokalisiert. Es infiltriert früh die Blasenwand und setzt Beckenmetastasen.

Meist ausgehend vom Übergangsepithel

Ursachen

Risikofaktoren sind Nikotin und bestimmte chemische Substanzen, die in der Farben-, Gummi-, Leder- und chemischen Industrie (z. B. Benzidin, Naphthylamin) verwendet werden. Harnblasenkarzinome treten vermehrt im 7. Lebensjahrzehnt auf. Männer sind fünfmal häufiger betroffen als Frauen.

Karzinogen wirken:
- Nikotin
- Benzidin, Naphthylamin

Symptome

Erstes Symptom ist meist eine schmerzlose Hämaturie. Dysurische Beschwerden kommen hinzu (➢ 7.1). Später treten Flankenschmerzen und Ödeme der unteren Extremitäten auf.
Im weiteren Verlauf können sich Fisteln zwischen Blase und Darm bilden (sog. Tumorkloake).

Schmerzlose Hämaturie als Leitsymptom

Diagnostik

Es erfolgt ein Urinstatus und Urinzytologie. Meist kann das Karzinom in der Zystoskopie (Spiegelung der Harnblase) und im Urogramm (Kontrastmitteldarstellung der ableitenden Harnwege) dargestellt werden. Für die endgültige Diagnose wird eine Biopsie aus den verdächtigen Läsionen der Blase entnommen. Zur Metastasensuche und Stadieneinteilung werden ein Skelettszintigramm, ein MRT des Beckens, eine Rektoskopie sowie ein Röntgen-Thorax durchgeführt.

- Zystogramm
- Zystoskopie
- Biopsie

Therapie

Bei oberflächlichen Tumoren kann über die Harnröhre eine **Elektroresektion** (Entfernung mittels elektrischen Stroms) vorgenommen werden. Ist der Tumor bereits weiter fortgeschritten, werden Blase sowie regionale Lymph-

- TUR
- Zystektomie, ggf. Urostoma
- Strahlentherapie bei inoperablen Tumoren

knoten komplett entfernt und die Harnleiter in das Kolon eingepflanzt, so dass der Harn mit dem Stuhl ausgeschieden wird. Bei inoperablen Tumoren kommt alternativ eine kombinierte Radio-/Chemotherapie in Betracht. Metastasierende Blasenkarzinome werden chemotherapeutisch behandelt.

12.3.4 Malignes Melanom

Bösartigster Hauttumor. Frühe Metastasierung

Das maligne Melanom geht von den melaninbildenden Zellen (Melanozyten) aus. Es findet sich meist an der Haut, selten im Bereich der Schleimhäute, Hirnhäute oder des Auges. Es ist der bösartigste Hauttumor. Da es bereits früh in die Blut- und Lymphgefäße einwächst, bilden sich schnell Metastasen.

Ursachen und Einteilung

Risikofaktoren:
- Sonnenbrände
- Helle Haut
- Nävi

Risikofaktoren sind häufige Sonnenbrände – besonders in der Kindheit, familiäre Belastung, heller Hauttyp und viele Muttermale (Nävi). Frauen sind doppelt so häufig betroffen wie Männer.
Klinisch werden **vier Typen** unterschieden:
- Superfiziell spreitendes (sich ausbreitendes) Melanom (60 %)
- Lentigo-maligna-Melanom (15 %)
- Noduläres Melanom (15 %)
- Akrolentiginöses Melanom (5 %).

Symptome

ABCDE-Regel

Ein Melanom unterscheidet sich vom einfachen Nävus häufig durch folgende Merkmale **(ABCDE-Regel):**
- **A**symmetrie des Herdes
- **B**egrenzung unscharf
- **C**olor (*engl.,* Färbung) unregelmäßig, insbesondere blauschwarze und tiefbraune Anteile
- **D**urchmesser ungleich groß, > 5 mm
- **E**rhaben über dem Hautniveau, > 1 mm.

Weiterhin wächst ein Melanom meist schnell und kann jucken oder bluten.

Diagnostik

Die Diagnose erfolgt anhand des klinischen Bildes. Bei unklaren Befunden wird eine Biopsie mit einem Sicherheitsabstand von 1–2 mm und tief ins subkutane Fettgewebe vorgenommen. Mit Hilfe der Röntgendiagnostik, Sonographie, Lymphoszintigraphie und dem MRT werden Metastasen in Lymphknoten, Lunge, Gehirn und Knochen gesucht.

Therapie

Operative Entfernung weit im Gesunden

Jedes Melanom muss operativ im Ganzen entfernt werden mit einem Sicherheitsabstand von 3 cm zur Seite und in die Tiefe. Im fortgeschrittenen Stadium wird die nächstliegende Lymphknotenstation ausgeräumt. Strahlen-, Chemo- oder Immuntherapie haben wenig Einfluss auf den Krankheitsverlauf.

12.3.5 Sarkom

Sarkome sind Tumoren, die vom Weichteilgewebe oder vom Knochen ausgehen.

Ursachen und Einteilung

Die Ursache eines Sarkoms ist meist unklar. Gehäuft tritt es nach der Strahlentherapie von Hodgkin-Lymphomen (➢ 3.3.4) im Strahlenfeld auf. Bei AIDS (➢ 11.2.6) findet sich gehäuft das Kaposi-Sarkom.

Es gibt eine Vielzahl verschiedener Sarkome; sie werden entsprechend ihrer Ursprungszelle eingeteilt und benannt. Ein Teil der Sarkome ist so undifferenziert, dass sie nicht sicher einem bestimmten Typ zugeordnet werden können. Wichtigste Sarkome sind:

- Chondrosarkom: vom Knorpel ausgehend, z. B. an der Wachstumszone von Oberarm-, Oberschenkel- oder Unterschenkelknochen
- Fibrosarkom: vom Bindegewebe ausgehender Knochentumor
- Liposarkom: vom Fettgewebe ausgehend
- Osteosarkom: vom Knochen ausgehend.

Daneben treten oft auch Mischsarkome auf, die verschiedene Zelltypen enthalten. Sarkome finden sich gehäuft im 2. und 6. Lebensjahrzehnt.

Nach Ursprungszelle:
- Chondrosarkom
- Fibrosarkom
- Liposarkom
- Osteosarkom
- Mischsarkome

Symptome

Beschwerden treten meist auf Grund des größer werdenden Tumors auf. Sie sind je nach Lokalisation des Sarkoms verschieden, z. B. Schmerzen oder spezifische Organsymptome. Ein oberflächlich liegender Tumor kann als derber Knoten getastet werden.

Je nach Lokalisation:
- Oberflächliche Tumore als Knoten tastbar
- Organspezifische Symptome

Diagnostik

Für die Diagnosestellung wird eine Gewebsprobe entnommen und histologisch untersucht. Um festzustellen wie weit sich der Tumor ausgedehnt hat und ob Metastasen vorliegen, wird ein CT bzw. MRT und ein Röntgen-Thorax durchgeführt.

Therapie

Der Tumor muss chirurgisch so weit wie möglich entfernt werden. Je nach Tumorausdehnung wird zusätzlich eine Strahlentherapie durchgeführt. Metastasen werden mit einer Chemotherapie behandelt.

Operative Entfernung, ggf. Bestrahlung, Chemotherapie

12.3.6 Gehirntumoren

Gehirntumore sind Tumore, die von den verschiedenen Zellen des Gehirns ausgehen.

Ursachen und Einteilung

- Gliom
- Meningeom
- Neurinom
- Medulloblastom
- Lymphom
- Hypophysentumor
- Hirnmetastasen

Die Ursachen der Gehirntumore sind nicht bekannt. Für einige wenige Tumoren ist eine Erblichkeit nachgewiesen.
Abhängig von ihrer Ursprungszelle werden sie unterteilt in:

- **Gliome** (Astrozytom, Glioblastom, Oligodendrogliom, Ependymom), ausgehend von den Stützzellen des Gehirns
- **Meningeom,** ausgehend von den Zellen der Gehirnhaut
- **Neurinom,** ausgehend von den Markscheiden bildenden Schwann-Zellen der Gehirnnerven, am häufigsten ist der N. vestibulocochlearis betroffen (Akustikusneurinom)
- **Medulloblastom,** Tumor des Kleinhirns, meist bei Kindern
- Lymphom, auch im Gehirn können Tumoren aus Lymphzellen entstehen, häufig bei AIDS (➤ 11.2.6) und anderen Immunschwächen (➤ 3.3.3)
- Hypophysentumoren (➤ 8.1.1)
- Hirnmetastasen (➤ 12.4.8), häufig bei Bronchialkarzinom (➤ 4.7), Mammakarzinom, Nierenzellkarzinom (➤ 7.2.4) und malignem Melanom.

Gehirntumoren werden nicht nur nach ihrem Tumortyp, sondern auch nach ihrer Gut- bzw. Bösartigkeit eingeteilt. Nach der WHO-Klassifikation gibt es vier Schweregrade:

- Grad I: gutartig
- Grad II: noch gutartig
- Grad III: bereits bösartig
- Grad IV: bösartig.

Symptome

Leitsymptom: Kopfschmerzen

Jeder Gehirntumor wirkt raumfordernd. Die Schädelknochen lassen eine Ausdehnung nicht zu, so dass sich der Druck im Schädelinneren erhöht, sog. **Hirndruck.**
Das häufigste Erstsymptom sind Kopfschmerzen. Hinzu kommen Übelkeit und Erbrechen. Diese Symptome nehmen im Verlauf von Wochen zu. Bei der Untersuchung können herdförmige neurologische Ausfälle festgestellt werden. Hierzu gehören:

- Lähmungen
- Sehstörungen
- Koordinationsstörungen
- Störungen von Merkfähigkeit, Auffassung, Sprachfertigkeit und Verständnis
- Persönlichkeitsveränderungen.

Etwa 20 % aller Patienten erleiden aus voller Gesundheit einen **epileptischen Anfall.**

Bei Patienten, die erstmalig einen epileptischen Anfall erleiden, muss ein Gehirntumor sicher ausgeschlossen werden!

Diagnostik

Nach einer sorgfältigen klinischen Untersuchung werden mit Hilfe des CT oder MRT Bilder des Gehirns angefertigt, auf denen ein Tumor meist gesehen werden kann. Von geringer diagnostischer Bedeutung sind demgegenüber das **EEG,** mit der die Hirnströme aufgezeichnet werden und eine **Lumbalpunktion,** mit der ggf. Tumorzellen im Liquor nachgewiesen werden. Suspekte Befunde sollten nach Möglichkeit mittels stereotaktischer CT- oder MRT-gestützter Biopsie gesichert werden.

- Neurologische Untersuchung
- CT
- MRT

Therapie

Gehirntumoren werden nach Möglichkeit neurochirurgisch entfernt. Voraussetzung ist ein relativ geringes Risiko für bleibende neurologische Ausfälle. Wächst ein Hirntumor infiltrierend in das umliegende Gewebe ein, kann er nicht vollständig entfernt werden. In diesem Fall wird eine Strahlentherapie durchgeführt. Bösartige Gliome, Medulloblastome und Lymphome sprechen auf eine Chemotherapie an.
Zahlreiche Gehirntumoren rufen ein Ödem mit Gehirnschwellung hervor. Dies wird mit Kortikosteroiden behandelt.
Wichtig ist es, epileptische Anfälle durch die Gabe von Antiepileptika (z. B. Carbamazepin®, Phenytoin®) zu vermeiden.

- Operation
- Inoperable Tumore werden bestrahlt
- Chemotherapie bei:
  - Gliom
  - Medulloblastom
  - Lymphom
- Kortikosteroide bei Ödemen.
- Antiepileptika

Weitere Tumoren

- Bronchialkarzinom (➤ 4.7)
- Tumoren der Gallenblase (➤ 6.3.3)
- Hypophysentumoren (➤ 8.1.1)
- Kolorektales Karzinom (➤ 5.4.3)
- Tumoren der Leber (➤ 6.2.4)
- Leukämien (➤ 3.3.2)
- Magenkarzinom (➤ 5.3.3)
- Maligne Lymphome (➤ 3.3.3)
- Nierenzellkarzinom (➤ 7.2.5)
- Ösophaguskarzinom (➤ 5.2.5)
- Tumoren des Pankreas (➤ 6.4.3)
- Phäochromozytom (➤ 8.4.4)
- Malignome der Schilddrüse (➤ 8.2.4).

Übungsfragen

1. Wodurch sind maligne Tumoren gekennzeichnet?
2. Welche allgemeinen Symptome treten bei Tumorpatienten auf?
3. Was versteht man unter Grading und Staging?
4. Was versteht man unter Remission und Rezidiv?
5. Nennen Sie Nebenwirkungen der Zytostatika!
6. Was muss beim Umgang mit Zytostatika beachtet werden?
7. Nennen Sie Nebenwirkungen der Strahlentherapie!
8. Was ist bei der Schmerztherapie zu beachten?
9. Wie sollte die Ernährung bei Tumorpatienten aussehen?
10. Wie wird ein Mammakarzinom diagnostiziert?
11. Wodurch macht sich ein Prostatakarzinom bemerkbar?
12. In welchem Alter treten Hodenkarzinome vermehrt auf?
13. Was ist das Hauptsymptom eines Hodenkarzinoms?
14. Welche Untersuchungen werden bei einem Harnblasenkarzinom durchgeführt?
15. Wie unterscheidet man ein malignes Melanom vom Nävus?
16. Was ist ein Sarkom?
17. Nennen Sie drei verschiedene Gehirntumore?
18. Wodurch macht sich ein Gehirntumor bemerkbar?

KAPITEL

13 Geriatrische Erkrankungen

Die Geriatrie beschäftigt sich fächerübergreifend mit den Erkrankungen des alten Menschen. Im Folgenden werden Krankheiten dargestellt, die gehäuft bei älteren Menschen auftreten, aber ebenso auch jüngere Menschen betreffen können. Für den geriatrischen Patienten ist typisch, dass er an mehreren Krankheiten gleichzeitig leidet (Multimorbidität). Daneben ist er besonders anfällig für Komplikationen und Folgeerkrankungen, die Chronifizierung einer Erkrankung sowie den Verlust seiner Selbständigkeit.
Neben den für das höhere Alter typischen Erkrankungen gibt es eine Vielzahl physiologischer Alterungsprozesse. ➤ Tabelle 13.1. gibt einige Beispiele.

- Multimorbidität
- Folgeerkrankungen
- Chronifizierung
- Verlust der Selbstständigkeit

13.1 Degenerative Knochen- und Gelenkerkrankungen

13.1.1 Osteoporose

Bei der Osteoporose (Schwund des festen Knochengewebes) schwinden allmählich Masse und Struktur des Knochens, der dadurch an Stabilität verliert.

Tab. 13.1 Beispiele physiologischer Alterungsprozesse.

Organ	Physiologische Entwicklung	Symptom
Auge	Elastizität der Linse ↓	Katarakt (grauer Star)
Ohr	Absterben von Sinneszellen	Hörverlust im Bereich hoher Frequenzen mit Schwerhörigkeit
Nase	Absterben von Sinneszellen	Verminderte Geruchs- und Geschmackswahrnehmung, evtl. Appetitlosigkeit
Hormonsystem	Östrogen- und Progesteronsekretion bei der Frau ↓	Osteoporose mit sinkender Knochenmasse und steigendem Frakturrisiko
Immunsystem	Funktion der B- und T-Zellen ↓	Infektneigung
Gelenke	Degeneration von Knorpelgewebe	Arthrose
Nieren	Renaler Blutfluss ↓, glomeruläre Filtrationsrate ↓	Geänderter Blutspiegel von Medikamenten mit evtl. Nebenwirkungen
Lunge	Vitalkapazität ↓, Lungenelastizität (Compliance) ↓	Steigendes Pneumonierisiko

13

Ursachen

Unterscheidung primäre – sekundäre Osteoporose

Die Osteoporose ist die häufigste Erkrankung im höheren Lebensalter. Es wird die primäre von der sekundären Osteoporose unterschieden. Die primäre Osteoporose tritt mit 95 % weitaus häufiger auf als die sekundäre Osteoporose (5 %). Etwa 80 % der Fälle betreffen Frauen nach den Wechseljahren.

Folgende Faktoren fördern die **primäre Osteoporose:**

- Altersbedingte Abnahme der Knochenmasse (senile Osteoporose)
- Postmenopausale Osteoporose
- Idiopathisch bei jungen Menschen (selten).

Die **sekundäre Osteoporose** entwickelt sich immer als Folge einer anderen Grunderkrankung:

- M. Cushing, Hyperthyreose
- Langzeittherapie mit Kortikosteroiden, Heparin
- Malabsorption mit Mangel an Kalzium und Vitamin D
- Immobilisation.

Symptome

- Frakturen nach minimaler Belastung, v.a. Oberschenkelhals, Unterarm, Wirbelkörper
- Knochenschmerzen
- Rundrücken, Rumpfverkürzung

Bei einer Osteoporose treten Knochenschmerzen vor allem im Rücken auf. Die Wirbelkörper brechen ein, so dass ein Rundrücken entsteht und die Patienten durch Rumpfverkürzung kleiner werden (sog. „Witwenbuckel"). Aufgrund der abnehmenden Knochenmasse und -festigkeit ist die Frakturneigung erhöht: Bereits bei minimalen Belastungen oder auch spontan kann es zu Frakturen kommen, von denen insbesondere der Oberschenkelhals, der Unterarm (Radius) und die Wirbelkörper betroffen sind.

Diagnostik

- Röntgenbild
- Osteodensitometrie
- Primäre Osteoporose: Ausschlussdiagnose

Im Röntgenbild zeigt sich eine Osteoporose erst, wenn die Knochenmasse bereits um 30 % verringert ist. Früher erkannt werden kann eine Osteoporose über die **Knochendichtemessung** (Osteodensitometrie), die Informationen über den Mineralgehalt des Knochens und über die Knochenmasse gibt. Eine primäre Osteoporose darf erst diagnostiziert werden, wenn alle anderen in Frage kommenden Krankheiten sicher ausgeschlossen worden sind (Ausschlussdiagnose).

Therapie

Prävention

- Kalziumreiche Kost
- Viel Bewegung

Gefährdete Patienten müssen auf kalziumreiche Kost (v. a. Milchprodukte) achten und regelmäßig Sport treiben (Schwimmen, Gymnastik, Wandern, jedoch keine verletzungsträchtigen Sportarten), da durch Belastung der Knochenabbau verlangsamt wird. Unterstützend kann Kalzium und Vitamin D substituiert werden.

Viele ältere Menschen haben ein erhöhtes Sturzrisiko mit der Gefahr nachfolgender Frakturen. Ursache sind die die im Alter häufig schlechtere Koordination, Sehbehinderungen, Muskelschwäche und Verwirrtheit. Kräftigungsübungen sowie Patientenschulung wirken hier hilfreich.

Medikamentöse Therapie

Ist eine Osteoporose diagnostiziert, müssen weiterer Knochenabbau und Knochenbrüche verhindert werden. Therapiert wird mit Kalzium und Vitamin D_3. Zusätzlich kommen Bisphosphonate (z. B. Alendronsäure als Fosamax®), Strontiumranelat (Protelos®), das Antiöstrogen Raloxifen (z. B. Evista®), Parathormon oder der monoklonale Antikörper Denosumab (Prolia®) zum Einsatz. Alle genannten Medikamente fördern entweder die Knochenbildung oder hemmen den Knochenabbau. Schmerzen werden z. B. mit nichtsteroidalen Antirheumatika behandelt.

- Kalzium, Vitamin D
- Bisphosphonate
- Strontiumranelat
- Raloxifen
- Parathormon
- Denosumab

13.1.2 Arthrose

Die Arthrose ist eine degenerative Erkrankung eines oder mehrerer Gelenke, die durch vermehrte Abnutzung hervorgerufen wird. Sie beginnt mit der allmählichen Zerstörung des Gelenkknorpels. Im weiteren Verlauf verändert sich die Knochenstruktur und die Gelenke deformieren. Nachfolgend kann es zu einer Entzündung des geschädigten Gelenkes kommen, einer **aktivierten Arthrose.** Häufig betroffen sind Hüftgelenk (Coxarthrose) und Kniegelenk (Gonarthrose). Im Alter über 65 Jahren hat die Mehrzahl der Menschen eine Arthrose.

Degenerative Gelenkerkrankung

Ursachen

Die Arthrose ist ein natürlicher Alterungsprozess. Sie wird begünstigt durch Fehl- und Überbelastungen eines Gelenkes, z. B. durch:

- Knochenfehlstellungen wie X-, O-Beine
- Bestimmte Sportarten oder Berufe, z. B. Überlastung des Kniegelenks bei Fußballspielern und Fliesenlegern
- Übergewicht
- Frakturfolgen
- Folge einer rheumatischen Gelenkerkrankung.

Im Alter vermindert sich zusätzlich der Wassergehalt des Knorpels, er wird rau und reißt ein.

Da Knorpel kaum stoffwechselaktiv ist, können Knorpeldefekte nicht repariert werden und der Gelenkspalt verschmälert sich.

Symptome und Diagnostik

Die Arthrose beginnt mit einem Steifigkeitsgefühl und Schmerzen in dem betroffenen Gelenk. Typisch sind Anlauf-, Ermüdungs- und Belastungsschmerz. Auf ein fortgeschrittenes Stadium der Erkrankung weisen Ruheschmerzen, nächtliche Schmerzen und Muskelschmerzen hin. Dann kommt es auch zu Bewegungseinschränkungen, Deformierungen und Instabilität des Gelenkes. Bei einer aktivierten Arthrose ist das Gelenk schmerzhaft und überwärmt.

- Anlauf-, Ermüdungs-, Belastungsschmerz
- Ruheschmerz, nächtlicher Schmerz, Muskelschmerz
- Bewegungseinschränkungen
- Deformierungen
- Instabilität

Im Röntgenbild ist der Gelenkspalt verschmälert und evtl. sklerosiert, es zeigen sich Knochenausziehungen, sog. Osteophyten, und im fortgeschrittenen Stadium auch Zysten im angrenzenden Knochen. Bei einer Entzündung lässt sich in der Sonographie zusätzlich ein Gelenkerguss nachweisen.

Therapie

Ziel der Therapie ist es, die Funktion des Gelenkes zu erhalten und die Schmerzen zu lindern:

- Überlastung des betroffenen Gelenkes vermeiden, z. B. durch Abbau von Übergewicht, Verzicht auf bestimmte Sportarten
- Physikalische Therapie: Isometrisches Muskeltraining, Gehschule, Wärmeanwendungen, bei Entzündungen jedoch Kältebehandlung
- Orthopädie-Technik: Schuhe mit Pufferabsätzen, Abrollhilfen usw.
- Gabe von nichtsteroidalen Antirheumatika (Voltaren®, Felden®) als Gel (nur bei kleinen Gelenken sinnvoll) bzw. Tabletten (möglichst niedrig dosiert) zur Schmerzbehandlung, jedoch nicht als Dauertherapie
- Zur Entzündungshemmung bei aktivierter Arthrose können Kortikosteroide in den Gelenkspalt gespritzt werden
- Bleiben diese Maßnahmen erfolglos, können viele Gelenke operativ durch künstliche Gelenke (Endoprothesen) ersetzt werden.

13.2 Erkrankungen des Nervensystems

13.2.1 Morbus Parkinson und Parkinson-Syndrom

Der Morbus Parkinson („Schüttellähmung“) ist eine neurodegenerative Erkrankung des extrapyramidalen Systems. Betroffen sind überwiegend Menschen jenseits des 50. Lebensjahrs, etwa 1 % der über 65-Jährigen ist erkrankt.

Ursachen

- Degeneration Substantia nigra
- Dopaminmangel

Beim Morbus Parkinson ist im extrapyramidal-motorischen System das Gleichgewicht zwischen verschiedenen Neurotransmittern gestört. Durch die Degeneration der Substantia nigra stellt sich ein Dopaminmangel im Gehirn ein. Davon ausgehend kommt es zu einem Übergewicht des Acetylcholins und Glutamats. Letzteres steht im Verdacht, neurotoxisch zu wirken. Durch diese Transmitterstörung sind vor allem die motorischen Symptome erklärt. Gleichzeitig wird häufig auch ein Serotoninmangel beschrieben, der dann zu einer Depression des Betroffenen beiträgt.

Ein sekundäres **Parkinson-Syndrom** entsteht durch den Verlust der Dopaminwirkung. Ursache kann u.a. sein:

- Nebenwirkungen von Medikamenten, z. B. Neuroleptika
- Infektionen des Gehirns (Enzephalitis)

- Vergiftungen u. a. mit Kohlenmonoxid
- Störungen des Kupfer- oder Kalzium-Phosphor-Stoffwechsels
- Gehirn-Trauma, z. B. nach Unfällen oder bei Boxern
- Zerebrale Arteriosklerose
- Hirntumoren.

Symptome

Drei Hauptsymptome werden beim Morbus Parkinson beschrieben:

Tremor

Häufig beginnt die Krankheit schleichend mit einem Ruhetremor der Hände, sog. „Pillendrehbewegung", der langsam und grobschlägig ist. Er lässt während Bewegungen nach und fehlt im Schlaf. Später kann er auf Arme, Beine und Kopf übergehen. Der Tremor nimmt bei Aufregung und Müdigkeit zu. Vom Ruhetremor zu unterscheiden ist der Intentionstremor, der bei Willkürbewegungen auftritt und bei Kleinhirnschädigungen beobachtet wird.

- Ruhetremor
- Erhöhter Muskeltonus
- Hypokinese
- Wenig Mimik und Gestik
- Gestörte Feinmotorik
- Vegetative Symptome
- Bradyphrenie
- Stimmungsschwankungen

Rigor

Erhöhter Muskeltonus, der bei passiven Bewegungen gleichmäßig spürbar ist. Die Extremitäten reagieren bei passiver Bewegung mit ruckartigen Sperrungen, sog. Zahnradphänomen.

Akinese/Hypokinese

Fehlende oder verlangsamte Motorik sowie fehlende physiologische Mitbewegung der Arme beim Gehen. Der Patient geht mit kleinen, unsicheren (Trippel-)Schritten. Starten und Beenden einer Bewegung fällt schwer, dabei neigt er dazu, schnell nach vorn, hinten und zur Seite vorzuschießen (Pro-, Retro- und Lateropulsion). Mimik und Gestik sind verarmt, die Patienten wirken emotionslos. Die Feinmotorik ist gestört, kleine Bewegungen lassen sich nicht mehr ausführen, was sich in einer mühsamen, nach rechts kleiner werdenden Handschrift (Mikrographie) zeigt. Die Sprache ist leise und monoton, die Artikulation beeinträchtigt.

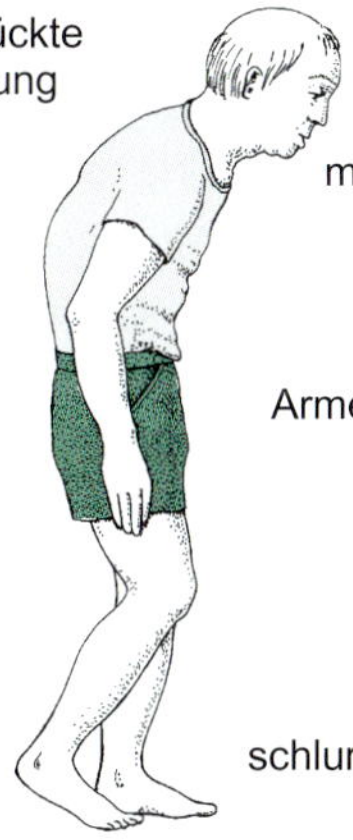

Abb. 13.1 Charakteristische Körperhaltung beim M. Parkinson. [L190]

Das typische Erscheinungsbild eines Parkinson-Kranken ist eine gebeugte Körperhaltung mit leicht angewinkelten Armen, die grobschlägig zittern.
Ein weiteres Symptom ist die Bradyphrenie (Verlangsamung geistiger Funktionen) mit herabgesetzter Konzentration und Auffassungsgabe. Daneben kommt es zu Stimmungsschwankungen, Depressivität und im fortgeschrittenen Stadium zur Demenz. Außerdem treten vegetative Symptome auf, wie Speichelfluss, Schwitzen, vermehrte Talgsekretion (Salbengesicht) und Obstipation.

Diagnostik

- Typisches Beschwerdebild
- EEG: Verlangsamung
- CT und MRT zeigen selten Läsionen im Bereich der Stammganglien
- SPECT-Untersuchung zur Darstellung des Dopamin-Stoffwechsels.

Therapie

Medikamente können das Ungleichgewicht von Dopamin und Acetylcholin wieder ausgleichen, indem sie die Dopamin-Konzentration im Gehirn erhöhen oder die Wirkung von Acetylcholin einschränken.

- L-Dopa (z. B. Nacom®, Madopar®) ist eine Vorstufe von Dopamin. Im Gegensatz zum Dopamin durchdringt es die Blut-Hirn-Schranke und wird dort zum wirksamen Transmitter umgebaut. Zusammen mit L-Dopa wird ein Dekarboxylase-Hemmer gegeben, um periphere Nebenwirkungen zu verhindern. Nebenwirkungen: Übelkeit, Erbrechen, Herz-Kreislauf-Störungen und Dyskinesien (Störungen im Bewegungsablauf), psychische Störungen wie Schlaflosigkeit, Verwirrtheit, Halluzinationen
- Dopaminagonisten (z. B. Pravidel©, Dopergin®) besetzen die Dopamin-Rezeptoren direkt. Da L-Dopa-Präparate nach einigen Jahren ihre Wirkung verlieren und ggf. starke Nebenwirkungen entwickeln (v.a. Dyskinesien), werden Dopaminagonisten häufig zu Beginn der Erkrankung eingesetzt. So kann die L-Dopa-Dosis möglichst gering gehalten werden. Nebenwirkungen: Wie L-Dopa
- COMT-Hemmer (z. B. Comtess®) verhindern den Abbau von Dopamin. Durch ihren Einsatz kann die Dosis von L-Dopa reduziert und somit das Risiko von Nebenwirkungen reduziert werden. Nebenwirkungen: Wie L-Dopa
- MAO-B-Hemmer (Movergan®) vermindern den Abbau von Dopamin und wirken möglicherweise gegen das Fortschreiten der Erkrankung durch neuroprotektiven Effekt. Nebenwirkungen: Blutdruckanstieg, Verwirrtheit, psychotische Reaktionen
- Amantadin (z. B. PK-Merz®) vermindert vor allem die Glutamat-Aktivität. Es wird in einer akuten Parkinson-Krise i.v. gegeben. Nebenwirkungen: Magen-Darm-Beschwerden, innere Unruhe, Verwirrtheit, psychotische Reaktionen

- Anticholinergika (z. B. Akineton®, Tremarit©) hemmen vor allem den Tremor. Nebenwirkungen: Mundtrockenheit, Störung der Magen-Darm-Motorik und der Blasenentleerung, Tachykardie, Verwirrtheit und Erregung.

Zur Behandlung von Psychose-Symptomen (meistens als Nebenwirkung der Parkinson-Medikamente) werden atypische Neuroleptika (v.a. Leponex® oder Seroquel®) eingesetzt.

Ergotherapie und Logopädie können die Einschränkungen der Patienten günstig beeinflussen. Bei schweren Verläufen mit starkem Tremor oder Rigor können ggf. Operationen durchgeführt werden, z. B. Implantation eines „Hirnschrittmachers".

13.2.2 Zerebrale Ischämien

Zerebrale Ischämien beeinträchtigen die Blutversorgung des Gehirns und rufen entsprechende Symptome hervor, abhängig von den minderversorgten Hirnarealen. Der Hirninfarkt (auch: Schlaganfall, Gehirnschlag, zerebraler Insult oder Apoplex) ist verantwortlich für 15 % aller Todesfälle.

Einteilung

Drei Stadien

Abhängig von Dauer und Erscheinungsbild werden drei Stadien der zerebralen Ischämie unterschieden:

- Stenose einer Hirnarterien ohne Symptome
- **TIA**, **T**ransitorisch **i**schämische **A**ttacke: Die neurologischen Symptome bilden sich meist innerhalb weniger Minuten zurück. Mögliche Beschwerden sind drop attacks (Stürze ohne Bewusstseinsverlust), kurzzeitige Sehstörung, Arm- oder Beinschwäche, Sprachstörung, kurzzeitiger Gedächtnisverlust. Da eine TIA als Vorläufer eines Hirninfarktes gilt, sollte nach einem solchen Ereignis eine intensive Diagnostik erfolgen
- **Hirninfarkt**: Durch den Untergang von Hirngewebe entsteht eine bleibende neurologische Symptomatik, die sich nur inkomplett oder gar nicht zurückbildet.

Ursachen

Häufigste Ursache: Arteriosklerose, außerdem Embolien

Die häufigste Ursache einer zerebralen Ischämie ist die Arteriosklerose (➤ 2.2) der hirnversorgenden Arterien. Wichtigster Risikofaktor ist die Hypertonie. Hinzu kommen die Risikofaktoren einer KHK, höheres Lebensalter, starker Alkoholkonsum, Migräne vor der Menopause und zerebrale Ischämien bei Verwandten ersten Grades.

Eine weitere Ursache sind Embolien: Emboliequelle ist meist das Herz. Hier bilden sich Thromben z. B. bei Vorhofflimmern, an künstlichen Herzklappen, bei Herzinfarkt oder bei einer bakteriellen Endokarditis. Aus dem Herzen werden die Gerinnsel über den Blutstrom in das Gehirn geschwemmt und

verschließen dort kleine Gefäße. Auch an arteriosklerotisch veränderten Gefäßwänden können sich Thromben bilden, die sich ablösen und dann Ursache einer Embolie werden.
Sind die hirnversorgenden Arterien verengt, führt ein vorübergehend erniedrigter Blutdruck zu einer Minderdurchblutung des Gehirns. Auch eine erhöhte Viskosität des Blutes (Zähflüssigkeit aufgrund vermehrter Erythrozyten) spielt eine Rolle bei der Entstehung von Ischämien. Weiterhin können Gefäße auch von außen durch Hämatome oder Tumoren verengt werden.

Symptome

Symptome abhängig vom betroffenen Hirnareal

Die Symptome des Hirninfarktes sind abhängig davon, welches Hirnareal (Infarktbezirk) vom Gewebeuntergang betroffen ist. Bei den meisten Hirninfarkten entwickelt sich eine einseitige neurologische Störung. Da sowohl die absteigenden motorischen als auch die aufsteigenden sensiblen Nervenbahnen kreuzen, werden die neurologischen Ausfälle immer auf der zum Infarktbezirk entgegengesetzten Körperhälfte (kontralateral) sichtbar. Eine Ausnahme bilden Ischämien des Hirnstamms und des Rückenmarks. Typische Symptome einer zerebralen Ischämie sind:

- Kontralaterale Hemiparese: Halbseitige Muskellähmung oder -schwäche auf der entgegengesetzten Körperhälfte. Die Muskellähmung ist zunächst schlaff, erst nach einigen Tagen entwickelt sich eine Spastik
- Kontralaterale Sensibilitätsstörungen
- Bewusstseinsstörungen bis zum Koma
- Kreislaufstörungen
- Atemstörungen
- Schwindel, Erbrechen
- Aphasien (Sprachstörungen aufgrund einer Störung des Sprachzentrums im Gehirn): In der Regel treten Aphasien bei Infarkten der dominanten (linken) Hirnhälfte auf. Abhängig von der Lokalisation der Schädigung werden verschiedene Aphasien unterschieden:
  - Motorische Aphasie (Broca): Störung des Sprechens, bei der der Patient hören und verstehen kann
  - Sensorische Aphasie (Wernicke): Störung des Sprachverständnisses, bei der der Patient Sätze und Wörter ohne Sinn bildet
  - Amnestische Aphasie: Dem Patienten fehlen einzelne Wörter, die er dann umschreiben muss
- Dysarthrie: Störung der Sprachmotorik mit verwaschener Sprache
- Hemianopsie: Halbseitige Sehstörung durch Schädigung der Sehbahn oder des Sehzentrums
- Agnosie: Das (optische, taktile oder akustische) Erkennen von Gegenständen ist gestört
- Apraxie: Bewegungs- und Handlungsabfolgen sind gestört
- Inkontinenz
- Hirnödem.

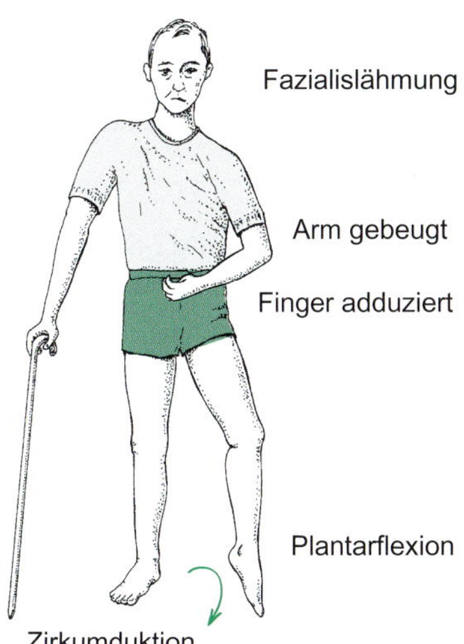

Abb. 13.2 Patient mit linksseitiger Hemiparese. [L190]

Anhand der Symptome kann eine zerebrale Ischämie nicht von einer zerebralen Blutung (Hirnblutung) unterschieden werden. Die Therapie eines Schlaganfalls darf daher erst nach bildgebender Diagnostik beginnen, wenn sicher zwischen ischämischen und hämorrhagischem Schlaganfall unterschieden werden kann.

Diagnostik

- Bei einer neurologischen Untersuchung werden die Ausfälle dokumentiert
- Im CT wird der Infarkt meist nach zwei bis vier Stunden als Bereich mit verminderter Dichte sichtbar. Manchmal zeigen sich schon kurz nach dem Ereignis sog. Frühzeichen wie eine Verdichtung in der A. cerebri media
- MRT zur Darstellung des Infarktareals
- Bei der Auskultation der Halsgefäße deuten Strömungsgeräusche auf Gefäßstenosen hin
- Mithilfe der Dopplersonographie können Stenosen der hirnversorgenden Arterien nachgewiesen werden
- Mit Hilfe der Angiographie und der DSA wird der Ort eines Gefäßverschlusses gefunden
- EKG und Echokardiographie: Das EKG sichert ein Vorhofflimmern; in der Echokardiographie sind Thromben auf den Herzklappen oder in den Herzkammern bzw. Vorhöfen sichtbar
- Kontrolle möglicher Schluckstörungen (Aspirationsgefahr)
- Labor: BZ-Stix, um eine Hypoglykämie (Unterzuckerung) auszuschließen. Ggf. werden auch Untersuchungen von Gerinnungsfaktoren und Entzündungswerten veranlasst.

13

Therapie

Stroke Unit

Die Symptome eines Hirninfarktes erfordern eine sofortige Therapie. Zur intensiven Versorgung der Patienten wurden spezielle Stationen, sog. Stroke units, eingerichtet.

- Zufuhr von O_2
- Kontrolle des Blutzucker-Spiegels
- Kreislaufstabilisierung: Nach einem Schlaganfall tritt häufig ein hoher Blutdruck auf, der in den ersten 24 Stunden möglichst nicht gesenkt werden sollte
- Thromboseprophylaxe durch eine Low-Dose-Heparinisierung, elastische Strümpfe und Bewegungsübungen
- Ggf. Lysetherapie (➤ 1.3) mittels rt-PA. Diese Therapie wird nur innerhalb der ersten 4,5 Stunden nach Symptombeginn durchgeführt, wenn ein Gefäßverschluss gesichert wurde. Es besteht eine Vielzahl von Kontraindikationen.
- Therapie des Hirnödems: Oberkörperhochlagerung, Medikamente (Mannitol) oder durch Operation (Entfernung eines Teils des Schädelknochens zur Druckentlastung)
- Zur Rezidivprophylaxe werden Thrombozytenaggregationshemmer, z. B. Acetylsalicylsäure, Clopidogrel, und Cumarin (z. B. Marcumar®) eingesetzt. Bei ausgeprägten (hämodynamisch wirksamen) Stenosen der A. carotis interna ist zur Prophylaxe weiterer Infarkte eine Bypass-Operation indiziert
- Anschlussheilbehandlung in einer Rehabilitationseinrichtung
- Wenn Spastiken durch Physiotherapie nicht ausreichend beeinflusst werden können, kann eine medikamentöse Therapie mit Tizanidin (z. B. Sirdalud®) oder Baclofen (z. B. Lioresal®) versucht werden
- Sprechstörungen erfordern eine logopädische Behandlung
- Ergotherapie, um die Gestaltung des Alltags trotz Lähmungen bewältigen zu können.

Je nach Ausprägung des Infarktes bilden sich die Symptome wieder zurück. Entscheidend für die Prognose ist eine schnelle und adäquate Versorgung des Patienten nach dem Ereignis.

13.2.3 Demenz

Verlust intellektueller Fähigkeiten

Die Demenz ist ein überwiegend im Alter auftretender, meist irreversibler Verlust von intellektuellen Fähigkeiten aufgrund einer Hirnerkrankung oder -verletzung. Typisch sind ein fortschreitender Gedächtnisverlust sowie der Verlust weiterer Hirnfunktionen (z. B. Aphasie, Apraxie, Verlangsamung, Enthemmung). Das Erkrankungsrisiko nimmt mit dem Lebensalter stark zu. Von den 65- bis 74-Jährigen sind etwa 4 % betroffen, von den über 85-Jährigen etwa 40 %.

Ursachen

Eine Demenz kann durch verschiedene Krankheitsprozesse entstehen. Die häufigste Demenzform ist die Demenz vom Alzheimer-Typ (65 %). Andere wichtige Formen sind die vaskuläre Demenz (15 %), die Lewy-Körperchen-Demenz (10 %), die frontotemporale Demenz und Mischformen. Demenzen treten auch im Verlauf neurologischer und internistischer Erkrankungen (z. B. Lebererkrankungen, HIV, Syphilis, M. Parkinson, Creutzfeld-Jakob-Erkrankung) sowie als Komplikation einer Alkoholabhängigkeit auf.

- **Demenz vom Alzheimer-Typ (DAT):** Eine Veranlagung zum M. Alzheimer wird vererbt. Typischerweise bilden sich im Gehirn extrazellulär Amyloid-Plaques und in den Nervenzellen pathologische Neurofibrillen und senile Plaques. In der Folge gehen Nervenzellen unter. Da alle Teile des Gehirns betroffen sind, kommt es zu einer diffusen Atrophie des Gehirns. Zudem wird ein Mangel an verschiedenen Neurotransmittern beobachtet.
- **Vaskuläre Demenz,** auch Multiinfarktdemenz genannt. Sie tritt auf, wenn aufgrund zahlreicher kleiner Hirninfarkte Neurone und Axone so stark geschädigt sind, dass die Hirnfunktion beeinträchtigt ist. Meist besteht bei den Patienten ein jahrelanger Bluthochdruck. Weitere Risikofaktoren sind Übergewicht, Schlafapnoe-Syndrom, Diabetes mellitus, Fettstoffwechselstörung und Nikotinabusus.
- **Lewy-Körperchen-Demenz (LBD):** Es treten intrazelluläre Einschlusskörperchen (Lewy-Körper) in den Nervenzellen des Kortex auf. Außerdem tritt ein Ungleichgewicht verschiedener Neurotransmitter auf.
- **Frontotemporale Demenz:** Anteile des Stirn- und Schläfenlappens schrumpfen. Etwa 50 % der Fälle sind vererbt. Die Erkrankung beginnt schleichend bereits zwischen dem 50. und 60. Lebensjahr.

Auch bei Patienten, die an einer schweren Depression erkrankt sind, können sich Symptome einer Demenz zeigen. Man spricht dann von einer „Pseudodemenz“, da die vermeintliche Demenz lediglich Ausdruck der Depression ist. Tatsächlich ist die Hirnleistung aber durch die Depression reversibel beeinträchtigt.

Symptome

- **Frühe Symptome:** Eine Demenz beginnt häufig mit leichten Konzentrations- und Merkfähigkeitsstörungen. Das Lernen und Aufnehmen neuer Informationen wird schwierig. Hinzu kommen Wortfindungsstörungen, Stimmungsschwankungen und Persönlichkeitsveränderungen. Die Patienten sind zunehmend in den Aktivitäten des täglichen Lebens beeinträchtigt. Weiterhin können neuropsychologische Symptome wie Aphasie, Apraxie, Agnosie auftreten.
- **Mittelfristige Symptome:** Das Langzeitgedächtnis der Patienten nimmt ab. Sie werden in den Basisaktivitäten des täglichen Lebens (waschen, essen, anziehen) hilfsbedürftig und verirren sich häufig. In diesem Stadium haben sie die Orientierung für Ort und Zeit verloren. Die Persönlichkeits-

13

veränderungen schreiten fort. Die Patienten können gereizt, ängstlich, depressiv, unruhig oder aggressiv werden.

- **Späte Symptome:** Das Kurz- und Langzeitgedächtnis ist verloren. Die Patienten können nicht gehen, nicht essen oder irgendeine Aktivität des täglichen Lebens durchführen. Sie können inkontinent werden.

Bei der Lewy-Körper-Demenz treten zusätzlich Bewegungsstörungen ähnlich denen des M. Parkinson sowie Halluzinationen auf.

Die vaskuläre Demenz ist durch einen schubweisen, wechselhaften Verlauf gekennzeichnet. Eine zwischenzeitliche Besserung der Krankheitszeichen ist möglich. In der Vorgeschichte finden sich häufig Schlaganfälle oder transitorisch ischämische Attacken (TIA).

MCI: Leichte kognitive Beeinträchtigung.

Die Vorform einer Demenz, die **leichte kognitive Beeinträchtigung** (mild cognitive impairment, MCI), ist dadurch gekennzeichnet, dass subjektiv (und durch Angehörige bestätigt) Beeinträchtigungen z. B. der Gedächtnisleistung vorhanden sind, ohne dass neuropsychologische Tests bereits deutliche Auffälligkeiten zeigen. Von den Menschen, bei denen eine MCI beschrieben wird, erkranken jedes Jahr ca. 20 % an einer Demenz. Eine MCI muss jedoch nicht zwangsläufig in eine Demenz münden.

Diagnostik

Das typische Erscheinungsbild einer Demenz reicht häufig bereits für die Verdachtsdiagnose aus. Unterstützt wird der Verdacht durch Kurzfragebögen wie Uhren-Test, DemTect, Mini-Mental-Status-Test, Syndrom-Kurztest. In einer Gedächtnissprechstunde (Memory Clinic) werden ggf. weitergehende neuropsychologische Tests durchgeführt und die zusätzliche Diagnostik koordiniert:

- Blutuntersuchungen (Schilddrüsenhormone, Vitamin B_{12}, Folsäure) und Liquoruntersuchung bestätigen organische Erkrankungen als Ursache der Demenz
- CT und MRT zeigen häufig typische Veränderungen der Gehirnsubstanz (z. B. vaskuläre Demenz)
- Doppler-Sonographie der hirnversorgenden Arterien zeigt ggf. Durchblutungsstörungen
- Hachinski-Ischämie-Score kann zur Unterscheidung einer vaskulären Demenz von anderen Demenzen herangezogen werden
- EEG zeigt ggf. Allgemeinveränderungen.

Therapie

Sind internistische Erkrankungen oder seelische Störungen Ursache der Demenz-Symptome werden sie entsprechend behandelt.

Medikamentöse Therapie

- Antidementiva: Verschiedene Substanzen beeinflussen den Verlauf einer Demenz günstig. Sie führen zu einer vorübergehenden Besserung der Hirnleistung und bremsen das Voranschreiten der Erkrankung, ohne sie aber aufzuhalten, z. B.

- Cholinesterasehemmer: Bei einigen Demenzerkrankungen liegt ein Mangel des Transmitters Acetylcholin vor. Dieser kann durch eine Hemmung des Abbaus von Acetylcholin ausgeglichen werden. Präparate sind z. B. Donezepil (Aricept®), Galantamin (Reminyl®). Nebenwirkungen: Übelkeit, Erbrechen, Diarrhoe, Schlafstörung, Hypotonie, Bradykardie
- Der NMDA-Antagonist Memantine (Ebixa®, Axura®) gleicht einen Glutamat-Überschuss aus.

- Bei einer vaskulären Demenz müssen Risikofaktoren kontrolliert und wenn möglich therapiert werden
- Unruhe, Schlafstörungen, Halluzinationen werden entsprechend medikamentös (z. B. mit Neuroleptika) behandelt. Antidepressiva und Neuroleptika mit starken anticholinergen Nebenwirkungen können den Demenzprozess beschleunigen.

Andere Substanzen wie Gingko biloba, Vitamin E und Nimodipin haben keine sicher nachgewiesene Wirkung.

Sozio- und Ergotherapie

Ein entscheidender Bestandteil der Therapie dementer Patienten sind ein möglichst langer Erhalt und Ausbau vorhandener Fähigkeiten. Dies wird mit Gedächtnistraining und Ergotherapie erreicht. Durch eine geeignete Umgebung (helle Zimmer, Orientierungshilfen) kann das Gefühl der Selbstkontrolle und persönlichen Würde möglichst lange bewahrt werden. Wichtig ist ein strukturierter Tagesablauf mit regelmäßig wiederkehrenden Aktivitäten.

- Gedächtnistraining
- Strukturierter Tagesablauf
- Ergotherapie

Rehabilitation

Die Umgebung muss an die Fähigkeiten des dementen Menschen angepasst werden. Angehörige werden aufgeklärt und beraten. Ambulante Hilfen wie psychiatrische Pflegedienste unterstützen das Leben in der häuslichen Umgebung. Häufig ist in einem Spätstadium der Erkrankung ein Umzug in ein geronto-psychiatrisches Heim notwendig.

- Beratung Angehöriger
- Ambulante psychiatrische Pflegedienste

Rechtliche Situation

Im Spätstadium der Erkrankung sind die Betroffenen häufig nicht mehr in der Lage, über ihre Lebensführung zu entscheiden. Wenn für diesen Fall Angehörige nicht mit einer weitreichenden Vollmacht ausgestattet wurden, kann das Gericht einen Betreuer bestimmen.

Vorsorgevollmacht

13.3 Erkrankungen der Niere, der Harnwege und der Geschlechtsorgane

13.3.1 Harninkontinenz

Harninkontinenz ist der unwillkürliche Abgang von Urin. Eine **relative Harninkontinenz** liegt vor, wenn es nur unter bestimmten Umständen, z. B.

Unterscheidung relative – absolute Harninkontinenz

beim Husten zum ungewollten Urinabgang kommt. Von einer **absoluten Harninkontinenz** spricht man bei ständigem Urinverlust. Die Harninkontinenz kann zu sehr starker psychischer Belastung bis hin zur sozialen Isolation führen.

Ursachen und Einteilung

Je nach Ursache unterscheidet man verschiedene Formen der Inkontinenz:

Stressinkontinenz

Blasenverschlussmechanismus gestört

Die Stressinkontinenz ist mit ca. 60–80 % die häufigste Inkontinenzform. Bei der Stressinkontinenz ist der Blasenverschlussmechanismus aufgrund einer Senkung des Beckenbodens mit daraus resultierendem verändertem Winkel zwischen Blase und Harnröhre gestört. Ursachen hierfür sind:

- Verletzungen bei Geburten oder operativen Eingriffen
- Druckerhöhung im Bauchraum durch Tumoren oder Schwangerschaft
- Beckenbodenschwäche
- Descensus uteri (Gebärmuttersenkung).

Erhöht sich der intraabdominelle Druck, z. B. durch Husten oder Lachen, kommt es zum unwillkürlichen Harnabgang. Drei Stadien werden unterschieden (➢ Tab. 13.2).

Dranginkontinenz

Unwillkürliche Blasenkontraktionen

Bei der Dranginkontinenz (Urgeinkontinenz) kommt es schon bei geringer Blasenfüllung durch ein willkürlich nicht zu beeinflussendes Zusammenziehen der Blasenmuskulatur zum Harndrang. Nykturie und nächtliches Einnässen kommen häufig vor. Die Dranginkontinenz ist die häufigste Form der Inkontinenz bei älteren Menschen.

Es werden unterschieden:

- **Motorische Dranginkontinenz**: Folge einer Übererregbarkeit des M. detrusor vesicae mit unwillkürlichen Blasenkontraktionen aufgrund psychovegetativer Belastungen (z. B. Angst) oder bei Systemerkrankungen wie z. B. Multiple Sklerose, Schlaganfall, M. Parkinson, M. Alzheimer, Diabetes mellitus
- **Sensorische Dranginkontinenz**: Veränderungen der Blase bei Blasenentzündungen, Blasensteinen oder Strahlenschäden. Die Wahrnehmung der Blasenfüllung ist im Sinne eines vorzeitigen Füllungsgefühls gestört.

Häufig wird keine Ursache der Dranginkontinenz gefunden (idiopathisch).

Tab. 13.2 Stadien der Harninkontinenz.

Grad	Symptome
I	Urinabgang beim Husten, Niesen, Lachen
II	Urinabgang bei leichter körperlicher Arbeit, Laufen, Treppensteigen
III	Urinabgang im Stehen oder Liegen.

Überlaufinkontinenz

Der Harnabgang erfolgt unwillkürlich, wenn der Blasendruck den Harnröhrenverschlussdruck bei übervoller Blase übersteigt. Ursache ist meist eine übervolle Blase bei einer Verengung des Blasenausgangs, z. B. bei:

- Prostatahyperplasie
- Tumoren im kleinen Becken
- Medikamenten, Spinalanästhesie
- Diabetes mellitus.

Blasendruck > Harnröhrenverschlussdruck

Diagnostik

- Gynäkologische Untersuchung zur Feststellung einer Gebärmuttersenkung
- Rektale Untersuchung
- Der Winkel zwischen Blase und Harnröhre wird sonographisch oder radiologisch mit einem seitlichen Zystogramm beurteilt
- Urologische Diagnostik mit Blasendruckmessung (Urodynamik) zur Darstellung der unwillkürlichen Blasenkontraktionen
- Restharnbestimmung (Restharn ≤ 50 ml gilt als normal)
- Urinuntersuchung zum Ausschluss eines Harnwegsinfektes
- Blasenspiegelung (Zystoskopie) zum Ausschluss von Blasensteinen.

Therapie

Harnwegsinfekte und andere ursächliche Erkrankungen müssen gezielt behandelt werden. Bei einer Stressinkontinenz sollte das Gewicht normalisiert werden und die Patientin sollte regelmäßig Beckenbodengymnastik betreiben. Bei Östrogenmangel können Östrogene lokal als Vaginaltabletten oder systemisch verabreicht werden. Im fortgeschrittenen Stadium kann eine Operation durchgeführt werden. Bei den meisten OP-Verfahren wird versucht, die normalen anatomischen Verhältnisse wieder herzustellen. Hierzu können Haltebänder (TVT®-Band) oder Fäden gelegt werden, welche die Scheide Richtung Symphyse ziehen, und damit den Beckenboden wieder anheben.

Bei einer Dranginkontinenz wird ein gezieltes Blasentraining durchgeführt (Kegel-Übungen, Entspannungstechniken, Biofeedback). Medikamentös stehen Mittel zur Muskelentspannung (Muskelrelaxanzien oder Spasmolytika) zur Verfügung. Auch am ZNS angreifende Medikamente, wie z. B. trizyklische Antidepressiva, sind wirksam.

Bei der Überlaufinkontinenz wird, wenn möglich, das Abflusshindernis beseitigt. Ansonsten kann intermittierend selbst katheterisiert werden. Ist dies nicht möglich, sollte ein suprapubischer oder transurethraler Dauerkatheter gelegt werden.

Abhängig von der Ursache:

- Gewichtsreduktion
- Beckenbodengymnastik, Blasentraining
- Östrogene
- Muskelrelaxanzien, Spasmolytika
- Beseitigung eines Abflusshindernisses
- Operation

13.3.2 Benigne Prostatahyperplasie

Die benigne Prostatahyperplasie (BPH) ist eine gutartige adenomatöse Wucherung der Prostata, die sich bevorzugt bei Männern im Alter über 60 Jahren bildet.

Vergrößerung der Prostata

Ursachen

Die harnröhrennahen Drüsenanteile der Prostata vermehren sich unter Hormoneinfluss (Östrogene ↑, Testosteron ↓) und wachsen um die Harnröhre herum. Sie verdrängen das eigentliche Prostatagewebe, das sich langsam abflacht.

Symptome und Einteilung

Entsprechend der Symptome werden drei Stadien unterschieden:

- **Stadium 1**: Häufiges Wasserlassen und verstärkter Harndrang, auch nachts (Nykturie). Der Patient kann jeweils nur geringe Mengen Urin lassen. Der Miktionsbeginn ist verzögert und der Strahl schwach. Da die Blasenmuskulatur gegen einen erhöhten Widerstand arbeiten muss, vergrößern sich die Muskelzellen. Es bildet sich eine Balkenblase.
- **Stadium 2**: Die Blase entleert sich nicht mehr vollständig (beginnende Dekompensation). Es bleibt Restharn in der Blase zurück. Die Patienten verspüren immer häufiger Harndrang und entleeren immer geringere Mengen Urin.
- **Stadium 3**: Die Restharnmenge nimmt zu, bis eine Überlaufblase vorliegt: Der Druck der Blase ist so groß, dass ständig Harn in die Harnröhre übertritt. Gleichzeitig staut sich der Harn bis in die Nieren zurück, wodurch sich das Nierenbecken-Kelchsystem erweitert (Hydronephrose). Der permanente Rückstau schädigt das Nierengewebe, dessen Funktion langsam abnimmt. Es kommt zur chronischen Niereninsuffizienz.

Diagnostik

- Rektal-digitale Untersuchung
- (Transrektaler) Ultraschall.
- Uroflowmetrie.
- PSA-Bestimmung

Anhand der typischen Beschwerden kann das erste Stadium der Prostatahyperplasie festgelegt werden. Bei der rektal-digitalen Untersuchung wird die Vergrößerung des Organs getastet. Auch mittels transrektalen Ultraschalls kann die Größe der Prostata bestimmt werden. Sonographiert man die Blase unmittelbar nach dem Wasserlassen kann die Restharnmenge bestimmt werden. Außerdem wird mittels Uroflowmetrie die Stärke des Harnstrahls gemessen. Die Bestimmung des prostataspezifischen Antigens (PSA) ist zur Abgrenzung des Prostatakarzinoms sinnvoll.

Therapie

- α-adrenerge Blocker
- Transurethrale Elektroresektion

Die Therapie richtet sich nach dem Stadium der Erkrankung. Besteht noch kein Restharn (Stadium 1), können α-adrenerge Blocker gegeben werden, die die Miktion erleichtern. Bei beginnender (Stadium 2) oder vollständig dekompensierter Blasenmuskulatur (Stadium 3) wird operativ behandelt. Das Verfahren der Wahl ist die transurethrale Elektroresektion (TUR). Durch die Harnröhre wird ein Zystoskop mit einer elektrischen Schlinge eingeführt. Mit der Schlinge wird das Prostatagewebe langsam abgetragen („abgehobelt"), bis die Harnröhre wieder genügend Platz hat und sich weiten kann. Nur bei stark vergrößerter Prostata ist eine offene Operation erforderlich.

13.3.3 Prostatakarzinom

Das Prostatakarzinom ist der häufigste bösartige Tumor des Mannes. Mehr als 75 % der Prostatakarzinome werden bei Männern über 65 Jahren diagnostiziert. Eine Früherkennung des Tumors ist nur durch regelmäßige rektale Vorsorgeuntersuchungen möglich.

Häufigster maligner Tumor beim Mann

Ursachen

Wahrscheinlich spielen hormonelle Einflüsse bei der Entstehung eines Prostatakarzinoms eine Rolle. Daneben tritt es mit zunehmendem Alter und bei familiärer Disposition häufiger auf.

- Hormone
- Alter ↑
- Familiäre Disposition

Symptome

Die meisten Karzinome entstehen im hinteren Bereich der Prostata. Daher treten Beschwerden erst spät auf, wenn die Harnröhre bereits eingeengt wird. Dann kommt es zu zögerlichem Wasserlassen, Gefühl der inkompletten Blasenentleerung und Nachtröpfeln des Urins. Evtl. tritt eine Hämaturie auf. Der Tumor metastasiert früh in die untere Wirbelsäule, das Becken und die Rippen. Dann treten Kreuz- bzw. Hüftschmerzen auf, die vom Patienten oft als „Ischias“ oder „Rheuma“ beschrieben werden.

- Probleme beim Wasserlassen
- Hämaturie
- Knochenmetastasen

Diagnostik

- Rektal-digitale Untersuchung: Mit dem in das Rektum eingeführten Finger wird die Prostata getastet und auf unterschiedliche Gewebefestigkeit (Knoten, Verhärtungen) untersucht
- Transrektale Sonographie: Das Prostatakarzinom hat ein verändertes Echomuster und kann die Organkapsel überschritten haben. Die Tumorgröße und seine Tiefenausdehnung können gemessen, die Restharnmenge bestimmt werden
- Durch transrektale Sonographie gesteuert wird mit einer feinen Nadel vom Rektum aus mehrfach Prostatagewebe entnommen und feingeweblich untersucht (Feinnadelbiopsie)
- Das prostataspezifische Antigen (PSA) ist meist erhöht. Bei Knochenmetastasen ist auch die alkalische Phosphatase erhöht
- CT zum Ausschluss von Lymphknotenmetastasen im Becken
- Skelettszintigraphie zum Ausschluss von Knochenmetastasen.

Therapie

Die Behandlung richtet sich nach der Ausbreitung des Tumors, nach dem Ergebnis der histologischen Untersuchung, nach Alter und Gesundheitszustand des Patienten. Es stehen verschiedene Möglichkeiten zur Verfügung:

- Radikale Prostatektomie: Solange der Tumor auf die Prostata beschränkt ist und noch keine Metastasen nachweisbar sind, stellt die radikale Entfernung (Prostata mit Kapsel, Samenblasen und regionalen Lymphknoten)

ein kuratives Verfahren dar. Der Eingriff führt stets zu einer Zeugungsunfähigkeit des Patienten und häufig zur Erektionsschwäche mit Impotenz. In wenigen Fällen kann es auch zur Inkontinenz kommen
- Strahlentherapie: Bei sehr kleinen Tumoren stellt die Strahlentherapie eine Alternative zur Operation dar. Ebenfalls wird eine Strahlentherapie durchgeführt, wenn der Tumor nicht vollständig entfernt werden konnte oder andere Gründe gegen eine Operation sprechen. Eine Inkontinenz nach der Bestrahlung tritt in der Regel nicht auf. Die Impotenzrate ist niedriger als nach der radikalen Resektion. Komplikationen der Bestrahlung sind entzündliche Veränderungen des Enddarms
- Hormontherapie: Ziel ist die Reduktion der Androgene (männliche Geschlechtshormone). Sie wird durchgeführt, wenn der Tumor nicht vollständig entfernt werden konnte oder wenn ein Rezidiv auftritt:
  - LH-RH-Analoga hemmen die Freisetzung der Geschlechtshormone aus dem Hypophysenvorderlappen (Gonadotropine). Dadurch sinkt die Testosteronproduktion in den Hoden. Die Substanz wird in monatlichen bis dreimonatlichen Abständen subkutan gespritzt. Nebenwirkungen sind Hitzewallungen, Verlust der Libido und Osteoporose
  - Bilaterale Orchiektomie: Vorgehen im Spätstadium eines Prostatakarzinoms. Beide Hoden werden entfernt. Dadurch sinken die Androgenspiegel und das Wachstum des Prostatakarzinoms wird gehemmt.

13.4 Erkrankungen der Haut

13.4.1 Pemphigus vulgaris

Autoimmunerkrankung mit Blasenbildung

Der Pemphigus vulgaris ist eine seltene Autoimmunerkrankung ➤ 3.3.5, bei der sich Blasen auf gesunder Haut bilden. Er betrifft vorwiegend Menschen im höheren Lebensalter.

Ursachen

Ursache sind im Blut zirkulierende und in der Haut nachweisbare Antikörper gegen epidermale Desmosomen. Die dadurch ausgelöste Entzündungsreaktion führt zum Verlust der Zellverbindungen in der Epidermis mit nachfolgender Blasenbildung.

Symptome

- Schlaffe Blasen
- Krustenbildung
- Orale Läsionen

Auf der zunächst nicht geröteten Haut und Schleimhaut finden sich schlaffe Blasen, die rupturieren und eine offene Stelle hinterlassen. Nachfolgend bilden sich Krusten. Wenn die offenen Stellen sehr ausgedehnt sind, nimmt die Erkrankung unbehandelt einen schweren, fast immer tödlichen Verlauf. Ein Pemphigus vulgaris beginnt häufig mit oralen Läsionen, die zu starken Schluckstörungen führen.

Diagnostik

Das klinische Bild weist auf die Erkrankung hin. Daneben findet sich ein positives Nikolski-Phänomen: Das Verschieben der gesund aussehenden Haut in der Umgebung einer Hautschädigung führt zu Blasenbildung. Im Serum oder in einer Hautbiopsie können Autoantikörper nachgewiesen werden.

- Nikolski-Phänomen positiv
- Nachweis von Autoantikörpern

Therapie

Es werden hochdosiert systemisch Kortikosteroide gegeben. Sobald keine neuen Läsionen auftreten, wird die Dosis langsam über Monate reduziert. Austrocknende und antiseptische Externa werden angewendet, um eine Superinfektion der Läsionen zu verhindern.

- Kortikosteroide
- Austrocknende, antiseptische Lotionen

13.4.2 Bullöses Pemphigoid

Auch das bullöse Pemphigoid ist eine Autoimmunerkrankung der Haut der älteren Patienten, die mit Blasenbildung einhergeht.

Autoimmunerkrankung mit Blasenbildung

Ursachen

Beim bullösen Pemphigoid finden sich Antikörper gegen die Basalmembran. Dadurch entsteht ein Spalt zwischen Epidermis und Dermis mit Blasenbildung in dieser Zone. Ausgelöst werden kann ein bullöses Pemphigoid durch einen Tumor und verschiedene Medikamente.

Symptome

Im Unterschied zum Pemphigus vulgaris sind die Blasen beim bullösen Pemphigoid prall gefüllt und die Blasendecke ist stabiler. Die umliegende Haut ist unterschiedlich stark gerötet. Häufig kommt es zu Einblutungen in die Blasenhöhle, sodass nach ihrem Platzen dunkle Krusten zu sehen sind. ⅓ der Patienten entwickeln Läsionen im Mund, die meist rasch abheilen. Die Patienten haben starken Juckreiz.

- Blasen
- Läsionen im Mund
- Juckreiz

Diagnostik

Die Diagnose ergibt sich aus dem klinischem Bild, einer Hautbiopsie und dem Nachweis der Autoantikörper im Serum. Da ein bösartiges Tumorleiden hinter der Entstehung eines bullösen Pemphigoids stehen kann, werden die Patienten gründlich internistisch untersucht.

- Hautbiopsie
- Nachweis Autoantikörper
- Tumorsuche

Therapie

Bei leichten Fällen, wird lokal mit Kortikosteroiden therapiert, ansonsten werden Kortikosteroide hochdosiert und systemisch gegeben. Es werden austrocknende und antiseptische Externa angewendet, um eine Superinfektion

- Kortikosteroide
- Austrocknende, antiseptische Externa

zu verhindern. Wenn ein eventuell auslösender Tumor erfolgreich behandelt werden kann, verschwindet auch das Pemphigoid.

13.4.3 Basaliom

- Infiltrierendes Wachstum
- Keine Metastasen.

Das Basaliom (Basalzellkarzinom) geht von entarteten Keratinozyten der Basalzellschicht der Haut aus. Es wächst zwar infiltrierend, setzt aber außer bei sehr langem Bestehen und aggressivem Wachstum keine Metastasen. Zu den nachgewiesenen Risikofaktoren gehört ein heller Hauttyp in Verbindung mit jahrelanger Einwirkung von UV-Strahlen.

Symptome

- Hautfarbene Knötchen
- Teleangiektasien
- Ulzerationen

Hauptsächlich auf den „Lichtterrassen" Gesicht und Ohren sowie Unterarmen und Handrücken entwickeln sich hautfarbene Knötchen, die in einem perlschnurartigen Saum zueinander angeordnet sind. Ihre Oberfläche ist glänzend. Häufig finden sich Teleangiektasien (erweiterte Hautgefäße). In der Mitte des Herdes können sich Ulzerationen bilden. Die Läsion wächst sehr langsam. Im späteren Verlauf werden auch benachbarte knorpelige oder knöcherne Strukturen angegriffen und zerstört.

Diagnostik und Therapie

Probeexzision mit anschließender vollständiger Entfernung

Das klinische Bild ist richtungweisend. Die Diagnose wird durch eine Probeexzision gesichert. Nach Möglichkeit wird der Tumor im Ganzen entfernt und die Entnahmestelle regelmäßig kontrolliert, da ein nicht vollständig entferntes Basaliom nachwachsen kann.

Übungsfragen

1. Nennen Sie Ursachen der Osteoporose.
2. Wie sieht die Therapie der Osteoporose aus?
3. Was ist eine Arthrose?
4. Nennen sie die drei Hauptsymptome beim M. Parkinson.
5. Nennen sie die Stadien der zerebralen Ischämie.
6. Was sind mögliche Ursachen einer Demenz?
7. Welche Formen der Inkontinenz kennen Sie?
8. Was sind die Beschwerden bei einer benignen Prostatahyperplasie?
9. Nennen sie Hauterkrankungen des alten Menschen.

Register